Thieme

Dermatologische Rezepturen

Richtig verschreiben – individuell therapieren

Claus Garbe, Holger Reimann

3., aktualisierte Auflage

9 Abbildungen

Georg Thieme Verlag
Stuttgart • New York

Prof. Dr. med. Claus **Garbe**
Universitätsklinikum Tübingen
Universitäts-Hautklinik
Liebermeisterstr. 25
72076 Tübingen

Dr. rer. nat. Holger **Reimann**
Pharmazeutisches Laboratorium
Deutscher Arzneimittel-Codex/Neues Rezeptur-Formularium
Avoxa – Mediengruppe
Deutscher Apotheker GmbH
Apothekerhaus Eschborn
Carl-Mannich-Str. 26
65760 Eschborn

Bibliografische Information der Deutschen Nationalbibliothek
Die Deutsche Nationalbibliothek verzeichnet diese Publikation in der Deutschen Nationalbibliografie; detaillierte bibliografische Daten sind im Internet über http://dnb.d-nb.de abrufbar.

Wichtiger Hinweis: Wie jede Wissenschaft ist die Medizin ständigen Entwicklungen unterworfen. Forschung und klinische Erfahrung erweitern unsere Erkenntnisse, insbesondere was Behandlung und medikamentöse Therapie anbelangt. Soweit in diesem Werk eine Dosierung oder eine Applikation erwähnt wird, darf der Leser zwar darauf vertrauen, dass Autoren, Herausgeber und Verlag große Sorgfalt darauf verwandt haben, dass diese Angabe **dem Wissensstand bei Fertigstellung des Werkes** entspricht.
Für Angaben über Dosierungsanweisungen und Applikationsformen kann vom Verlag jedoch keine Gewähr übernommen werden. **Jeder Benutzer ist angehalten**, durch sorgfältige Prüfung der Beipackzettel der verwendeten Präparate und gegebenenfalls nach Konsultation eines Spezialisten festzustellen, ob die dort gegebene Empfehlung für Dosierungen oder die Beachtung von Kontraindikationen gegenüber der Angabe in diesem Buch abweicht. Eine solche Prüfung ist besonders wichtig bei selten verwendeten Präparaten oder solchen, die neu auf den Markt gebracht worden sind. **Jede Dosierung oder Applikation erfolgt auf eigene Gefahr des Benutzers.** Autoren und Verlag appellieren an jeden Benutzer, ihm etwa auffallende Ungenauigkeiten dem Verlag mitzuteilen.

1. Auflage 1996
2. Auflage 2005

Rüdigerstr. 14
70469 Stuttgart
Deutschland
www.thieme.de

Printed in Germany

Zeichnungen: Joachim Hormann, Stuttgart
Umschlaggestaltung: Thieme Verlagsgruppe
Umschlagfoto: © Picture-Factory – Fotolia.com, © schankz – Fotolia.com, © reineg – Fotolia.com, © Dr_Kateryna – Fotolia.com, © enriscapes – Fotolia.com
Redaktion: Susanne Drosihn, Winterbach
Satz: L42 AG, Berlin
Druck: Westermann Druck Zwickau GmbH, Zwickau

DOI 10.1055/b-004-132 236

ISBN 978-3-13-107293-1 1 2 3 4 5 6

Auch erhältlich als E-Book:
eISBN (PDF) 978-3-13-155973-9
eISBN (epub) 978-3-13-176903-9

Vorwort zur dritten Auflage

Diese Monografie ist ein Schatz für die Dermatologen, und auch unentbehrlich für den Apotheker, der Magistralrezepturen herstellt. Die topische Therapie unter Einbeziehung von Magistralrezepturen gehört zu den Kernkompetenzen des Dermatologen. Sie ist die am häufigsten genutzte Therapieform der Behandlung von Hautkrankheiten. Für den Apotheker gehört die Herstellung von Magistralrezepturen ebenfalls zu seinen Kernkompetenzen, hier ist profundes pharmazeutisches Wissen erforderlich. Im vorliegenden Band werden die medizinischen Einsatzmöglichkeiten der besprochenen Magistralrezepturen ausführlich diskutiert und damit wird auch die Beratungskompetenz des Apothekers verbessert.

Die Verschreibung von Rezepturen bietet in vielen Fällen deutliche Vorteile im Vergleich zur Verwendung von Fertigarzneimitteln. Die Wirkstoffe können in die für die Haut des Patienten geeignete Dermatika-Grundlagen eingearbeitet werden, hier ist eine große Variabilität möglich. Für verschiedene Lokalisationen wie Capillitium oder Genitoanalbereich können spezielle Emulsionen („Hydrolotios") oder Gele verwendet werden, die angenehmer anzuwenden sind. Größere Mengen können ohne erhebliche Steigerung der Kosten verschrieben werden. Schließlich demonstriert der Arzt seinem Patienten, dass er eine „individualisierte" Therapie erhält. Dieses wird von Patienten sehr geschätzt. Wenn diese beim 1. Mal nicht als optimal empfunden wird, sind Variationen leicht möglich.

Das Kernstück dieses Bandes ist die Rezeptursammlung, die 135 Dermatika-Grundlagen und Rezepturen umfasst. 20 davon stellen Dermatika-Grundlagen nach DAB und DAC dar, 105 sind Rezepturen des Neuen Rezeptur-Formulariums (NRF) und 10 sind freie Rezepturformeln, die plausibel und kompatibel sind. Auf diese Rezepturen können sich der Arzt und der Apotheker verlassen! Die Galenik stimmt, sie sind haltbar und ihre Wirkung ist beschrieben. Die NRF-Rezepturen wurden im pharmazeutischen Laboratorium in Eschborn auf Herstellbarkeit, Kompatibilität und Haltbarkeit geprüft. Ihre Verschreibung ist mit der NRF-Nummer besonders einfach.

Für den Dermatologen kann die vorliegende Rezeptursammlung eine Fundgrube sein. Sie enthält gängige Rezepturen zur Behandlung entzündlicher Dermatosen mit Kortikosteroiden, Desinfizientien und Antibiotika. Ein breites Spektrum Harnstoffhaltiger und Salicylsäure-haltiger Rezepturen wird beschrieben. Daneben finden sich aber auch seltenere Anwendungen wie Albendazol-Creme für die Behandlung der Larva migrans, Aminolevulinsäurehydrochlorid-Thermogel 10 % für die photodynamische Therapie, Minoxidil-Haarspiritus 2 % oder 5 % als Alternative zu Fertigpräparaten oder hydrophile Permethrin-Creme 2,5 % mit der reduzierten Konzentration für Kinder als Alternative zu anderen Scabies-Therapeutika.

Aktuelle Informationen erhält der Leser auch zu den Kosten von Rezepturen. Diese werden – ohne Wirtschaftlichkeitsbetrachtung für die Apotheke – zum einen in Beispielkapiteln im Einzelnen kalkuliert und zum anderen mit den Kosten von Fertigarzneimitteln verglichen. Insbesondere bei der Verschreibung größerer Mengen eines topischen Therapeutikums gibt es deutliche Kostenersparnisse für die Magistralrezeptur. In der Beschreibung der Rezepturen werden die Preise für jede Rezeptur in verschiedenen Mengen angegeben. Abweichungen von diesen centgenauen, gleichwohl nur orientierenden Angaben treten in der Praxis besonders bei nicht „vereinbarten" Rezepturbestandteilen auf. Die Kostenberechnungen sind auf dem Stand vom Januar 2017 unter Berücksichtigung des Arzneimittel-Versorgungsstärkungsgesetzes (AM-VSG). Sie unterscheiden sich aufgrund der Preisanpassungen des AM-VSG erheblich von den Kostenberechnungen aus dem Jahr 2005.

In diesem Sinne wünschen wir allen Lesern und Nutzern des vorliegenden Bandes viel Freude und praktischen Nutzen.

Tübingen, im Januar 2017
Prof. Dr. med. Claus Garbe

Eschborn, im Januar 2017
Dr. rer. nat. Holger Reimann

Vorwort zur zweiten Auflage

Nachdem die gesamte 1. Auflage von 6000 Exemplaren vergriffen ist, haben wir diese 2., vollständig überarbeitete Auflage fertiggestellt. Dieses Buch hat erstmalig die Dermatologen wie auch andere rezeptierende Ärzte in breitem Umfang mit dem Neuen Rezeptur-Formularium (NRF) bekannt gemacht. Dadurch wurden die Rezepturen im Vergleich zu früheren Jahren ebenfalls in breitem Umfang auf eine rationellere Grundlage gestellt. Die im NRF enthaltenen Rezepturen stellen die Basis dieser Rezeptursammlung dar. Sie wurden alle galenisch optimiert und auf ihre Haltbarkeit überprüft. In diesem Sinne können sie sich durchaus mit Fertigarzneimitteln messen.

Dennoch empfehlen wir vorzugsweise die Verschreibung von Fertigarzneimitteln, soweit geeignete Präparate zur Verfügung stehen und durch die Rezeptur keine deutlichen Preisvorteile erreicht werden. Um diese Frage beurteilen zu können, enthält der vorliegende Band durchgängig Preiskalkulationen zu den gesammelten Rezepturbeispielen sowie ein eigenes Kapitel zur Preiskalkulation von Rezepturen in der Apotheke.

Die Kapitel über die offizinellen Grundlagen und über die Wirkstoffe wurden vollständig überarbeitet. Für die offizinellen Grundlagen wurde eine neue Systematik aufgenommen, die dem aktuellen Verständnis über dieses Gebiet gerecht wird. Bei den Wirkstoffen wurden einige obsolete, weggelassen und neuere Wirkstoffe eingefügt. Neu ist weiterhin, dass sowohl bei den offizinellen Grundlagen als auch bei den Wirkstoffen Rezepturbeispiele aufgeführt werden, die später in der Rezeptursammlung ausführlich kommentiert sind. So kann der Arzt die Auswahl der Rezeptur entweder ausgehend vom Wirkstoff oder von der offizinellen Grundlage gezielt vornehmen.

In den seit der 1. Auflage vergangenen 8 Jahren hat das Pharmazeutische Laboratorium des Neuen Rezeptur-Formulariums fleißig weitere galenische Zubereitungen und Rezepturen von Wirkstoffen erprobt und das NRF wurde um mehr als 50 neue topische Rezepturen erweitert. Diese wurden alle in den vorliegenden Band neu aufgenommen sowie auch einige freie Rezepturformeln. Dagegen wurden einige obsolete oder kaum noch in der Praxis gebrauchte Rezepturen nicht wieder aufgeführt. Im Vergleich zur 1. Auflage wurde die Zahl der Rezepturen von 108 auf 137 erhöht.

Die große Zahl der genau dargestellten offizinellen Grundlagen als auch die eingehende Beschreibung der Wirkstoffe erleichtern es dem Arzt, auch individuelle freie Rezepturen zu verschreiben. Für den mit dem Rezeptieren vertrauten Arzt eröffnet sich so die Möglichkeit einer individualisierten topischen Therapie des Patienten, die dem jeweiligen Krankheitsbild, der Akuität und dem Hauttyp des Patienten Rechnung trägt. So kann der Behandlungserfolg für unsere Patienten verbessert werden und darin liegt das Hauptziel des vorliegenden Bandes.

Tübingen, im April 2005
Prof. Dr. med. Claus Garbe

Eschborn, im April 2005
Dr. rer. nat. Holger Reimann

Vorwort zur ersten Auflage

In der dermatologischen Literatur existieren eine Vielzahl von Rezeptursammlungen, die oftmals einer kritischen Prüfung nicht standhalten. Die Rezepturen enthalten z.T. obsolete Wirkstoffe, sind galenisch nicht verträglich, weisen eine unzureichende physikalische oder chemische Stabilität auf, oder sind aus therapeutischen Gesichtspunkten nicht rationell kombiniert. Mit dem vorliegenden Band beabsichtigen wir, therapeutisch sinnvolle Rezepturen zusammenzustellen, die galenisch verträgliche Komponenten enthalten und eine hinreichende Stabilität besitzen. Diese Aufgabe wurde in einer arbeitsintensiven Kooperation zwischen Dermatologen und Apothekern in Angriff genommen.

Im vorliegenden Band werden die theoretischen und pharmazeutischen Grundlagen der dermatologischen Rezeptur ausführlich behandelt. Dazu gehören die Eigenschaften und die Indikationsgebiete der offizinellen Grundlagen, die Besprechung von 70 Wirkstoffen und von mehr als 120 Hilfsstoffen sowie von möglichen Inkompatibilitäten. Der aktuelle Stand der Bewertung obsoleter Stoffe wird dargestellt. In die Rezeptursammlung wurden 108 Rezepturen aufgenommen, die mit einem pharmazeutischen Kommentar, dermatologischen Indikationen, Anwendungshinweisen und Preiskalkulationen versehen wurden. Die vielen Preisbeispiele machen auch die wirtschaftliche Bewertung der Rezeptur möglich. Dieser Band stellt erst einen wichtigen Schritt in Richtung auf wissenschaftlich begründete Rezepturempfehlungen dar, der weiterer Ergänzung bedarf. Für Hinweise und Vorschläge sind wir dankbar.

Das Zentrallaboratorium Deutscher Apotheker in Eschborn prüft Rezepturen auf ihre galenischen Eigenschaften und ihre Haltbarkeit, und unter der Leitung von Herrn Dr. rer. nat. H. Reimann wurden Standardvorschriften für die Herstellung in der Apotheke ausgearbeitet, die im Neuen Rezeptur-Formularium (NRF) enthalten sind. Diese Rezepturen wurden im vorliegenden Band berücksichtigt. Frau Dr. rer. nat. C. Sander-Bähr hat darüber hinaus in das vorliegende Werk ihre Erfahrungen als Krankenhausapothekerin mit der Herstellung und dem Einsatz dermatologischer Rezepturen eingebracht. An einer 1. Bearbeitung der Rezepturen haben sich aktiv die Ärzte der Poliklinik in der Universitäts-Hautklinik im Klinikum Benjamin Franklin in Berlin beteiligt, unser Dank gilt Frau Dr. U. Blume-Petavi, Herrn Dr. U. Hettmannsberger, Herrn Dr. E. Hilbert, Herrn Dr. K. Krasagakis, Herrn Dr. M. Owsianowski, Frau Dr. K. Schröder und Herrn Dr. G. Wahl.

Schließlich wurden auch Rezepturempfehlungen der pharmazeutischen und kosmetischen Industrie berücksichtigt. Die Angaben über die Kompatibilität und über die Stabilität dieser Empfehlungen stammen von den Herstellern und wurden von uns nicht überprüft. Schließlich sind wir Herrn Dr. rer. nat. H. W. Reinhardt aus Offenbach für seine kritische Durchsicht des Manuskriptes und für seinen Kommentar zu Rezepturempfehlungen der pharmazeutischen Industrie zu Dank verpflichtet.

Tübingen, im März 1996
Prof. Dr. med. Claus Garbe

Inhaltsverzeichnis

1 Warum rezeptieren?

Für topische Behandlungen steht dem dermatologisch behandelnden Arzt eine breite Palette von Fertigarzneimitteln zur Verfügung. Der Dermatologe kann in seiner Behandlung heute weitgehend ohne selbst verfasste Rezepturen auskommen. Die pharmazeutische Industrie hat fast alle modernen gebräuchlichen dermatologischen Rezepturen in Fertigarzneimittel umgesetzt. Dennoch und trotz der 2012 mit der Novelle der Apothekenbetriebsordnung erzwungenen Plausibilitätsprüfung jeder Verordnung erfreut sich die Rezeptur insbesondere bei Dermatologen großer Beliebtheit. Hierfür gibt es verschiedene Gründe, die unter den Zielen des Rezeptierens ausführlich dargestellt werden. Ausschlaggebend sind vor allem 3 Vorteile der Rezeptur:

- Sie erweitert in einigen Fällen die Behandlungsoptionen, wenn sonst (noch) nicht erhältliche Wirkstoffe verschrieben werden.
- Die Rezeptur kann individuell auf die Erfordernisse des Patienten abgestimmt werden; so können beispielsweise Allergie auslösende Substanzen, wie Konservanzien, Duftstoffe oder Emulgatoren, gezielt vermieden werden, und die Grundlage der Rezeptur kann auf den Hauttyp des Patienten abgestimmt werden.
- Rezepturarzneimittel können – besonders bei größeren Verschreibungsmengen von Salben – erheblich billiger als Fertigarzneimittel sein. Dies gilt insbesondere für die in der dermatologischen Behandlung häufig verwendeten topischen Kortikosteroide.

1.1 Qualitätsanforderungen an dermatologische Rezepturarzneimittel

Mit der Verlagerung der Herstellung von den Apotheken auf die pharmazeutische Industrie haben sich die Qualitätsanforderungen an Arzneimittel grundlegend geändert. Die Entwicklung eines Arzneimittels setzt heute umfangreiche Testungen in vitro und in vivo voraus, die Aufschlüsse über die Unbedenklichkeit des Wirkstoffes, seine Pharmakokinetik und seine Wirkung geben müssen. Bei Zulassung von Fertigarzneimitteln müssen die pharmazeutische Qualität, einschließlich der Haltbarkeit, sowie die Unbedenklichkeit und die Wirksamkeit der Präparate in wissenschaftlich anerkannten Prüfungen nachgewiesen werden. Zusätzlich wird die Produktion der Arzneimittel weltweit strengen Kontrollen entsprechend den GMP-Richtlinien (Good Manufacturing Practice) unterzogen.

Insofern hat die Verbreitung von Fertigarzneimittelpräparaten in der Dermatologie zweifellos zu einer wesentlichen Verbesserung der therapeutischen Optionen geführt und dazu beigetragen, dass Therapieerfolge durch Anwendung gleich bleibend qualitativ hochwertiger Arzneimittel besser reproduzierbar wurden. Von diesem Standard sind einige in der Dermatologie gebräuchliche Rezepturarzneimittel zurzeit noch deutlich entfernt.

Die dermatologische Rezeptur muss deshalb sowohl hinsichtlich Verschreibung als auch Zubereitung einer kritischen Prüfung unterzogen werden. Die Rezepturarzneimittel sollten sich dem Standard annähern, der von Fertigarzneimitteln der pharmazeutischen Industrie vorgegeben wird (Kap. 2.2). Hierzu müssen folgende Mindestvoraussetzungen erfüllt sein:

- Die rezeptierten Wirkstoffe und Hilfsstoffe sind nach bestem Ermessen unbedenklich.
- Die verordneten Stoffe sind gegen das zu behandelnde Krankheitsbild wirksam.
- Die Galenik des rezeptierten Arzneimittels stimmt; chemische und physikalische Stabilität sind gegeben.
- Der Patient wird ausreichend informiert.

Mit diesem Anspruch wurden dermatologische Rezepturvorschriften im Pharmazeutischen Laboratorium des Neuen Rezeptur-Formulariums (NRF) überprüft, von der Kommission Deutscher Arzneimittel-Codex und Neues Rezeptur-Formularium (DAC/NRF-Kommission) wissenschaftlich beurteilt und im Neuen Rezeptur-Formularium (NRF) zusammengefasst. Das NRF ist eine von der Dachorganisation der deutschen Apotheker herausgegebene pharmazeutische Vorschriftensammlung, die neben etwa 130 Dermatikarezepturen etwa gleich viele Vorschriften aus anderen Indikationsgebieten enthält. Sie ist in jeder Apotheke vorhanden, bei Dermatologen und Allgemeinärzten aber noch nicht allgemein bekannt. Die Rezepturformeln des NRF stellen den Grundstock dieses Buches dar (Kap. 10). Darüber hinaus wurden zusätzlich Vorschriften aufgenommen, die aus Sicht der Verfasser eine sinnvolle Ergänzung darstellen.

Mithilfe dieser rationalen und rationell zu verschreibenden Rezepturen sollten Fehlschläge vermieden werden. Die Voraussetzung dazu ist eine Kooperation zwischen Arzt und Apotheker. Die ärztliche Ausbildung umfasst weder im Studium noch während der Spezialisierung eine eingehende Beschäftigung mit der Galenik, die aber Voraussetzung für die Herstellung von funktionierenden Rezepturen ist. Um das Wissen der rezeptierenden Ärzte über die Funktion der verschiedenen in den Rezepturen vorhandenen Wirk- und Hilfsstoffe zu verbessern, wird in diesem Buch bei jeder Rezeptur im Kommentar auf diese Punkte im Einzelnen eingegangen.

1.2 Individualisierung der topischen dermatologischen Behandlung

Individuelle Rezepturarzneimittel werden heute in größerem Maßstab nahezu nur noch für die topische Behandlung von Hautkrankheiten verordnet, neben dem spezifischen Bedarf für die HNO-Medizin, Ophthalmologie und Pädiatrie sowie für die Substitutionsbehandlung Opiatabhängiger.

1.2.1 Vorteile

Folgende Gründe sprechen dafür, dass die dermatologische Rezeptur auch langfristig eine sinnvolle Ergänzung zu Fertigarzneimitteln bleiben wird:

- Wirkstoffe werden in Kombination mit Vehikeln (Grundlagen) therapeutisch angewandt, wobei die Wahl der richtigen Grundlage entscheidend für den Behandlungserfolg sein kann. Dafür können je nach Hauttyp und Krankheitsstadium unterschiedliche Erfordernisse vorliegen.
- Bei der topischen Behandlung der Haut sind Allergien im Vergleich zur systemischen Anwendung von Wirkstoffen stark erhöht. Entsprechend häufiger muss dem Vorliegen von Allergien Rechnung getragen werden. Beim Rezeptieren können besonders einfach zusammengesetzte pharmazeutische Grundlagen verwendet werden, deren Sensibilisierungspotenzial gering ist. Je nach Fläche der Hauterscheinungen kann die erforderliche Menge des jeweiligen Externums außerordentlich stark variieren. Eine Ganzkörperbehandlung bei einer akuten Dermatitis kann 100–200 g Salbe täglich erfordern, während für eine kleinflächige Dermatitis (z. B. Herpes simplex) die Behandlung mit 5 g pro Woche genügen kann. Die Mengenstandardisierung ist deshalb für die topische Behandlung der Haut viel schwieriger als für die systemische Behandlung.
- Eine Modifikation der Arzneiwirkung ist in der externen Therapie selten allein über die Dosierung ausreichend möglich, sodass sich Bedarf für unterschiedliche Konzentrationsstufen ergibt. Die erwünschten Konzentrationsunterschiede der verwendeten Wirkstoffe können dabei bis zu 2 Zehnerpotenzen umfassen. Fertigarzneimittel können aus wirtschaftlichen Gründen meist nur die wichtigsten Konzentrationsstufen berücksichtigen.
- Lokaltherapeutika können in Fällen sinnvoller Wirkstoffkombination in der Regel nicht wie systemisch verabreichte Medikamente gleichzeitig gegeben werden, sondern müssen die Wirkstoffe in einer Rezepturzubereitung vereinigen. Entsprechende individuelle Kombinationen kann die Industrie ebenfalls nur schwer in Fertigarzneimitteln verwirklichen.
- Die Haltbarkeit ist bei vielen wasserhaltigen Externa ein größeres Problem als bei den wasserfreien, festen Medikamenten zur oralen Verabreichung. So entsteht ein besonderer Bedarf für nur kurzfristig stabile Rezepturarzneimitteln bei dem Wunsch nach Vermeidung von Konservanzien wegen der Gefahr von Unverträglichkeitsreaktionen. Für die Behandlung sind dann passende Mengen zu rezeptieren.

1.2.2 Ziele

Folgende Ziele werden mit einer rationellen dermatologischen Rezeptur verbunden:

- Sie ermöglicht die individuelle Auswahl, Dosierung und Kombination von Wirkstoffen. In seltenen Fällen können Wirkstoffe gewählt werden, die in Fertigarzneimitteln bisher nicht oder nicht als Monopräparate zur Verfügung stehen (z. B. Trichloressigsäure, Diphencypron, Octenidindihydrochlorid, Albendazol, Polihexanid, Triclosan). Häufig dient die Rezeptur der Wahl einer niedrigeren Wirkstoffkonzentration, als sie in Fertigarzneimitteln vorliegt (dies trifft etwa auf Permethrin und insbesondere auf Kortikosteroide zu). Auch die kombinierte Einarbeitung von Wirkstoffen, die in der topischen dermatologischen Therapie zur Anwendung kommt, kann individuell gestaltet werden.
- Die Auswahl des Vehikels (der Grundlage) kann dem Akuitätsstadium der Erkrankung und dem

jeweiligen Hauttyp individuell angepasst werden. Das gilt sowohl für den prinzipiellen Typ des Vehikels (Salbe, Creme, Lösung, Lotio, Gel) als auch für den gewünschten Fettgehalt bei Cremes und Salben. Zwar bieten auch Fertigarzneimittel eine gewisse Wahlmöglichkeit, die aber den Wunsch des Dermatologen nach der gesamten Klaviatur bei weitem nicht befriedigen kann.

- In Bezug auf Wirkstoffe und Grundlagen können abgestufte Therapiestrategien verfolgt werden. So kann beispielsweise mit dem Abklingen einer akuten Dermatose die Konzentration des Wirkstoffes (z. B. bei Kortikosteroiden) gesenkt und der Fettgehalt der Grundlage stufenweise erhöht werden. Derartig abgestufte Therapiekonzepte werden mittels der Rezeptur optimiert.
- Die individuelle Rezeptur stellt ein Mittel zur Verbesserung der Behandlungscompliance des Patienten dar. Die maßgeschneiderte Rezeptur zeigt dem Patienten, dass er keine Behandlung „von der Stange" bekommt. Im Laufe längerfristiger Behandlungen lassen sich so die Rezepturarzneimittel sogar entsprechend der Rückmeldung und der Empfindlichkeit des Patienten modifizieren. Sie erlaubt auch, gegebenenfalls nach bisher erfolgloser Behandlung oder nach Arztwechsel, eine für den Patienten erkennbare Abgrenzung der Medikation.
- Individuelle Rezepturarzneimittel sind zum Teil deutlich preisgünstiger als vergleichbare Fertigarzneimittel. Das trifft insbesondere dann zu, wenn größere Mengen eines Externums verordnet werden müssen. So kann beispielsweise bei kortikosteroidhaltigen Externa oft eine gleichwertige Rezeptur unter dem Preis verordnet werden, der sich bei Fertigarzneimitteln durch den Bedarf für mehr als eine 50-g-Tube ergibt. Damit kann der Arzt besser auf die Erfordernisse einer großflächigen Behandlung reagieren.

Dieses Buch soll helfen, die Vorteile der individuellen Rezeptur optimal auszuschöpfen. Die Rezepturformeln wurden nicht einfach aus anderen Kompendien abgeschrieben. Sie sind zum größten Teil im Pharmazeutischen Laboratorium des NRF standardisiert worden und haben sich in der Praxis bewährt. Auch wenn es paradox klingt, so liegt doch in dieser Standardisierung der Schlüssel zur praktikablen Individualisierung. Die ausführliche Kommentierung der pharmazeutischen Konzeption der aufgeführten Vorschriften und ihr Beispielcharakter sollen es weiterhin ermöglichen, in Anlehnung ähnliche Rezepturarzneimittel zu verschreiben.

1.3 Überholte Traditionen des dermatologischen Rezeptierens

Eine rationale dermatologische Rezeptur muss gegen verschiedene Traditionen des dermatologischen Rezeptierens durchgesetzt werden, die zum Teil noch die Praxis bestimmen.

1.3.1 Traditionalistisches Konzept

Viele Rezepturen entstanden zu Beginn des 20. Jahrhunderts, zu einem Zeitpunkt, als erst wenige Wirkstoffe zur Lokalbehandlung zur Verfügung standen und Fertigarzneimittel noch nicht auf dem Markt waren. Die dermatologische Therapie war zu dieser Zeit fast ausschließlich topisch, und der behandelnde Dermatologe hatte keine Alternative zum Rezeptieren. Das Konzept des Rezeptierens war damals weitgehend verschieden vom heutigen Verständnis moderner Therapeutika. Während man heute als ein geeignetes Arzneimittel insbesondere Monosubstanzen in einer geeigneten Grundlage ansieht, wurden damals Rezepturen eher wie Kochrezepte gedacht. Das Zusammenmischen verschiedener Substanzen mit ähnlichen Effekten schien den bestmöglichen Erfolg zu versprechen, der damals noch kaum exakt messbar war.

Die bekanntesten Beispiele für diese Rezepturphilosophie sind die Solutio Castellani (▸ Tab. 1.1) und die Tinctura Arning. Beide Rezepturen sind in diesem Buch sowie im Neuen Rezeptur-Formularium nicht mehr enthalten, da sie aus obsoleten Wirkstoffen bestehen. Daneben finden sich aber in dermatologischen Rezeptursammlungen ärztlicher Praxen und Kliniken noch viele Beispiele, die diesem Konzept folgen und heute sicher als obsolet angesehen werden müssen. Dazu gehören etwa die Schälpasten nach Unna und nach Lassar, die heute in der Aknebehandlung besser durch Vitamin-A-Säure-Präparate oder andere ersetzt werden. Derartige Rezepturen wurden in die vorliegende Sammlung bewusst nicht mehr aufgenommen.

1.3.2 Verwendung obsoleter Substanzen

Eine Reihe von Substanzen, die in klassischen Rezepturen enthalten sind, werden heute als obsolet angesehen (siehe Kap. 9). So liegen beispielsweise negative Monografien zur Nutzen-Risiko-Beurteilung für die inzwischen praktisch abgeschlossene Fertigarzneimittel-Nachzulassung durch das Bun-

Tab. 1.1 Traditionelle Rezepturen der obsoleten Solutio Castellani im Vergleich der Deutschen Rezeptformeln und Ersatzrezepturen im Neuen Rezeptur-Formularium bis zur Streichung.

Deutsche Rezeptformeln (DRF)		NRF 11.26. von 1983, 1996 entfallen)		NRF 11.26. von 1996, 2014 entfallen		NRF 11.26. von 2014, 2016 gestrichen	
Sol. Fuchsini spirit. 10 %	7,94	Solut. Fuchsini spirit. 4 %	10,0	Solut. Fuchsini spirit. 5 %	10,0	Fuchsin N	0,5
Phenol. liquefac.	3,97	Chlorocresol	0,1	-		-	
Acidi Borici	0,79	Natriumedetat	0,02	-		-	
Aceton	3,97	Aceton	5,0	Ethanol 96 %	5,0	-	
Resorcin	7,94	Resorcin	10,0	-		-	
Aqua purif.	zu 100,0	Aqua purif.	zu 100,0	Aqua purif.	zu 100,0	Ger. Wasser	zu 100,0

desinstitut für Arzneimittel und Medizinprodukte für folgende Stoffe vor: Resorcin, Phenol, Schwefel, topische Sulfonamide, Guajazulen, Cadmiumsulfid. Bei Verschreibung solcher Substanzen, wird sich der Arzt im Schadensfalle die Frage stellen lassen müssen, ob nicht unbedenklichere Alternativen zur Behandlung zur Verfügung standen.

Wegen ihrer Toxizität gelten seit langem Quecksilbersalze, Bleisalze und Borsäure in der topischen Behandlung als obsolet. Dieser Situation wurde im NRF bei der Zusammenstellung traditioneller Rezepturen zum Teil dadurch Rechnung getragen, dass obsolete Substanzen substituiert wurden, die Rezeptur aber für eine gewisse Zeit unter dem traditionellen Namen aufgeführt blieb (vergleiche dazu Solutio Castellani, ▶ Tab. 1.1). Wegen sämtlicher enthaltener Wirkstoffe und teilweise der Lösemittel wird die Castellani-Lösung in der vorliegenden Rezeptursammlung negativ kommentiert. Nachdem Fuchsin als der prägende Wirkstoff durch das unbedenkliche Fuchsin N ersetzt werden musste und das bald nicht mehr erhältlich war, ist die zusammengesetzte Farbstofflösung seit 2016 endgültig Medizingeschichte.

1.3.3 Verdünnung wirkstoffhaltiger Fertigarzneimittel mit verschiedenen Grundlagen

Diese heute noch verbreitete Praxis sollte bis auf wenige begründete Ausnahmen (Benzoylperoxid-Creme für einen Säugling) aufgegeben werden. Insbesondere das Zusammenmischen unterschiedlicher Fertigarzneipräparate, um verschiedene Wirkstoffe zu kombinieren, sollte unbedingt unterlassen werden. Hier werden unterschiedliche Grundlagen und Hilfsstoffe zusammengeführt, deren Kompatibilität infrage steht. Darüber hinaus summieren sich in der Endrezeptur die Hilfsstoffe, einschließlich Konservanzien und Duftstoffe, die das Sensibilisierungsrisiko zusätzlich erhöhen.

Zudem führt das Zusammenmischen verschiedener Fertigarzneimittel auch zu unnötig hohen Kosten, da zum Teil angebrochene Tuben voll berechnet werden müssen und zusätzlich die Preisbildung nach der Hilfstaxe für Apothekentaxe vorgenommen wird. Allenfalls ist es sinnvoll, ein wirkstoffhaltiges Fertigarzneipräparat mit der identischen Basiscreme zu verdünnen. In seltenen Fällen steht der Wirkstoff, wie bei Tacrolimus oder Ecrolimus, nicht als Rezeptursubstanz zur Verfügung (z. B. bei Patentschutz), sodass er bei Bedarf nur in Form des Fertigarzneimittels als Rezepturbestandteil verschrieben werden kann.

1.3.4 Wirkstoffzusatz zu Dermatika der Basispflege

Nur wenige der zur Körperpflege allgemein oder bei einem Krankheitsbild, wie der Akne vulgaris oder der Atopie, bewährten kosmetischen Mittel oder Medizinprodukte eignen sich für den Wirkstoffzusatz. Ablehnungsgrund ist meist weder die zu befürchtende Wirkungslosigkeit noch galenische Unverträglichkeiten, sondern ganz formal die Unmöglichkeit der pharmazeutischen Qualitätssicherung in der Apotheke. Im Übrigen können solche Produkte deutlich teurer sein als die für Rezepturzwecke bestimmten und vorgefertigt erhältlichen Grundlagen.

2 Qualitätssicherung bei Verschreibung und Zubereitung

Europäische und deutsche Gesetze respektieren die Notwendigkeit der Rezepturverordnung:

- Gemäß der EU-Richtlinie 2001/83/EG zur Schaffung eines Gemeinschaftskodexes für Humanarzneimittel sind Rezepturarzneimittel („formula magistralis") von der Zulassungspflicht der Fertigarzneimittel befreit (Artikel 3 Satz 1 Nr. 1).
- Gemäß Patentgesetz sind Rezepturarzneimittel von Einschränkungen durch den Patentschutz ausgenommen (§ 11 Satz 1 Nr. 3 PatG).
- Das Europäische Arzneibuch (Ph. Eur.) enthält mit der Monografie „Pharmazeutische Zubereitungen" seit 2013 eine gemeinsame Vorschrift sowohl für die zulassungspflichtigen Fertigarzneimittel als auch ausdrücklich für die Rezepturarzneimittel. Die Forderungen an die Qualität sind grundsätzlich gleich, die Qualitätsnachweise sind jedoch angemessen und differenziert.

Im Spannungsverhältnis zwischen Fertigarzneimitteln und individueller Rezeptur geht es heute darum, den Qualitätsstandard der Rezepturen anzuheben. Dazu gehören die kritische Prüfung der verwendeten Inhaltsstoffe und damit der Verzicht auf einige traditionelle Substanzen, die heute als bedenklich eingestuft werden müssen. Die galenische Verträglichkeit der verwendeten Substanzen ist unbedingt zu fordern. Weiterhin sollen Arzt und Patient über die chemische und physikalische Haltbarkeit des rezeptierten Arzneimittels informiert sein. Schließlich sollte der verschreibende Arzt einen Preisvergleich zur Verordnung von Fertigarzneimitteln vornehmen können, unabhängig davon, ob mit den Kosten die gesetzlichen Krankenkassen, andere Träger oder die Patienten selbst belastet werden. Da die Berechnung des Preises rezeptierter Arzneimittel kompliziert ist (Kap. 4), ist die Angabe von Kosten für verschiedene Mengen der Rezeptur dazu erforderlich. Dieses Buch bietet dem rezeptierenden Arzt entsprechende Hilfestellungen, um rationelle Entscheidungen zu ermöglichen.

2.1 Nutzen-Risiko-Beurteilung durch Arzt und Apotheker

2011 hat das Ministerkomitee beim Europarat die von einer Arbeitsgruppe des Europäischen Direktorats für die Qualität der Arzneimittel und Medizinprodukte (EDQM) vorbereitete Entschließung über die Qualität und Sicherheit der in Apotheken hergestellten Arzneimittel veröffentlicht. Ein zentrales Element darin ist die gemeinsame Nutzen-Risiko-Beurteilung verschriebener Rezepturarzneimittel durch Arzt und Apotheker hinsichtlich

- Wirksamkeit,
- Unbedenklichkeit,
- pharmazeutischer Qualität und
- Patienteninformation.

In die Risikobeurteilung ist die Überlegung einzubeziehen, ob das Behandlungsziel sich nicht auch mit verfügbaren industriellen Fertigarzneimitteln erreichen lässt. Die Entschließung des Europarats (nicht zu verwechseln mit dem Rat der Europäischen Gemeinschaft) hat jedoch allenfalls empfehlenden Charakter und keine unmittelbaren Auswirkungen auf die europäische oder nationale Gesetzgebung. Insofern ist die Priorisierung geeigneter Fertigarzneimittel gegenüber Rezepturarzneimitteln zwar in einigen europäischen Staaten vorgeschrieben und in Deutschland auch für Tierarzneimittel national umgesetzt. Für Humanarzneimittel gibt es eine solche gesetzliche Einschränkung aber u. a. in Deutschland, Österreich und der Schweiz nicht: Dermatologische Rezepturverschreibungen stehen im Ermessen des Arztes auch dann, wenn ein vergleichbares Fertigarzneimittel zugelassen ist.

Die individuelle Nutzen-Risiko-Beurteilung bei Rezepturarzneimitteln als Gegenstück zum Zulassungsverfahren der industriellen Fertigarzneimittel ist jedoch 2012 ausdrücklich im Europäischen Arzneibuch und in der deutschen Apothekenbetriebsordnung (ApBetrO) als „Plausibilitätsprüfung" aufgegriffen worden.

2.2 Sicherung der pharmazeutischen Qualität

Das Arzneimittelgesetz stellt die zentrale Forderung, dass alle Arzneimittel aus Ausgangsstoffen (Wirkstoffen und Hilfsstoffen) sowie Packmitteln von angemessener und geprüfter Qualität herzustellen sind. Hierbei gelten die Vorschriften des Arzneibuchs über die Prüfung und die Arzneibuchmonografien über Darreichungsformen für die Herstellung.

Nähere, zum GMP (Good Manufacturing Practice) der Pharmaindustrie ähnliche Regeln für Rezepturarzneimittel gibt die Apothekenbetriebsordnung (ApBetrO), die mit der Novelle 2012 wesentlich präzisiert wurde. Neu sind die Verbindlichkeit eines pharmazeutischen Qualitätsmanagements (QMS) in den Apotheken, die schriftlichen, vom Apotheker vor der Herstellung abzuzeichnenden Herstellungs- und Prüfanweisungen, die Dokumentationspflicht durch Herstellungs- und Prüfprotokolle zu jeder Herstellung einschließlich der formalen Freigabe. Die als „Plausibilitätsprüfung" bezeichnete Risikobeurteilung geht von der ärztlichen Verschreibung als Quelle der Rezepturenherstellung aus und erfordert manchmal die Abstimmung zwischen Arzt und Apotheker.

Die Überwachungspraxis der Bundesländer hat in Deutschland Grenzwerte für Abweichungen von der Qualität herausgebildet, die zu Beanstandungen, Ordnungsgeldern und Strafen für den Apotheker führen. Bestimmte Interpretationshilfen zur Qualitätssicherung werden ebenfalls durch die Arbeitsgemeinschaft der Gesundheitsbehörden der Bundesländer publiziert.

2.3 Plausibilitätsprüfung nach Apothekenbetriebsordnung

Nach dermatologischen Gesichtspunkten auf den 1. Blick nachvollziehbare, spontane Rezepturverordnungen können in der Umsetzung unpraktikabel oder galenisch inkompatibel sein. Solche Ad-hoc-Verschreibungen haben ein hohes Risiko, dass es zu Verzögerungen kommt, weil der Apotheker ohne Rücksprache nur begrenzt Veränderungen an der Zusammensetzung vornehmen darf. Das Arzneimittelrecht verlangt von einem dermatologischen Rezepturarzneimittel einerseits ordnungsgemäße Qualität und die Herstellung nach den gesetzlichen Regeln, andererseits muss es nach ApBetrO auch der ärztlichen Verschreibung entsprechen und Informationen zur sicheren Anwendung geben. Idealerweise ist dies kein Gegensatz. In der Praxis werfen jedoch Rezepturverordnungen im Zusammenhang mit der „Plausibilitätsprüfung" oft Fragen auf, die als „Unklarheiten" ausgeräumt werden müssen, bevor das Arzneimittel hergestellt werden darf. Die mit der ApBetrO-Novelle 2012 eingeführte Dokumentationspflicht hat dies wegen häufiger und nachdrücklicher Rückfragen aus Apotheken plötzlich ins Bewusstsein der Dermatologen gerückt und zunächst erhebliche Verunsicherung hervorgerufen. Effekte sind neben einem möglichen Rückgang der Rezepturverschreibungen seit 2012 die verstärkte Bereinigung um obsolete Rezepturen, die erkannte Notwendigkeit zur stärkeren und besseren Kommunikation zwischen Arzt und Apotheker bei Rezepturunklarheiten sowie die stärkere Berücksichtigung standardisierter Rezepturvorschriften als solche oder als Ausgangspunkt individueller Modifikation.

Selbst offensichtliche Nichtpraktikabilität oder mikrobiologische Instabilität eines verschriebenen Rezepturarzneimittels brauchen nicht zwingend zur Rückfrage beim Verordner zu führen, wenn es lediglich um Variationen bei Hilfsstoffen geht und das tatsächlich hergestellte Arzneimittel im Grundsatz noch der Verordnung entspricht. Dagegen erfordern Unklarheiten bei Wirkstoffen praktisch immer das ärztliche Einverständnis für notwendige Änderungen. Die schriftliche Kommunikation ist meist vorteilhaft, hierzu bietet DAC/NRF den Apotheken verschiedene Schreibvorlagen für häufige Fälle an. Mit unterschiedlichen Anlässen und Zielen soll die Rücksprache u. a.

- offensichtliche formale Rezeptierfehler korrigieren,
- bei Bedenklichkeit einer Verschreibung Alternativen feststellen,
- bei Verschreibung nicht allgemein bekannter oder umstrittener Wirkstoffe die positive individuelle Nutzen-Risiko-Beurteilung dokumentieren,
- Unklarheiten oder Zweifel an einer Rezepturvorschrift ausräumen,
- bei pharmazeutischen Qualitätsmängeln weitergehende Korrekturen oder Alternativen feststellen,
- auch grundsätzlich praktikabel erscheinende Individualrezepturen durch standardisierte Alternativen ersetzen, um die Rezepturherstellung sicherer zu machen.

Die Plausibilitätsprüfung bei Verordnung der NRF-Vorschriften und anderer standardisierten Formeln ist sehr viel einfacher als bei Ad-hoc-Verschreibungen und wird selten zu Rückfragen führen. Jedoch ist dies vor allem bei fehlender Gebrauchsanweisung anzunehmen.

2.3.1 Ungenaue Wirkstoff-Verordnung

Der Apotheker ist nicht befugt, ohne Zustimmung des verschreibenden Arztes Art oder Menge des verordneten Wirkstoffes abzuändern, selbst wenn er die eigentliche Absicht vermutet. So werden bei topischen Kortikosteroiden auf das Rezept häufig ungenau die alkoholischen Muttersubstanzen geschrieben, die bei kutaner Anwendung oft kaum wirksam sind, wie Triamcinolon, Betamethason oder Clobetasol. Gemeint sind dann in der Regel die topisch wirksamen Acetonide oder Ester, wie Triamcinolonacetonid, Betamethasonvalerat bzw. Betamethasondipropionat und Clobetasolpropionat. Da es sich um Derivate mit kovalenter chemischer Bindung handelt, muss der Apotheker die förmliche ärztliche Zustimmung einholen. Nicht ganz so klar ist dies bei Verschreibung von Wirkstoff-Basen, -Säuren oder -Salzen, da sich diese unter Verantwortung des Apothekers durch pH-Änderung ineinander überführen lassen und häufig nur in einer bestimmten Form erhältlich sind. So wird der Apotheker zur Not die äquivalente (nicht die aufgeschriebene) Masse der zur Verfügung stehenden Rezeptursubstanz wählen, also Aminolevulinsäurehydrochlorid bei „Aminolevulinsäure", Gentamicinsulfat bei „Gentamicin", Eosin Natrium bei „Eosin" und Chinolinolsulfat-Kaliumsulfat bei „Chinolinolsulfat-Monohydrat". Die zumindest nachträgliche Information aus der Apotheke ist in solchen Fällen empfehlenswert, um den Sachverhalt auch im Hinblick auf eventuelle Folgeverordnungen klarzustellen.

2.3.2 Unverträglichkeiten

Nicht jede physikalisch-chemische Wechselwirkung eines Wirkstoffes mit anderen Wirkstoffen oder Hilfsstoffen ist eine Unverträglichkeit: Auflösung, Ausfällung oder Salzbildung sind häufig normale bzw. erwünschte Erscheinungen. Erst deutliche galenische Beeinträchtigungen, die rasche Zersetzung oder Inaktivierung eines Wirkstoffes und die durch Kombinationen hervorgerufene mikrobielle Anfälligkeit müssen als Inkompatibilitäten gewertet werden. Dabei braucht nicht jede Unverträglichkeit äußerlich zu erkennen zu sein. So führen die Lösung der Antiinfektiva Chlorhexidindiacetat und Octenidindihydrochlorid in der Anionischen hydrophilen Creme DAB (alte Bezeichnung: Wasserhaltige hydrophile Salbe DAB) jeweils zur Fällung und weitgehenden Inaktivierung des Wirkstoff-Kations als schwerlösliches Salz mit dem anionischen Emulgator. Wegen der typisch 1-%igen Konzentration des Chlorhexidin-Salzes wird zugleich der Emulgator soweit inaktiviert, dass die Creme „bricht" und die Unverträglichkeit manifest wird. Bei nur 0,1-%iger Octenidindihydrochlorid-Konzentration bleibt sie dagegen larviert.

Normalerweise schlägt der Apotheker in beiden Fällen als Alternative eine nichtionische hydrophile Creme als Grundlage vor, wie die Basiscreme DAC in der standardisierten NRF-Vorschrift 11.116., Chlorhexidindigluconat-Creme 0,5 % / 1 %. Der eigenmächtige Austausch in der Apotheke wäre u. U. zulässig, ist aber problematisch, weil praktisch die gesamte Grundlage geändert wird.

2.3.3 Fehlende Gebrauchsanweisung

Die Arzneimittel-Verschreibungsverordnung fordert schon immer die Angabe einer Gebrauchsanweisung durch den Arzt, ohne dass ihr Fehlen ernste Konsequenzen gehabt hätte. Da nach der ApBetrO-Novelle 2012 aber die Apotheke bei Rezepturarzneimitteln eine Gebrauchsanweisung kennzeichnen muss, die deutlich präziser sein soll als die Art der Anwendung, ist die Rückfrage nach der Gebrauchsanweisung häufig. Hierbei ist zu berücksichtigen, dass der Apotheker im Gegensatz zu zugelassenen Arzneimitteln in aller Regel bei den individuell verordneten Rezepturarzneimitteln keine Gebrauchsanweisung zur Verfügung hat in dem Sinne, *„...wenn vom Arzt nicht anders verordnet."*

2.3.4 Problematische Wirkstoffe

Bedenkliche Wirkstoffe, wie Bufexamac oder Borsäure, dürfen überhaupt nicht rezeptiert werden. Auch bei umstrittenen oder bei bestimmten Indikationen umstrittenen Wirkstoffen, wie den topischen Antibiotika-Anwendungen, können Apotheker Alternativen vorschlagen (siehe Kap. 9). Stark wirksame Wirkstoffe dürfen nicht versehentlich überdosiert werden, deshalb soll die Absicht zur Überschreitung der „oberen Richtkonzentration“ bestimmter Stoffe durch Vermerk oder ein Ausrufungszeichen verdeutlicht werden. Wird dem Apotheker die Absicht nicht klar, soll er sich vergewissern. Nötig wird die Rücksprache selbstverständlich auch, wenn eigentlich unproblematische Wirkstoffe nicht mehr als Rezeptursubstanzen erhältlich sind und Alternativen erforderlich werden, wie bei Tiabendazol, Fuchsin N und Standardisiertem Cayennepfefferdickextrakt, oder wenn sie durch ein Fertigarzneimittel ersetzt werden müssen, wie im Falle des Benzoylperoxid.

2.3.5 Fehlender Qualitätsnachweis

Während Fertigarzneimittel ohne weiteres als Rezepturbestandteile verwendet werden könnten, muss der Apotheker bei allen anderen Rezepturbestandteilen die nach AMG und ApBetrO geforderte angemessene Qualität nachweisen und dokumentieren. Hierzu stellen die auf Rezepturausgangsstoffe spezialisierten pharmazeutischen Herstellerbetriebe üblicherweise sogenannte „Prüfzertifikate“ zur Verfügung, welche diesen Nachweis meist erst ermöglichen. Auch für die üblichen offizinellen Dermatikagrundlagen muss sich der Apotheker ein solches Zertifikat stützen und von dessen Validität überzeugt sein. Umgekehrt dürfen vom Hautarzt verschriebene Medizinprodukte, Körperpflegemittel, Lebensmittel oder Chemikalien anderer Zweckbestimmung ohne die Möglichkeit zur pharmazeutischen Qualitätssicherung nicht für die Rezepturarzneimittel-Zubereitung freigegeben werden. Das Vorliegen oder die Bekräftigung der ärztlichen Verordnung kann den Qualitätsnachweis nicht ersetzen.

2.4 Dermatologen-Qualifikation „Magistralrezepturen“

Nicht zuletzt als Reaktion auf die Unsicherheiten im Zusammenhang mit der Plausibilitätsprüfung der Rezepturarzneimittel haben die Deutsche Dermatologische Gesellschaft (DDG) und der Berufsverband Deutscher Dermatologen (BVDD) 2014 über ihre gemeinsame Fortbildungseinrichtung, die Deutsche Dermatologische Akademie (DDA), für Fachärzte der Dermatologie die Möglichkeit zur Qualifikation im Gebiet „Magistralrezepturen“ eingerichtet (www.akademie-dda.de). Neben der Teilnahme an akkreditierten hautärztlichen Fortbildungsveranstaltungen sollen gemeinsame Seminare mit Apothekern und die Evaluation selbst verschriebener Rezepturformeln eine Rolle spielen.

3 Wie rezeptieren?

3.1 Rezeptformalität

Das Rezept stellt eine schriftliche Anweisung des Arztes an den Apotheker zur Herstellung und Abgabe einer Arznei dar. Rezepte dürfen nur von approbierten Ärzten ausgestellt werden. Es gilt als eine Privaturkunde. Rezepte haben einen formalen Aufbau, müssen aber nicht auf speziellen Vordrucken ausgestellt werden (▶ Tab. 3.1). Spezielle Vordrucke sind lediglich für Betäubungsmittelrezepte, für sogenannte T-Rezepte (Thalidomid, Lenalidomid) und für Kassenrezepte erforderlich. Das Privatrezept kann auch auf ein einfaches Blatt Papier mit handgeschriebener Inscriptio ausgestellt werden.

Der Tradition folgend kann das Rezept teilweise in lateinischer Sprache abgefasst werden, in der Praxis hat sich allerdings die deutsche Sprache durchgesetzt. Die eindeutig nur die für den Patienten bestimmte Gebrauchsanweisung, die „Signatur“, wird in deutscher Sprache geschrieben. Auch in der Praescriptio können häufig die Rezepturbestandteile einfacher und präziser auf Deutsch bezeichnet werden.

Inscriptio
Sie enthält Vor- und Nachnamen, Anschrift, Telefonnummer und genaue Berufsbezeichnung des verordnenden Arztes.

Invocatio
Sie enthält die Aufforderung an den Apotheker „recipe“ (= nimm) und wird mit Rp. abgekürzt.

Praescriptio
Die Verschreibung (auch Ordinatio genannt) führt die einzelnen Stoffe und die Gewichtsmengen des Rezeptes aus. Die Gewichtsmengen werden in Gramm angegeben, die Angabe Gramm erscheint aber nicht im Rezept (▶ Tab. 3.2). Wirkstoffe können auch in Prozentangaben eingefügt werden, diese beziehen sich dann ebenfalls auf das Gewicht. Nur in Ausnahmefällen ist die Gesamtmenge als Volumenangabe in Milliliter zu verstehen und sollte dann zur Vermeidung von Rückfragen auch so angegeben werden (volumendosierte Lösungen).

Tab. 3.1 Gliederung des Rezeptes.

Abschnitt	Eintragung
Inscriptio	Dr. med. Vorname, Name, Dermatologe
	Ort, Straße, Hausnummer, Telefon
	Datum
Invocatio	Rp.
Praescriptio	Bestandteile bzw. Vorschriftenbezeichnung
Subscriptio	M.f. ......
Signatura	S. Genaue Gebrauchsanweisung
	mit z. B. Lokalisation, Anwendungshäufigkeit und Behandlungsdauer
	Für Frau/Herrn in Ort, Straße, Hausnummer
	Unterschrift

Tab. 3.2 Bezeichnung von Gewichtsmengen.

lateinische Abkürzung	Bedeutung
$\overline{aa}$ (ana partes aequales)	jeweils die angegebene Masse zu gleichen Teilen
ad	bis zu
$\overline{aa}$ ad	zu gleichen Teilen bis zu

Subscriptio

Die Subscriptio stellt die Anweisung an den Apotheker dar und wird heute nur noch in Ausnahmefällen aufgeschrieben (▶ Tab. 3.3):

- in welcher Form die Arzneimittel hergestellt werden sollen,
- wie viele solcher Dosen abzugeben sind,
- welcher Art die Verpackung sein soll.

Signatura

Die Signatur stellt die Gebrauchsanweisung für den Patienten dar und ist deshalb in deutscher Sprache abzufassen. Sie wird vom Apotheker auf die Medikamentenverpackung übertragen und ist bei verschreibungspflichtigen Medikamenten Pflicht. Die Signatur ist bei Rezepturverordnungen aber allgemein notwendig, denn nur dadurch kann der Apotheker eindeutig erkennen, wie das Rezepturarzneimittel herzustellen ist. Die Gebrauchsanweisung muss bei Bedarf Angaben zur Häufigkeit und Anwendungsdauer, bei topischer Anwendung zum Körperteil, und zur Behandlungsdauer enthalten. Sie ist notwendiger Bestandteil der späteren Kennzeichnung des Arzneimittels und geht über die Darreichungsform bzw. die Art der Anwendung hinaus (z. B. Nasensalbe, Augensalbe, zur Anwendung an der Haut, zur Anwendung an der Schleimhaut).

Arztstempel

Ein Arztstempel ist für eine Rezeptur grundsätzlich nicht erforderlich, sondern nur für ein Kassenrezept.

3.2 Verschreibung

Wirkstoffe und offizinelle Grundlagen werden im Allgemeinen als Gewichtsanteile verschrieben, ohne dass die Bezeichnung Gramm angeführt wird. In der Verschreibung werden Gramm mit mindestens einer Stelle hinter dem Komma angegeben. ▶ Abb. 3.1 enthält ein typisches Beispiel.

Anstelle der Mengenangaben in Gramm kann der verordnende Arzt die Wirkstoffangaben auch in Prozent angeben. Damit erspart er sich die Umrechnung auf die jeweilige Gesamtmenge und vermeidet Fehler, die durch die Umrechnung entste-

Tab. 3.3 Abkürzungen und Sprachgebrauch der Subscriptio.

Abkürzung	Latein	Bedeutung
M.	misce	mische
f.	fiat	(damit) entstehe(n)
pulv.	pulvis	Pulver
D.	da	gib
tal. dos. Nr. X	tales doses Nr. X	10 solcher Dosen
ad...	ad chartas	in Papiertütchen (bzw. in andere Behältnisse)

Prof. Dr. med. Claus Garbe
Arzt für Dermatologie und Venerologie
Universitäts-Hautklinik, Liebermeisterstr. 25
72076 Tübingen
Tel.: 07071 2983768

08.02.2016

Triclosan	2,0
Betamethasonvalerat	0,2
Basiscreme DAC	ad 200,0

S: Einmal täglich für drei Wochen die entzündlichen Hautveränderungen behandeln.

Für Frau Gabriele Mustermann, Tübingen

Abb. 3.1 Beispiel für eine Rezeptur mit Mengenangaben in Gramm.

hen können. ▶ Abb. 3.2 enthält das oben gezeigte Rezept mit den Prozentangaben für die Wirkstoffe.

Die Verschreibung kann weiterhin dadurch vereinfacht werden, dass die Rezepte des Neuen Rezeptur-Formulariums (NRF) verwendet werden und die entsprechende Rezeptnummer angegeben wird. Da alle Apotheken diese Vorschriften vorhalten müssen, wird dadurch die Kommunikation erleichtert und der Arzt ist sicher, dass er eine galenisch korrekte und in der Apotheke ausführbare Verschreibung vorgenommen hat. Gebrauchsanweisung und Gesamtmenge sind nicht Teil der NRF-Standardisierung und müssen angegeben werden. Zwei Beispiele sind in ▶ Abb. 3.3 (Verwendung der NRF-Nummern) und ▶ Abb. 3.4 (kombinierte Rezeptur mit Verwendung einer NRF-Rezeptur als Bestandteil) aufgeführt.

Prof. Dr. med. Claus Garbe
Arzt für Dermatologie und Venerologie
Universitäts-Hautklinik, Liebermeisterstr. 25
72076 Tübingen
Tel.: 07071 2983768

08.02.2016

Triclosan	1,0 %
Betamethasonvalerat	0,1 %
Basiscreme DAC	ad 200,0

S: Einmal täglich für drei Wochen die entzündlichen Hautveränderungen behandeln.

Für Frau Gabriele Mustermann, Tübingen

Abb. 3.2 Beispiel für eine Rezeptur mit Mengenangaben in Prozent für die Wirkstoffe.

Prof. Dr. med. Claus Garbe
Arzt für Dermatologie und Venerologie
Universitäts-Hautklinik, Liebermeisterstr. 25
72076 Tübingen
Tel.: 07071 2983768

08.02.2016

Hydrophile Betamethasonvalerat-Creme 0,1 % NRF 11.37.	200,0

S: Einmal täglich für drei Wochen die entzündlichen Hautveränderungen behandeln.

Für Frau Gabriele Mustermann, Tübingen

Abb. 3.3 Beispiel für eine Rezeptur mit Verwendung der NRF-Nummern.

Prof. Dr. med. Claus Garbe
Arzt für Dermatologie und Venerologie
Universitäts-Hautklinik, Liebermeisterstr. 25
72076 Tübingen
Tel.: 07071 2983768

08.02.2016

Triclosan 1,0%
Hydrophile Betamethasonvalerat-
Creme 0,1% NRF 11.37. ad 200,0

S: Einmal täglich für drei Wochen die entzündlichen Hautveränderungen behandeln.

Für Frau Gabriele Mustermann, Tübingen

Abb. 3.4 Beispiel für eine kombinierte Rezeptur mit Verwendung der NRF-Nummern.

3.3 Rezeptursammlung in der Apotheke – gesetzliche Grundlagen

In allen Apotheken müssen laut Rechtsverordnung (§ 5 ApBetrO) das Arzneibuch und de facto als Ergänzungswerk Deutscher Arzneimittel-Codex/Neues Rezeptur-Formularium (DAC/NRF) vorhanden sein. Die enthaltenen Vorschriften und Rezepturformeln haben verbindlichen bzw. stark empfehlenden Charakter.

3.3.1 Arzneibuch

In § 55 Arzneimittelgesetz wird das Arzneibuch gesetzlich definiert als eine *„vom Bundesministerium bekannt gemachte Sammlung anerkannter pharmazeutischer Regeln über die Qualität, Prüfung, Lagerung, Abgabe und Bezeichnung von Arzneimitteln und den bei ihrer Herstellung verwendeten Stoffen. Das Arzneibuch enthält auch Regeln für die Beschaffenheit von Behältnissen und Umhüllungen.“*

„Arzneimittel dürfen nur hergestellt und zur Abgabe an den Verbraucher ... in den Verkehr gebracht werden, wenn die in ihnen enthaltenen Stoffe und ihre Darreichungsformen den anerkannten pharmazeutischen Regeln entsprechen.“

1978 wurden das Deutsche Arzneibuch (DAB 8) und das Europäische Arzneibuch (Ph. Eur.) gemeinsam als 1. Arzneibuch mittels Rechtsverordnung auf dieser Grundlage eingeführt. Heute besteht das Arzneibuch aus 3 Teilen: Europäisches (Ph. Eur.), Deutsches (DAB) und Homöopathisches Arzneibuch (HAB). Aktualisierungen erfolgen mehrmals im Jahr, sodass die Bezeichnung bestimmter Ausgaben allenfalls dann sinnvoll ist, wenn absichtlich auf eine frühere Zusammensetzung Wert gelegt wird, z. B. „Unguentum leniens DAB 7“ (mit heute nicht mehr enthaltenem Glycerolmonostearat) oder „Unguentum leniens DAB 6“ (mit Rosenöl und Mandelöl anstelle des heute enthaltenen Erdnussöls). Die zurzeit gültigen Fassungen sind (Stand 01/2017):

- Ph. Eur. 9.0,
- DAB 2015,
- HAB 2016.

3.3.2 Deutscher Arzneimittel-Codex

Der Deutsche Arzneimittelcodex (DAC) wird zusammen mit dem Neuen Rezeptur-Formularium (NRF) von der ABDA-Bundesvereinigung Deutscher Apothekerverbände e. V. herausgegeben; er enthält Qualitätsvorschriften für Wirkstoffe, Arzneizubereitungen, pflanzliche Drogen und Hilfsstoffe, die nicht in den Arzneibüchern enthalten sind, aber von praktischer Bedeutung sind. Das Werk DAC/NRF zählt zu den *„allgemein anerkannten Regeln der pharmazeutischen Wissenschaft“*.

3.3.3 Neues Rezeptur-Formularium

Das Neue Rezeptur-Formularium (NRF) ist als Teil des DAC/NRF eine Sammlung zeitgemäßer Rezepturvorschriften. Es löst historische Rezeptursammlungen wie die Deutschen Rezeptformeln (DRF) von 1950, die Reichsformeln (RF) von 1940 und inzwischen auch die nachgenannten Standardrezepturen der DDR ab.

3.3.4 Standardrezepturen

Die vom Institut für Arzneimittelwesen der DDR aus den Reichsformeln weiterentwickelte Sammlung wurde bis zu ihrer letzten Ausgabe, der 15. Auflage von 1990, alle 2 Jahre aktualisiert. Ein großer Teil der Rezepturen kann durch das zur Verfügung stehende Angebot an Fertigarzneimitteln jetzt als entbehrlich gelten, andere Vorschriften müssen wegen neuerer Nutzen-Risiko-Beurteilungen oder Bezugsschwierigkeiten für bestimmte Ausgangsstoffe heute als obsolet angesehen werden (siehe Kap. 9). Die noch praxisrelevanten Vorschriften wurden größtenteils in das NRF eingearbeitet.

3.3.5 Sonstige Formelsammlungen

Auch einige Krankenhausapotheken und pharmazeutische Hersteller geben im Internet geprüfte Vorschriften an, die praktikabel sind und sich bewährt haben.

4 Kosten

Unabhängig von Wirtschaftlichkeitsbetrachtungen aus Sicht der Apotheke führt die unterschiedliche Systematik der Preisbildung für Fertigarzneimittel und Rezepturarzneimittel zu Ergebnissen, welche eine individuelle Betrachtung der Wirtschaftlichkeit für Arzt, Krankenkasse oder Patient erfordern.

4.1 Fertigarzneimittel

Seit 2005 stellte sich nach Inkrafttreten des Gesetzes zur Modernisierung der gesetzlichen Krankenversicherung (GKV-Modernisierungsgesetz GMG) die folgende Situation dar: Arzneimittelpreise werden im Wesentlichen nach der Arzneimittelpreisverordnung (AMPreisV) nach § 78 Arzneimittelgesetz (AMG) gebildet. Diese gilt uneingeschränkt für *verschreibungspflichtige Humanarzneimittel.* Bei Fertigarzneimitteln resultiert der Apothekenabgabepreis aus:

- Herstellerabgabepreis ohne Umsatzsteuer,
- ggf. gestaffeltem, prozentual mit der Höhe sinkendem Großhandelszuschlag,
- Apothekenzuschlag, zusammengesetzt aus einem Zuschlag in Höhe von 3 % auf die Summe von Herstellerabgabepreis und Großhandelszuschlag sowie aus einem fixen Betrag von 8,35 € und einem weiteren Betrag von 0,16 € zur Förderung der Sicherstellung des Nachtdienstes,
- gesetzlicher Mehrwertsteuer.

Tendenziell werden durch den festen Zuschlag billige Kleinpackungen merklich verteuert. *Nicht verschreibungspflichtige Fertigarzneimittel*, gleichgültig, ob sie nach Definition des Arzneimittelgesetzes im Einzelhandel frei verkäuflich sind oder der Apothekenpflicht unterliegen, sind von dieser gesetzlichen Preisgestaltung grundsätzlich ausgenommen. In der Regel gelten die z. B. im ABDA-Artikelstamm für die Große Deutsche Spezialitätentaxe/Lauer-Taxe genannten Abgabepreise.

Werden jedoch ausnahmsweise nicht verschreibungspflichtige Fertigarzneimittel zulasten der *gesetzlichen Krankenversicherung* (GKV) abgegeben, berechnet sich der Preis nach der Ende 2003 geltenden Fassung der AMPreisV. Zum Beispiel geht es dabei um die Anwendung bei Kindern oder um Fälle, die in der OTC-Ausnahmeliste der Anlage I der Arzneimittelrichtlinie des Gemeinsamen Bundesausschusses nach § 92 des 5. Buches Sozialgesetzbuch als Therapiestandard in der Behandlung schwer wiegender Erkrankungen festgelegt sind. Hiervon betroffen sind nur wenige dermatologisch relevante Fälle, z. B.

- Antimykotika zur Behandlung im Mund- und Rachenraum,
- Nystatin zur Behandlung von Mykosen bei immunsupprimierten Patienten oder
- Salicylsäure-Zubereitungen in der Dermatotherapie als Teil der Behandlung der Psoriasis und hyperkeratotischer Ekzeme.

4.2 Rezepturarzneimittel

Bei Rezepturarzneimitteln wurde durch das GMG die Systematik der Preisbildung nicht wesentlich verändert, sondern es wurden nur die „Rezepturzuschläge“ angepasst. Mit dem Arzneimittel-Versorgungsstärkungsgesetz (AM-VSG) wurden ein fixer Betrag von 8,35 €, analog zum Apothekenzuschlag bei Fertigarzneimitteln, sowie die Erhöhung des Rezepturzuschlags um meist 1 € beschlossen. Der Apothekenabgabepreis eines komponierten Rezepturarzneimittels setzt sich zusammen aus:

- Apothekeneinkaufspreis für die verarbeiteten Ausgangsstoffe und Verpackungen ohne Umsatzsteuer,
- Festzuschlag von 90 % auf Ausgangsstoffe und Verpackungen,
- nach Darreichungsform, Aufwand und Ansatzmenge gestaffeltem Rezepturzuschlag (bei Dermatika oft 6 €),
- Fixbetrag von 8,35 €,
- gesetzlicher Mehrwertsteuer.

Durch in der AMPreisV vorgesehene Vereinbarungen zwischen den Spitzenverbänden der Apotheker und der Krankenkassen („Hilfstaxe für Apotheken“) werden die Apothekeneinkaufspreise für Ausgangsstoffe nur in längeren zeitlichen Abständen aktualisiert und so gegenüber kurzfristig schwankenden Tagespreisen auf einem mittleren Niveau stabilisiert. Zurzeit liegen die vereinbarten Ausgangsstoffpreise allerdings meist zu etwa einem Viertel unter den tatsächlichen Einkaufspreisen. Außerdem wird der erhöhte Aufwand bei dem billigen, aber mikrobiell anfälligen Ausgangsstoff Wasser mit einem „Qualitätszuschlag“ ausgeglichen, und für bestimmte Rezepturen (z. B. Zytostatika als Parenteralia) gelten fest ausgehandelte Preise. Der Einfachheit halber wenden die Apotheken die in der AMPreisV und der Hilfstaxe fixierte Preisbildung auch auf nicht verschreibungspflichtige und auf nicht zulasten der GKV verordnete Rezepturarzneimittel an, obgleich die Aufschläge bei aufwendigen Rezepturen für die Apotheke betriebswirtschaftlich meist nicht kostendeckend sind.

Der bis zu Ansatzmengen von mehreren hundert Gramm konstante Rezepturzuschlag sowie der Fixzuschlag führen zu einer relativen Verteuerung kleiner Rezepturarzneimittel-Packungen und damit zu einer ähnlichen Tendenz wie bei den Fertigarzneimitteln. Deshalb liegt nach der AM-VSG-Anpassung der Preis meist nur bei Mengen über 100 g unter dem industrieller Festbetragsarzneimittel mit nur einem Wirkstoff.

4.2.1 Vorgefertigt erhältliche Dermatikagrundlagen

Wird eine Dermatikagrundlage, die in die Hilfstaxe aufgenommen worden ist oder vorgefertigt erhältlich ist, ohne Zusatz weiterer Bestandteile verordnet, errechnet sich der Apothekenabgabepreis aus:

- Apothekeneinkaufspreis für die Grundlage und Verpackungen ohne Umsatzsteuer,
- Festzuschlag von 100 % auf die Grundlage und Verpackungen,
- gesetzlicher Mehrwertsteuer.

Ist die betreffende Grundlage nicht in die Hilfstaxe aufgenommen worden, wird sie als Rezepturzubereitung unter Berücksichtigung des Arbeitspreises taxiert, jedenfalls dann, wenn sie nicht als Bulk für die Apotheke erhältlich ist. In manchen Fällen hängen Berechnungsmodus und Preis davon ab, ob und zu welchen Konditionen die Apotheke die Grundlage vorgefertigt bezieht. Bei Bearbeitung in der Apotheke und Berechnung als Rezepturzubereitung ist der Preis deshalb bei Kleinansätzen solcher Grundlagen etwa 15 € höher als bei Abfassung aus Bulk. Die halbfesten und flüssigen Dermatikagrundlagen in Kap. 10.1 bis 10.4 werden von der Apotheke überwiegend vorgefertigt bezogen und sind dann ohne Arbeitspreis als abgefüllter „Stoff" berechnet. In den Beispielen dort wird die Berechnungsbasis kenntlich gemacht („aus Bulk" bzw. „rezeptiert").

4.2.2 Verpackungen und Applikationshilfen

Die taxierten Beispiele in Kap. 10 geben Anhaltspunkte für die Preise aktueller Rezepturvorschriften in unterschiedlichen, rezepturtypischen Mengen. Bei den NRF-Rezepturen werden die dort vorgeschriebenen Verpackungen und Applikationshilfen einbezogen, ebenso wie bei den sonstigen Beispielen handelt es sich meist um (siehe Kap. 8, ▶ Abb. 8.3):

- Glasflaschen geeigneter Größe für flüssige Rezepturen,
- Aluminiumtuben für halbfeste Rezepturen bis 100 g, in bestimmten Fällen mehrere Tuben für größere Mengen,
- Spenderdosen („Dosierkruken") aus Polypropylen für halbfeste Rezepturen über 100 g (zwei 500-ml-Spenderdosen bei 1000 g).

4.2.3 Zusätzliche Bestandteile

Bei Einarbeitung zusätzlicher Bestandteile in die in den Kap. 10.1 bis 10.4 kommentierten offizinellen Grundlagen (siehe Kap. 10.1 ff.) kommen die Preise dieser zusätzlichen Stoffe samt Festzuschlag, Fixbetrag und Mehrwertsteuer hinzu sowie zusätzlich etwa 6 € für den Arbeitspreis. Einzig die nicht vorgefertigt erhältliche Hypromellose-Haftpaste 40 % (siehe Kap. 10.1.7) ist bereits als Rezepturzubereitung taxiert und der Arbeitspreis ist bereits enthalten. Preise der rezeptierbaren Wirkstoffe sind Kap. 6 zu entnehmen.

4.2.4 Beispiele

Der Sinn des Rezeptierens hängt auch maßgeblich von der Wirtschaftlichkeit der Verschreibung ab. Die nachfolgenden Beispiele machen diesen Zusammenhang im Vergleich zu Fertigarzneimitteln im Ansatz verständlich. Bei der Verschreibung von Rezepturarzneimitteln empfiehlt es sich, die beschriebenen Preiskalkulationen kritisch den Preisen von Fertigarzneimitteln gegenüberzustellen. Im Zweifelsfalle sollte der Arzt den Apotheker zu Rate zu ziehen.

Betamethasonvalerat-Creme

In Mengen bis 100 g sind meist Fertigarzneimittel wirtschaftlicher. Bei großen Verordnungsmengen sind rezeptierte Arzneimittel trotz Einführung der Festbeträge preiswerter für die Krankenkassen als Fertigarzneimittel. Ein Beispiel für die Wirtschaftlichkeit der Rezeptur stellt die Betamethasonvalerat-Creme dar (▶ Tab. 4.1). Zwei 100-g-Packungen vergleichbarer Fertigarzneimittel (mit 0,122 % Wirkstoff) auf Festbetragsniveau (2-mal 24,98 €) kosten etwa ein Viertel mehr. Noch deutlicher wird der Effekt bei lipophilen Betamethasonvalerat-Salben 0,1 % mit einer vergleichsweise preiswerten Vaselin-Grundlage, wenn 200 g als Rezepturarzneimittel zu weniger als 33 € taxiert werden.

Tab. 4.1 Rezeptur: Hydrophile Betamethasonvalerat-Creme 0,1 % (NRF 11.37.).

Bestandteile	Menge	Preise (€)
Betamethasonvalerat	0,2 g	8,32
Ol. neutrale	0,8 g	0,04
Citratpufferlösung	10,0 g	0,06
Basiscreme DAC	189,0 g	7,01
120-ml-Tube	2 Stück	2,52
Summe		*17,95*
+ Qualitätszuschlag		1,46
+ Rezepturzuschlag		6,00
+ Fixbetrag		8,35
+ 19 % MwSt.		6,42
gesamt	200 g	*40,18*

Prednisolon-Creme

Eine ähnliche Situation liegt bei anderen kortikosteroidhaltigen Arzneimitteln vor (▶ Tab. 4.2). So ist beispielsweise die rezeptierte Prednisolon-Creme selbst in 0,5-%iger Konzentration in Mengen ab etwa 200 g preiswerter als vergleichbare Handelsprodukte (z. B. das 0,25-%ige Fertigarzneimittel "Prednisolon Creme LAW" oder das 0,4-%ige Fertigarzneimittel "Linola Fett H N Creme Ö/W" bei jeweils 100 g: 23,79 bzw. 20,16 €; Festbetrag: 20,16 €). Vgl. auch die Prednisolonacetat-haltige NRF-Rezeptur, Kap. 10.7.4.

Tab. 4.2 Rezeptur: Hydrophile Prednisolon-Creme 0,5 %.

Bestandteile	Menge	Preise (€)
Prednisolon mikrofein	1,0 g	10,20
Ol. neutrale	4,0 g	0,21
Basiscreme DAC	195,0 g	7,23
120-ml-Tube	2 Stück	2,52
Summe		*20,16*
+ Rezepturzuschlag		6,00
+ Fixbetrag		8,35
+ 19 % MwSt.		6,56
gesamt	200 g	*41,07*

Einarbeiten von Fertigarzneimitteln in eine Rezeptur

Die Einarbeitung von wirkstoffhaltigen Fertigarzneimitteln in eine Rezeptur ist in der Regel sehr teuer (▶ Tab. 4.3). Das Fertigarzneimittel, z. B. Kortikoid-ratiopharm Creme, wird in diesem Fall wie eine Basissubstanz behandelt. Auf den Apothekeneinkaufspreis der Kortikoid-ratiopharm Creme wird ein Zuschlag von 90 % erhoben, zusätzlich werden weitere eingearbeitete Substanzen, die Verpackung, der Arbeitspreis, der Fixbetrag und die Mehrwertsteuer berechnet. Im Normalfall wird zudem die volle Packungsgröße des eingearbeiteten Fertigarzneimittels zugrunde gelegt, selbst wenn tatsächlich nur ein Teil davon benötigt wird. Die so verdünnten Rezepturen sind deshalb oft teurer als die gleiche Menge des höher konzentrierten Fertigarzneimittels. 50 g der Verdünnung 1:1 kosten mit 31,45 € fast genauso viel wie 100 g derselben Verdünnung mit 32,96 € oder wie 200 g der aus Wirkstoff hergestellten 0,05 %-igen Rezeptur mit 31,71 €. Die 50-g-Packung Kortikoid-ratiopharm Creme kostet 16,73 € (Festbeträge: 19,11 € für 50 g, 26,68 € für 100 g).

Tab. 4.3 Beispielrezeptur: Einarbeiten eines triamcinolonhaltigen Fertigarzneimittels in eine Rezeptur, um eine Zubereitung mit geringer Triamcinolonacetonid-Konzentration zu erhalten.

Bestandteile	Menge	Preise (€)
Kortikoid-ratiopharm Creme 50 g, (EK 5,39 € + 90 %) 1 Packung	25,0 g	10,24
Basiscreme DAC	25,0 g	0,93
60-ml-Tube	1 Stück	0,91
Summe		*12,08*
+ Rezepturzuschlag		6,00
+ Fixbetrag		8,35
+ 19 % MwSt.		3,31
gesamt	50 g	*31,45*

Tab. 4.4 Beispielrezeptur: Einarbeiten der gleichen Triamcinolonacetonid-Konzentration (0,05 %) in eine Rezepturgrundlage.

Bestandteile	Menge	Preise (€)
Triamcinolonacetonid	0,05 g	1,18
Ol. neutrale	0,5 g	0,03
Basiscreme DAC	ad 100,0 g	3,69
120-ml-Tube	1 Stück	1,25
Summe		*6,15*
+ Rezepturzuschlag		6,00
+ Fixbetrag		8,35
+ 19 % MwSt.		3,90
gesamt	100 g	*24,40*

Tab. 4.5 Beispielrezeptur: Hydrophile Triamcinolonacetonid-Creme 0,1 % (NRF 11.38.) in Mengen von 10–500 g.

Bestandteile	Preise (€) für 10 g	20 g	50 g	100 g	200 g	500 g
Triamcinolonacetonid	0,24	0,47	1,18	2,37	4,74	11,85
Ol. neutrale	0,02	0,02	0,02	0,02	0,04	0,10
Basiscreme DAC	0,37	0,74	1,85	3,69	7,38	18,45
Tube(n) bzw. Spenderdose	0,68	0,74	0,91	1,25	2,51	4,52
Summe	*1,31*	*1,97*	*3,96*	*7,33*	*14,67*	*34,92*
+ Fixbetrag	8,35	8,35	8,35	8,35	8,35	8,35
+ Rezepturzuschlag	6,00	6,00	6,00	6,00	6,00	6,00
+ 19 % MwSt.	2,98	3,11	3,49	4,31	5,70	10,50
gesamt	*18,63*	*19,43*	*21,80*	*26,99*	*35,72*	*65,77*

Tab. 4.6 Kosten des Fertigarzneimittels Volon A Creme.

Menge	Preis
20 g	13,97 €
50 g	16,53 €
100 g (2 Tuben)	33,06 €
200 g (4 Tuben)	66,12 €

Einarbeiten von Wirkstoffen in eine Rezepturgrundlage

Sehr viel preiswerter ist es in der Regel, die Wirkstoffe in geeigneten, in der Apotheke verfügbaren Grundlagen zu rezeptieren. Dieser Hinweis gilt insbesondere für Kortikosteroide (▶ Tab. 4.4).

Verordnung größerer Externamengen

Der größte Vorteil der Rezeptur besteht in der vergleichsweise preiswerten Verordnung von größeren Mengen von Externa, insbesondere wenn diese Kortikosteroide oder andere teure Wirkstoffe enthalten (▶ Tab. 4.5).

Die Kosten eines Fertigarzneimittels mit vergleichbarer Zusammensetzung, etwa auf Niveau des Festbetrages (14,40 € bei 20 g), z. B. Volon A Creme, sind in ▶ Tab. 4.6 dargestellt.

Aber auch ein anderes Fertigarzneimittel unter Festbetrag, z. B. Triamgalen Creme, ist mit 15,72 € für 50 g (Festbetrag: 19,11 €) und 26,68 € für 100 g (entspricht Festbetrag) sowie 53,36 € für zwei 100-g-Tuben bei Bedarf für größere Mengen teurer.

Tab. 4.7 Beispielrezeptur: 50 g Betamethasonvalerat-Dermatika 0,1 % mit BETAMETHASON V 1,22 % Cordes RK (Einkaufspreis für 10 g: 11,63 €) und Basis Cordes RK (Einkaufspreis für 250 g: 17,07 €) oder mit Wolff Basiscreme halbfett (Einkaufspreis für 50 ml: 11,91 €).

Bestandteile	Menge	Preise (€)
BETAMETHASON V 1,22 % Cordes RK	0,41 g	9,06
Gereinigtes Wasser	15,0 g	0,02
Basis Cordes RK	ad 50,0 g	4,01
60-ml-Tube	1 Stück	0,91
Summe		*20,47*
+ Qualitätszuschlag		1,46
+ Fixbetrag		8,35
+ Rezepturzuschlag		6,00
+ 19 % MwSt.		6,90
gesamt	*50 g*	*43,17*
Betamethasonvalerat	0,05 g	2,08
Ol. neutrale	0,5 g	0,03
Wolff Basiscreme	ad 50,0 g	12,78
60-ml-Tube	1 Stück	0,91
Summe		*15,80*
+ Fixbetrag		8,35
+ Rezepturzuschlag		6,00
+ 19 % MwSt.		5,73
gesamt	*50 g*	*35,88*

Markenprodukte als Rezepturbestandteile

Für Rezepturkonzentrate und für Dermatikagrundlagen, die als Markenprodukte angeboten werden, sind zwischen der Spitzenorganisation der Apotheker und den Spitzenverbänden der Krankenkassen keine Preise für die Verarbeitung in Rezepturen ausgehandelt worden. Bei diesen Produkten dürfen nur die tatsächlich eingesetzten Teilmengen von der Apotheke in Rechnung gestellt werden. Beispiele sind 2 kortikoidhaltige Zubereitungen in ▶ Tab. 4.7. Aus No-name-Ausgangsstoffen hergestellte Zubereitungen kosten in gleicher Menge etwa die Hälfte, vgl. ▶ Tab. 4.7 und Rezepturformel Kap. 10.7.12.

Tab. 4.8 Beispielrezeptur: Lipophile Dexpanthenol-Creme 5 % (NRF 11.29.).

Bestandteile	Menge	Preise (€)
Dexpanthenol	5,0 g	2,13
Ol. neutrale	7,0 g	0,36
Wasserfreie Citronensäure	0,03 g	0,02
Eucerinum anhydricum (Wollwachsalkoholsalbe DAB)	57,97 g	3,20
Aqua purificata	30,0 g	0,05
120-ml-Tube	1 Stück	1,25
Summe		6,99
+ Qualitätszuschlag		1,46
+ Fixbetrag		8,35
+ Rezepturzuschlag		6,00
+ 19 % MwSt.		4,33
gesamt	*100 g*	*27,13*

Dexpanthenol-Cremes

Eine Rezeptur ist aber nicht in jedem Falle billiger als ein Fertigarzneimittel. So kosten verschiedene Dexpanthenol-Salben auf dem Markt für die 100-g-Tube zwischen 5,59 € und 13,51 € (Festbetrag: 6,81 €). Die vergleichbare Rezeptur im NRF ist dagegen mit 27,13 € teurer (siehe Kap. 10.13.2), besonders wenn das Markenprodukt Eucerinum anhydricum verwendet wird (▶ Tab. 4.8). Dies gilt u. a. auch für Miconazolnitrat-Cremes, bei denen 50 g des Rezepturarzneimittels mit 30,63 € (siehe Kap. 10.12.5) zum Teil dreimal so teuer sind wie vergleichbare Fertigarzneimittel (Festbetrag: 10,26 €).

5 Offizinelle Grundlagen mit Indikationen und Rezepturbeispielen

Für eine rationelle topische Dermatotherapie ist es notwendig, die jeweils am besten geeignete dermatologische Grundlage auszuwählen. Das Vehikel dient nicht nur als Träger für die inkorporierten Wirkstoffe, sondern entfaltet aufgrund seines physikochemischen Charakters therapeutische Effekte. In diesem Sinne kann auch eine offizinelle Grundlage als Arzneimittel verstanden werden. Die richtige Wahl einer Grundlage kann heilen, die falsche kann krankheitsverschlimmernd wirken.

Die Auswahl geeigneter Grundlagen für die topische Dermatotherapie orientiert sich im Wesentlichen an folgenden Merkmalen:

- Akuitätsgrad der entzündlichen Hautveränderungen,
- Hauttyp,
- morphologischem Bild der zu behandelnden Krankheit.

Der *Akuitätsgrad der Entzündung* ist in der antientzündlichen Behandlung von Ekzemen und anderen entzündlichen Hautkrankheiten entscheidend für die Wahl der Grundlage. Bei akuten Ekzemen und anderen akut entzündlichen Hautkrankheiten werden hydrophile Creme, Milch oder Schüttelmixturen verwendet. Dagegen würden Pasten, Salben oder Fettsalben einen zu starken okklusiven Effekt bewirken und damit die Abdunstung und die entzündungshemmende Abkühlung behindern. Bei subakuten Ekzemen oder subakuten Entzündungen (z. B. Psoriasis vulgaris) werden Cremes und Salben mit einem mittleren Fettgehalt verwendet wie hydrophobe Salben, lipophile Cremes und weiche Pasten. Bei chronischen Ekzemen (chronifizierte Psoriasis) werden noch fettere Zubereitungen eingesetzt, die einen Okklusionseffekt und eine Aufweichung sowie Mazeration des Stratum corneum bewirken. Hierfür werden insbesondere Salben und Fettsalben sowie harte Pasten eingesetzt.

Der *Hauttyp* ist insbesondere bei einer pflegenden Behandlung zu berücksichtigen. Patienten mit trockener Haut, beispielsweise Atopiker oder Patienten mit Genodermatosen wie Ichthyosis, brauchen stark fettende Grundlagen wie hydrophobe Salben oder W/O-Absorptionssalben. Auch weiche Pasten und Wasser-in-Öl-Emulsionen können verwendet werden. Patienten mit einer fetten oder seborrhoischen Haut sollten demgegenüber vorwiegend mit wenig fettenden Grundlagen behandelt werden, die hydrophile Eigenschaften besitzen. Dazu gehören hydrophile Cremes und Salben, Gele und Schüttelmixturen. Bei Patienten mit normaler Haut oder so genannter Mischhaut, die weder eine trockene noch eine fettige Haut zeigen, werden eher fettarme Grundlagen wie hydrophile Cremes und O/W-Cremes bzw. ambiphile Cremes bevorzugt.

5

Weiterhin ist die im Vordergrund stehende Morphologie der Hautveränderungen bei der Wahl der Grundlage zu beachten. Bei Vorliegen von Blasen, Erosionen und Krusten können feuchte Verbände und fettfeuchte Verbände empfohlen werden. Weiterhin eignen sich hydrophile Cremes. Weniger geeignet sind hydrophobe Zubereitungen sowie Puder, Schüttelmixturen und Pasten. Bei Vorliegen von Hyperkeratosen sollten vorwiegend hydrophobe, fette Salben sowie weiche Pasten eingesetzt werden. Hydrophile Zubereitungen sind weniger geeignet.

Eine Systematik dermatotherapeutischer Grundlagen wurde bereits von Polano 1956 veröffentlicht und in Form eines Dreiecks dargestellt, bei dem die Eckpunkte durch Puder (fest), Fett/Fettsalbe (viskös) und Wasser/Ethanol (flüssig) gebildet werden (▸ Abb. 5.1).

Diese Systematik der klassischen dermatotherapeutischen Grundlagen ist heute nicht mehr ausreichend und muss um neuere Grundlagen erweitert werden, eine Aktualisierung dieser Systematik ist in ▸ Abb. 5.2 dargestellt.

Bei jeder Systematik der Dermatika bestehen grundsätzliche Probleme, die sich nicht ohne Weiteres auflösen lassen.

- Zum einen mischen sich begrifflich traditionell gebräuchliche Bezeichnungen für Darreichungsformen, physikalisch-chemische Beschreibungen und dermatologische Anwendungstechniken. Eine Folge sind z. B. Diskrepanzen zwischen der praxisnahen Einteilung in 1-, 2- und 3-Pasensysteme und den oft komplizierteren kolloidchemischen Vorstellungen.
- Zudem lässt sich die Einteilung der Grundlagen nur grob auf wirkstoffhaltige Rezepturen übertragen, wenn die Wirkstoffe gelöst, suspendiert oder als Flüssigkeit dispergiert werden und in höherer Konzentration selbst die Struktur verändern.

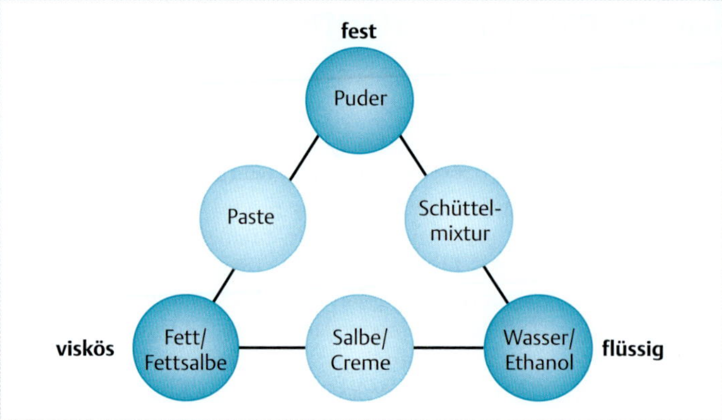

Abb. 5.1 Systematik der dermatotherapeutischen Grundlagen.

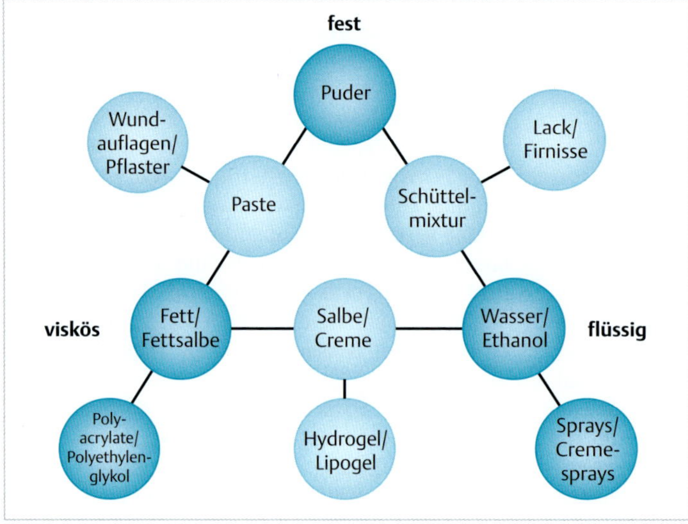

Abb. 5.2 Erweiterte Systematik der dermatotherapeutischen Grundlagen.

- Weiterhin haben sich die innerhalb der Europäischen Gemeinschaft für Fertigarzneimittel vereinheitlichten Begriffe („Standard-Terms") vorerst nur als amtliche Verkehrsbezeichnung durchgesetzt und werden selbst bei den Spezialitäten von den Herstellern mit weiteren Attributen ergänzt, etwa eine Creme mit dem Zusatz „Fettsalbe". Zudem sind die amtlichen Bezeichnungen, wie „Lösung" oder „Salbe" zu wenig differenziert. Die nachfolgende Systematik orientiert sich deshalb nicht nur an den EU-Richtlinien und Angaben im Arzneibuch, sondern bezieht zum Teil dermatologisch übliche Unterscheidungen und Begriffe mit ein.

5.1 Salben

Nicht im kolloidchemisch strengen Sinne, aber von der dermatologisch relevanten Natur der Bestandteile her, sind Salben „1-phasige" Grundlagen. Genau genommen bestehen sie aus meist chemisch ähnlichen, festen und flüssigen Komponenten, woraus die für Salben typische halbfeste Beschaffenheit und das opake Aussehen resultieren. Bis zu einem gewissen Grad können unlösliche feste oder flüssige Substanzen dispers enthalten sein. Innerhalb der Salben wird zwischen hydrophoben (= lipophilen), Wasser aufnehmenden und hydrophilen Salben unterschieden.

5.1.1 Hydrophobe Salben (lipophile Salben)

Hydrophobe Salben (gleichbedeutend: lipophile Salben) können kein oder nur äußerst wenig Wasser aufnehmen und sind daher auch nicht mit Wasser abwaschbar (▶ Tab. 5.1). Typische Bestandteile solcher Grundlagen sind Paraffine fester Art, wie Paraffinum solidum oder durum, Paraffine halbfester Konsistenz, wie Gelbes und Weißes Vaselin, Paraffine flüssiger Konsistenz wie Paraffinum subliquidum und Paraffinum perliquidum. Hydrophobe Salben bestehen überwiegend aus flüssigen Bestandteilen, bei weniger als etwa 10 % fester Komponente erfolgt der nicht scharf definierte Übergang zu den hydrophoben Gelen (gleichbedeutend: lipophilen Gelen).

Weitere Bestandteile von hydrophoben Salben können pflanzliche Öle oder tierische Fette, synthetische Glyceride, Wachse und flüssige Polyalkylsiloxane (Dimeticon) sein.

5.1.2 Wasser aufnehmende Salben

5

Wasser aufnehmende Salben sind geeignet, um größere Mengen Wasser aufzunehmen. Dann entsteht je nach enthaltenem Emulgator eine Emulsion vom Wasser-in-Öl-Typ (lipophile Creme, hydrophobe Creme bzw. W/O-Creme) oder eine Emulsion vom Öl-in-Wasser-Typ (hydrophile Creme bzw. O/W-Creme). In den Hauptbestandteilen gleichen die Wasser aufnehmenden Salben den hydrophoben Salben.

Tab. 5.1 Hydrophobe Salben.

Charakteristik	einphasige Grundlage, praktisch wasserfrei, keine Wasseraufnahme möglich, halbfeste Konsistenz	
Anwendung	Entschuppung (z. B. Salicylvaselin), Behandlung von hyperkeratotisch-rhagadiformen Handekzemen sowie bei Patienten mit Sebostase und sebostatischen Hauterkrankungen wie Ichthyosis oder atopischem Ekzem	
Vorteile	Durch eine Okklusion wird der transepidermale Wasserverlust gestoppt. Der daraus resultierende Wärme- und Feuchtigkeitsstau lässt die Haut aufquellen. Dieser physikalische Vorgang, auch Mazeration genannt, kann ausgenutzt werden, wenn langfristige Effekte bei chronischen Prozessen oder das Eindringen von Wirkstoffen in tiefere Hautschichten beabsichtigt sind.	
Nachteile	Für die Behandlung akut entzündlicher Hauterkrankungen sind hydrophobe Salben nicht geeignet und demzufolge kontraindiziert. Aufgrund der Mazeration käme es zu einer Förderung der Entzündung.	
Beispiele	10.1.1	Weißes Vaselin Ph. Eur. (Vaselinum album)
	10.1.2	Halbfestes Hartfett (Neutralfett; Softisan 378)
	Wachssalben, vergleichbar mit Kühlcreme ohne Wasseranteil, siehe 10.2.2 Kühlcreme DAB (Unguentum leniens)	
Anwendungsbeispiele	10.16.2	Warzensalbe (NRF 11.31.)
	10.5.1	Salicylsäure-Salbe 1 % / 2 % / 3 %/ 5 % / 10 % / 20 % (NRF 11.43.)
	10.9.1	Dithranol-Vaselin 0,05 % / 0,1 % / 0,25 % / 0,5 % / 1 % / 2 % mit Salicylsäure 2 % (NRF 11.51.)
	10.10.3	Lipophile Steinkohlenteer-Salbe 2 % / 5 % / 10 % / 20 % (NRF 11.46.)
	10.10.5	LCD-Vaselin 5 % / 10 % / 20 % (NRF 11.87.)

W/O-Absorptionssalben

Als W/O-Emulgatoren werden beispielsweise Wollwachsalkohole, Sorbitanester, Monoglyceride und Fettalkohole verwendet. Die Bezeichnung W/O-Absorptionssalben soll zum Ausdruck bringen, dass diese Vehikelsysteme wasserfrei sind, jedoch Wasser als disperse Phase aufnehmen bzw. absorbieren können (▸ Tab. 5.2). Offizinelle Vertreter dieses Vehikeltyps sind die Wollwachsalkoholsalbe DAB bzw. das in diese Monografie fallende Handelsprodukt Eucerinum anhydricum oder das Emulgierende hydrophobe Basisgel DAC.

O/W-Absorptionssalbe

Wasser aufnehmende Salben vom Öl-in-Wasser-Typ nehmen im Grunde kein Wasser auf (allenfalls in geringer Menge), sondern sind unter Wärmeanwendung in ausreichend viel Wasser (ab etwa 50 %) unter Emulsionsbildung dispergierbar (▸ Tab. 5.3). Sie enthalten hydrophile Emulgatoren, z. B. sulfatierte Fettalkohole oder Alkaliseifen als Aniontenside, oder nichtionische Tenside, wie Polysorbate, Macrogolcetylstearylether oder Ester von Fettsäuren mit Macrogolen. Als Hauptkomponente findet man wie bei den W/O-Absorptionssalben oft Paraffinkohlenwasserstoffe, denen noch Fettalkohole

Tab. 5.2 W/O-Absorptionssalben.

Charakteristik	einphasige Grundlage, gute Wasseraufnahme, halbfeste Konsistenz	
Anwendung	W/O-Absorptionssalben sind indiziert bei sebostatischer, trockener Haut und subakuten bis chronischen Stadien von Entzündungen. Sie fetten die Haut, erweichen Keratosen und lassen sich mit Wasser nur schwer abwaschen.	
Vorteile	Im Vergleich zu den hydrophoben Salben erzeugen W/O-Absorptionssalben zum Teil eine geringere Okklusion. Sie besitzen daher eine bessere Hautaffinität und eine gute Tiefenwirkung. Die Wirkstoffabgabe ist in gleicher Weise verbessert.	
Nachteile	Der mäßige Okklusiveffekt führt bei akut entzündlichen Hautveränderungen unter Umständen zu einer Verschlechterung.	
Beispiele	10.1.3	Wollwachsalkoholsalbe DAB
	10.1.4	Wollwachsalkoholsalbe mit Weißem Vaselin SR DAC
Anwendungsbeispiele	10.12.4	Harnstoff-Paste 40 % mit Clotrimazol 1 % (NRF 11.57.)
	10.16.1	Harnstoff-Paste 40 % (NRF 11.30.)

Tab. 5.3 O/W-Absorptionssalben.

Charakteristik	Aufgrund der hydrophilen Emulatoren eigentlich 2-phasige Grundlage, die bei Lagerung zu Inhomogenität neigt; halbfeste Konsistenz, aufnahmefähig für geringen Wasseranteil, Cremebildung mit größeren Mengen an Wasser, jedoch oft unverträgliche Mischungen bei zu niedrigem Wasseranteil von etwa 20–50 %	
Anwendung	O/W-Absorptionssalben haben ohne Wasserzusatz kaum Anwendungsgebiete. Sie sind allenfalls indiziert bei einer normalen bis etwas fettigen Haut und bei akuten bis subakuten Stadien von Entzündungen. Sie okkludieren weniger als hydrophobe Salben.	
Vorteile	Durch Vorliegen eines O/W-Emulgators lassen sich die Wasser aufnehmenden Salben leichter mit Wasser abwaschen, wenn auch nicht so gut wie hydrophile Salben oder hydrophile Gele. Dieser Umstand prädestiniert sie für die Behandlung behaarter Areale und für die sogenannte Minutentherapie. Die Applikation sollte vorzugsweise bei normaler bis feuchter bzw. sezernierender Haut erfolgen.	
Nachteile	Auf ein trockenes Hautareal aufgebracht, kann durch den O/W-Emulgator eine weitere Austrocknung erfolgen. Hiermit wäre vor allem bei einer längerfristigen und großflächigen Anwendung zu rechnen.	
Beispiel	10.1.5.	Hydrophile Salbe DAB (Unguentum emulsificans), zudem Unguentum Cordes, Abwaschbare Salbengrundlage (NRF-Vorschrift S.31.; s. Anwendungsbeispiele)
Anwendungsbeispiel	10.6.4	Harnstoff-Cetomacrogolcreme 10 % (NRF 11.73.), hier intermediär als die lipophile Hauptkomponente der Zubereitung; NRF-Vorschrift S.31. als Grundlage für NRF-Vorschrift 11.52., Abwaschbare Dithranol-Salbe 0,05 % / 0,1 % / 0,25 % / 0,5 % / 1 % / 2 %, für die Minutentherapie)

Tab. 5.4 Hydrophile Salben.

Charakteristik	einphasige Grundlage, hydrophil und hygroskopisch, höchstens 15–20 % an Wasser aufnehmend, feste bis weiche Konsistenz je nach Mischungsverhältnis der Komponenten	
Anwendung	Hydrophile Salben werden vorzugsweise zur wirkstoffhaltigen Behandlung in antibiotischen, antiseptischen und antimykotischen Salben auf stark geschädigter Haut, Schleimhäuten oder Wunden sowie wegen ihrer leichten Abwaschbarkeit auf stark behaarten Arealen und zur kurzfristigen Einwirkung (Minutentherapie) eingesetzt.	
Vorteile	Wasserfreie und wasserarme hydrophile Salben sind nicht anfällig gegenüber Bakterien; sie müssen daher nicht konserviert werden. Sie wirken osmotisch und entquellend.	
Nachteile	Hydrophile Salben behindern für viele Wirkstoffe die Resorption wegen ihres hohen Lösevermögens und möglicherweise aufgrund des Wasserentzugs aus dem Stratum corneum. Polyethylenglycole sind mit vielen Wirk- und Hilfsstoffen wie Tannin und Kaliumiodid unverträglich und mit Paraffin, Oleyloleat (Cetiol) und anderen Lipiden nicht mischbar. Daher ist ihr Einsatz beschränkt.	
Beispiel	10.3.1	Macrogolsalbe DAC
Anwendungsbeispiele	10.9.2	Dithranol-Macrogolsalbe 0,5 % / 1 % / 2 % / 3 % (NRF 11.53.)
	10.13.3	Povidon-Iod-Zuckersalbe 2,5 % (NRF 11.42.)
	10.13.6	Polihexanid-Macrogolsalbe 0,04 % / 0,1 % (NRF 11.137.)

(wie Cetyl- oder Cetylstearylalkohol) oder Partialglyceride (wie Glycerinmonostearat) als Koemulgatoren und Konsistenzgeber beigefügt wurden.

Ein offizineller Vertreter einer anionischen O/W-Absorptionssalbe ist die Hydrophile Salbe (Ungt. emulsificans) DAB. Der O/W-Emulgator, Emulgierender Cetylstearylalkohol (Typ A), ist ein sogenannter Komplex- bzw. Mischemulgator, der zu 90 % aus Cetylstearylalkohol und zu mindestens 7 % aus Natriumcetylstearylsulfat besteht. Da letztere Verbindung anionischen Charakter besitzt, existiert eine grundsätzliche Inkompatibilität der Absorptionssalbe mit kationischen Wirk- oder Hilfsstoffen. Diese Unverträglichkeit fällt aber äußerlich nicht auf, sofern kein Wasser zugesetzt wird.

Hydrophile Salben

Hydrophile Salben sind wasserlöslich, enthalten aber kein oder nur wenig Wasser (▶ Tab. 5.4). Sie bestehen aus Mischungen von flüssigen und festen Macrogolen (Polyethylenglycolen), gelegentlich auch Propylenglycol und Cetylstearylalkohol. Dieser erhöht die Wasseraufnahmefähigkeit etwas. Wasser führt in einer Menge ab etwa 15–20 % zur Verflüssigung. Nota bene: Hydrophile Salbe DAB ist keine hydrophile Salbe, sondern eine Wasser aufnehmende Salbe vom Öl-in-Wasser-Typ.

5.2 Cremes

Cremes stellen mehrphasige Zubereitungen dar, die mindestens aus einer lipophilen und einer wässrigen Phase bestehen.

5.2.1 Lipophile Cremes

Die äußere Phase in lipophilen Cremes (gleichbedeutend: hydrophobe Cremes) ist lipophil. Die innere, wässrige Phase ist in Form feinster Tröpfchen darin verteilt. Die eingesetzten Emulgatoren vom Wasser-in-Öl-Typ sind z. B. Wollwachs, Wollwachsalkohole, Sorbitanester und Monoglyceride (▶ Tab. 5.5).

Der bekannteste und am häufigsten benutzte Vertreter ist die Wollwachsalkoholcreme DAB (früher: Wasserhaltige Wollwachsalkoholsalbe DAB bzw. Eucerinum cum aqua). Modernere lipophile Cremes, wie die Hydrophobe Basiscreme DAC, enthalten weniger stark okkludierende Lipidkomponenten und sehr potente oxidationsstabile wollwachsfreie Emulgatoren. Eine Ausnahme stellt als Quasi-W/O-Creme die Kühlcreme DAB (Ungt. leniens) dar. Sie kommt ohne einen echten W/O-Emulgator aus. Die hydrophile innere Phase wird lediglich physikalisch-mechanisch durch die äußere lipophile Phase, die aus Erdnussöl und Konsistenz gebenden Wachsen besteht, festgehalten. Die Kühlcreme gilt daher nicht nur chemisch, sondern auch physikalisch als sehr labil und reagiert auf den Zusatz gewisser Wirkstoffe sehr empfindlich mit dem Austritt von Wasser.

Tab. 5.5 Lipophile Cremes.

Charakteristik	2-phasige Grundlage, äußere Phase lipophil und innere Phase wässrig, weiche halbfeste Konsistenz	
Anwendung	Lipophile Cremes werden hauptsächlich bei chronischen Entzündungen (Psoriasis, chronische Ekzeme), zur Abweichung von Auflagerungen (Schuppen, Krusten) oder zur Fettung bei Patienten mit trockener Haut eingesetzt.	
Vorteile	Sie bewirken zugleich eine Hydratisierung und Fettung der Haut, erweichen Keratosen und erzeugen eine mäßige Okklusion. Die lipophilen Cremes lassen sich nur schwer mit Wasser abwaschen. Wasserreiche lipophile Cremes können auch zur Hautpflege langfristig angewendet werden. Beim Auftragen der Kühlcreme bricht durch die Wärme der Haut die Quasiemulsion. Das frei werdende Wasser verdunstet und erzeugt dadurch einen Kühleffekt.	
Nachteile	Bei Seborrhö, seborrhoischen Erkrankungen und akut entzündlichen Hauterkrankungen sind hydrophobe Cremes in der Regel nicht einzusetzen. Grenzflächenaktive Wirkstoffe und O/W-Emulgatoren bewirken ein Brechen von W/O-Emulsionen. Wegen des bereits enthaltenen Wassers können hydrophile Wirkstoffe, wie Harnstoff oder Dexpanthenol bzw. wässrige Wirkstofflösungen, das Phasen-Volumen-Verhältnis verschlechtern und zum Austritt der Wasserphase führen (Abhilfe durch Reduktion des Wasseranteils in der Grundlage).	
Beispiele	10.2.1	Weiche Creme DAC (früher: Weiche Salbe DAC)
	10.2.2	Kühlcreme DAB (Unguentum lenlens)
	10.2.3	Wollwachsalkoholcreme DAB (Eucerinum cum aqua)
	10.2.4	Hydrophobe Basiscreme DAC
Anwendungsbeispiele	10.6.1	Lipophile Harnstoff-Creme 5 % / 10 % (NRF 11.129.)
	10.6.5	Harnstoff-Wollwachsalkoholcreme 5 % / 10 % (NRF 11.74.)
	10.6.6	Lipophile Harnstoff-Natriumchlorid-Creme (NRF 11.75.)
	10.7.3	Lipophile Hydrocortisonacetat-Creme 0,25 % / 0,5 % / 1 % (freie Rezepturformel)
	10.8.3	Lipophile Polidocanol-Creme 5 % / 10 % (NRF 11.119.)
	10.8.4	Lipophile Polidocanol-Creme 5 % / 10 % mit Harnstoff 5 % (NRF 11.120.)
	10.11.14	Lipophile Triclosan-Creme 1 % / 2 % (NRF 11.122.)
	10.13.2	Lipophile Dexpanthenol-Creme 5 % (NRF 11.29.)
	10.15.5	Lipophile Tretinoin-Creme 0,025 % / 0,05 % / 0,1 % (NRF 11.123.)

Tab. 5.6 Hydrophile Cremes.

Charakteristik	2- oder mehrphasige Grundlage, äußere Phase wässrig, Lipide sind in feinster Form in der inneren Phase emulgiert, halbfeste bis weiche Konsistenz	
Anwendung	Bei akut bis subakut entzündlichen Dermatosen und bei fettiger Haut. Hydrophile Cremes besitzen einen ausgeprägten Kühleffekt, da die Außenphase aus Wasser besteht. Sie wirken überdies austrocknend.	
Vorteile	Da das Wasser in der Außenphase schnell verdunstet, wirken hydrophile Cremes entzündungshemmend und kühlend. Aus intertriginösen Räumen und behaarten Arealen lassen sie sich leicht auswaschen.	
Nachteile	Bei längerer Anwendung führen die O/W-Cremes zur Austrocknung der Haut und damit eventuell zu Juckreiz und Spannungsgefühlen. Im Extremfall kann das Bild des Exsikkationsekzematoids (Etat craquelé) entstehen. Die anionischen Vertreter der hydrophilen Cremes sind inkompatibel mit vielen kationischen Wirk- und Hilfsstoffen, die nichtionischen Vertreter mit bestimmten phenolischen Wirk- und Hilfsstoffen.	
Beispiele	10.2.6	Nichtionische hydrophile Creme DAB
	10.2.7	Nichtionische hydrophile Creme SR DAC
	10.2.8	Anionische hydrophile Creme SR DAC
	10.2.9	Anionische hydrophile Creme DAB (Unguentum emulsificans aquosum)
	10.2.10	Nichtionisches wasserhaltiges Liniment DAC
	10.2.11	Wasserhaltiges Liniment SR DAC
Anwendungsbeispiele	10.5.4	Hydrophile Salicylsäure-Creme 5 % (NRF 11.106.)
	10.6.2	Hydrophile Harnstoff-Creme 5 % / 10 % (NRF 11.71.)
	10.7.1	Hydrophile Hydrocortisonacetat-Creme 0,25 % / 0,5 % / 1 % (NRF 11.15.)
	10.8.1	Hydrophile Capsaicinoid-Creme 0,025 % / 0,05 % / 0,1 % (NRF 11.125.)
	10.9.4	Hydrophile Methoxsalen-Creme 0,0006 % (NRF 11.96.)
	10.10.6	Hydrophile Salicylsäure-Creme 5 % mit Steinkohlenteerspiritus 10 % (NRF 11.107.)
	10.12.7	Hydrophile Metronidazol-Creme 1 % / 2 % (NRF 11.91.)
	10.12.8	Hydrophile Permethrin-Creme 2,5 % / 5 % (freie Rezepturformel)
	10.15.3	Hydrophile Erythromycin-Creme 1 % / 2 % / 4 % (NRF 11.77.)
	10.15.6	Hydrophile Tretinoin-Creme 0,025 % / 0,05 % / 0,1 % (NRF 11.100.)
	10.19.2	Depigmentierende Kligman-Creme 2 % / 3 % Hydrochinon (freie Rezepturformel)

5.2.2 Hydrophile Cremes

In hydrophilen Cremes können mehrere Phasen auftreten. In jedem Falle ist die äußere, kohärente Phase wässrig. Öl- oder Fetttröpfchen sind in feinster Form emulgiert (► Tab. 5.6). Wie die O/W-Absorptionssalben enthalten hydrophile Cremes, oft in Mischung mit stabilisierenden Emulgatoren vom Wasser-in-Öl-Typ, Emulgatoren vom Öl-in-Wasser-Typ. Anionische Tenside sind z. B. Alkaliseifen und sulfatierte Fettalkohole. Häufig verwendete nichtionische Tenside sind Polysorbate oder Ester von Polyethoxyfettsäuren und Polyethoxyfettsäurealkoholen. Typischer Vertreter einer hydrophilen Creme vom anionischen Typ ist die Anionische hydrophile Creme DAB (Ungt. emulsificans aquosum).

Tab. 5.7 Ambiphile Cremes.

Charakteristik	2-phasige Grundlage mit jeweils kohärenter Lipid- und Wasserkomponente, begrenzt Lipide und beliebig Wasser aufnehmend, halbfeste bis weiche Konsistenz	
Anwendung	Breites Einsatzgebiet bei entzündlichen Dermatosen, Psoriasis, auch atopische Dermatitis, Akne. Ambiphile Cremes eignen sich in erster Linie für die Behandlung von subakuten bis chronischen Hautzuständen. Sie sind indiziert bei normaler bis nässender und eventuell bei zur Trockenheit neigender Haut.	
Vorteile	Ambiphile Cremes zeigen keine Okklusion und nur eine geringe Kühlwirkung. Sie liefern etwas mehr „Fett" als hydrophile Cremes. Durch Zusätze von Wasser oder/und Lipiden lässt sich eine nahezu optimale Abstimmung auf die jeweilige Akuität und auf die Hautbeschaffenheit finden. Aufgrund der Gegenwart von Propylenglycol muss die Basiscreme DAC nicht konserviert werden.	
Nachteile	Ein möglicher Austrocknungseffekt ist bei ambiphilen Cremes geringer ausgeprägt als bei hydrophilen Cremes. Da der Emulgator in der Basiscreme DAC eine Polyethylenglycol-Teilstruktur aufweist, sind Inkompatibilitäten mit bestimmten phenolischen Wirk- und Hilfsstoffen zu beachten.	
Beispiel	10.2.5	Basiscreme DAC (Cremor basalis, ambiphile Creme)
Anwendungsbeispiele	10.7.2	Hydrophile Hydrocortison-Creme 0,25 % / 0,5 % / 1 % (NRF 11.36.)
	10.7.4	Hydrophile Prednisolonacetat-Creme 0,25 % / 0,5 % (NRF 11.35.)
	10.7.7	Hydrophile Triamcinolonacetonid-Creme 0,025 % / 0,05 % / 0,1 % (NRF 11.38.)
	10.7.12	Hydrophile Betamethasonvalerat-Creme 0,025 % / 0,05 % / 0,1 % (NRF 11.37.)
	10.7.18	Hydrophile Clobetasolpropionat-Creme 0,05 % (NRF 11.76.)
	10.8.2	Hydrophile Polidocanol-Creme 5 % (NRF 11.118.)
	10.11.2	Hydrophile Chlorhexidindigluconat-Creme 0,5 % / 1 % (NRF 11.116.)
	10.12.5	Hydrophile Miconazolnitrat-Creme 2 % (NRF 11.79.)
	10.13.1	Hydrophile Dexpanthenol-Creme 5 % (NRF 11.28.)

5.2.3 Ambiphile Cremes

Ambiphile Cremes nehmen eine Zwischenstellung zwischen lipophilen und hydrophilen Cremes ein. Sie sind weder reine W/O- noch reine O/W-Cremes, werden aber häufig den hydrophilen Cremes zugeschlagen (▶ Tab. 5.7). Es existiert eine Kohärenz der hydrophilen sowie der lipophilen Phase nebeneinander. Ambiphile Cremes lassen sich sowohl mit Wasser als auch mit nennenswerten Mengen an Fetten oder Ölen mischen, ohne dass die galenische Stabilität darunter leidet. Bei der Zufuhr von Wasser entsteht aus der ursprünglich ambiphilen Creme in allmählichen Übergängen zunächst eine hydrophile Creme bzw. O/W-Creme, bei größeren Mengen Wasser eine O/W-Emulsion, im Körperpflege- und Kosmetikbereich auch als Milch oder Lotion bezeichnet. Ambiphile Cremes sind leicht verstreichbar, leicht abwaschbar und besitzen wegen des begrenzten Wasseranteils einen geringeren Kühleffekt als hydrophile Cremes.

Der typische Vertreter ist die Basiscreme DAC. Sie besitzt Lipide und Wasser in etwa gleichen Anteilen und kann nicht nur beliebig mit Wasser verdünnt werden, sondern umgekehrt auch erhebliche Mengen weiterer Lipide aufnehmen. Die Basiscreme DAC ist eine gute Vehikelwahl, wenn eine hydrophile Creme bzw. O/W-Creme mit Vaselin, Paraffinum liquidum oder anderen Ölen „aufgefettet" werden soll.

Tab. 5.8 O/W-Hautemulsionen.

Charakteristik	2-phasige Grundlage, äußere Phase wässrig, Fetttröpfchen sind in feinster Form in der inneren Phase emulgiert, flüssige Konsistenz, in Ruhe zum Teil halbfest	
Anwendung	O/W-Hautemulsionen sind indiziert bei akut entzündlichen, nässenden und Blasen bildenden Hauterkrankungen, beispielsweise bei akuter Kontaktdermatitis, akuter Dyshidrose oder dyshidrotischem Ekzem. Ferner dienen sie zur Behandlung intertriginöser Areale und entzündlicher Erkrankungen der Schleimhäute.	
Vorteile	Hautemulsionen wirken nur sehr oberflächlich. Sie haben wegen des hohen Wassergehaltes eine gute Kühlwirkung. Die leichte Abwaschbarkeit und der geringe Lipidgehalt prädestinieren hydrophile Hautemulsionen für die Behandlung behaarter Areale. Da meist Thixotropie im Sinne einer von der Scherung abhängigen Strukturviskosität vorliegt, sedimentieren suspendierte Wirkstoffe nicht, wenn sie mikrofein gepulvert vorliegen.	
Nachteile	Wegen des hohen Wasseranteils kommt es bei längerer Anwendung zur Austrocknung der behandelten Haut.	
Beispiel	10.2.13	Hydrophile Basisemulsion DAC (NRF-Stammzubereitung S.25.)
Anwendungsbeispiele	10.6.3	Hydrophile Harnstoff-Emulsion 5 % / 10 % (NRF 11.72.)
	10.7.8	Hydrophile Triamcinolonacetonid-Emulsion 0,025 % / 0,5 % / 0,1 % (NRF 11.90.)
	10.7.13	Hydrophile Betamethasonvalerat-Emulsion 0,025 % / 0,05 % / 0,1 % (NRF 11.47.)

5.2.4 Hautemulsionen (O/W)

O/W-Hautemulsionen sind wassermischbare Emulsionen von flüssiger Konsistenz (▶ Tab. 5.8). Nicht verwechselt werden dürfen sie mit den Schüttelmixturen (Lotio bzw. Lotiones), die wässrige oder wässrig-alkoholische Zubereitungen mit darin suspendierten Feststoffen, Wirk- und Hilfsstoffen sind. Hydrophile Hautemulsionen eignen sich unter anderem zur Einarbeitung von Kortikosteroiden, Antiseptika, Antibiotika, Antimykotika und Harnstoff.

Seit einiger Zeit gibt es Hautemulsionen im Bereich der Körperpflegemittel auch in Form von Wasser-in-Öl-Emulsionen, insbesondere zur Pflege trockener Haut. Offizinelle Vorschriften für solche lipophilen Hautemulsionen (hydrophobe Hautemulsionen) existieren noch nicht.

5.3 Gele

Gele bestehen aus gelierten Flüssigkeiten. Sie werden mithilfe geeigneter Quellmittel hergestellt. Man unterscheidet zwischen lipophilen (hydrophoben) und hydrophilen Gelen.

5.3.1 Lipophile Gele

Lipophile Gele (Oleogele) sind Zubereitungen mit einem hohen Anteil an flüssigen Lipiden. Für die Grundlagen werden in der Regel Dickflüssiges Paraffin mit Polyethylen oder ein fettes Öl mit kolloidalem Siliciumdioxid, Aluminium- oder Zinkseifen im meist einstelligem Prozentbereich geliert (▶ Tab. 5.9). Bei höherem Gelbildneranteil erfolgt ein unscharfer Übergang zu lipophilen Salben. Das flüssige Lipid bestimmt das Lösevermögen für Wirkstoffe. Oleogele auf Paraffinbasis ähneln in ihren Eigenschaften dem Vaselin. Sie verändern jedoch nicht über einen großen Temperaturbereich ihre Viskosität und lassen sich selbst bei niedrigen Temperaturen leicht verstreichen. Ein offizineller Vertreter ist mit Hydrophobem Basisgel DAC eine nur nach industriellen Verfahren herstellbare Zubereitung aus Dickflüssigem Paraffin und 5 % Polyethylen.

Tab. 5.9 Lipophile Gele.

Charakteristik	1-phasige Grundlage, praktisch wasserfrei, kann Lipide aufnehmen, halbfeste weiche Konsistenz, durchscheinendes, weniger stark opakes Aussehen als das der hydrophoben Salben	
Anwendung	Entschuppung, Behandlung von hyperkeratotisch-rhagadiformen Handekzemen und bei Patienten mit sebostatischen Hauterkrankungen wie Ichthyosis oder atopischem Ekzem. Hydrophober Bestandteil für lang haftende Adhäsivpasten an Schleimhäuten. Häufig verwendet als Bestandteil von Pasten und lipophilen Cremes, wenig geeignet für hydrophile Cremes und Hautemulsionen.	
Vorteile	Oleogele schaffen wie die Kohlenwasserstoff-Salben eine starke Okklusion und eignen sich daher zum Einsatz bei chronischen Prozessen und Vorliegen einer trockenen, schuppenden Haut. Infolge des Feuchtigkeits- und Wärmestaus mazeriert die Haut und ermöglicht so den Wirkstoffen ein Eindringen in tiefere Hautschichten. Die nur wenig temperaturabhängige, weiche Konsistenz und der im Vergleich zu Vaselin schwächere Geruch sind Vorteile bei Applikationen in der Mundhöhle. Die Verarbeitung ist ohne Wärmeanwendung möglich.	
Nachteile	Für die Behandlung akut entzündlicher Hauterkrankungen sind Oleogele nicht geeignet und demzufolge kontraindiziert. Aufgrund der Mazeration käme es zu einer Zunahme der Entzündung. Beim Erhitzen über etwa 60 °C erfolgt bei manchen lipophilen Gelen ein irreversibler Zusammenbruch des Gelgerüsts. Wegen des geringen Gelbildneranteils ist das flüssige Lipid nur schwach immobilisiert und kann nach längerer Lagerung „ausölen"	
Beispiel	10.1.6	Hydrophobes Basisgel DAC (Mucilago basalis hydrophobica)
Anwendungsbeispiele	10.1.7	Hypromellose-Haftpaste 40 % (NRF-Stammzubereitung S.42)
	10.2.4	Hydrophobe Basiscreme DAC (Lipidphase der Creme)
	10.7.10	Triamcinolonacetonid-Haftpaste 0,1 % (NRF 7.10.)
	10.7.14	Betamethasonvalerat-Haftpaste 0,1 % (NRF 7.11.)
	10.7.14	Betamethasonvalerat-Haftpaste 0,1 % (NRF 7.11.)

5.3.2 Hydrophile Gele

Hydrophile Gele (Hydrogele) sind Zubereitungen, deren Grundlagen in der Regel zu über 90 % aus Wasser, Glycerol, Propylenglycol oder anderen hydrophilen Lösemitteln bestehen, die mit geeigneten Quellstoffen, wie Stärke, Cellulosederivaten, Carbomeren oder Magnesium-Aluminium-Silikaten, geliert werden (► Tab. 5.10). In der Regel sind Hydrogele fettfrei und mit Wasser abwaschbar. Wegen des hohen Wasseranteils wirken sie stark kühlend. Im weiteren Sinne sind auch gelierte Lösemittel, wie Ethanol, 2-Propanol, Dimethylsulfoxid oder Aceton, einschließlich der Gemische dieser Lösemittel mit Wasser, den Hydrogelen zuzuordnen.

Die Art der hydrophilen Flüssigkeit bestimmt unter anderem das Lösevermögen und die dermatologischen Eigenschaften. Wirkneistoffhaltige Hydrogele sind gelierte Lösungen oder Suspensionen mit anwendungstechnischen Vorteilen bei Applikation und Suspensionsstabilität. Der Gelbildner muss auf die flüssige Komponente abgestimmt sein und beeinflusst konzentrationsabhängig die Konsistenz. Hydrogele auf der Basis von Celluloseethern bilden auf der Haut einen Film aus. Polyacrylatgele (Carbomergele) benötigen meist weniger als 1 % Gelbildner und werden als praktisch rückstandsfrei empfunden. Trotz eines höheren Gelbildneranteils von 20–30 % kann man auch die Poloxamergele zu den hydrophilen Gelen rechnen. Die Poloxamere bilden als makromolekulare Tenside klare Tensidgele, die eine ausgeprägte Gel-Sol-Umwandlung bei Abkühlung zeigen und wegen ihrer guten Verträglichkeit auch auf Schleimhäuten und Wunden angewendet werden.

Tab. 5.10 Hydrophile Gele.

Charakteristik	1-phasige wässrige oder zumindest wasserlösliche Grundlage mit geringen Gelbildneranteil, transparente bis völlig klare und meist weiche Zubereitung, flüchtiger hydrophiler Hauptbestandteil, geringer nichtfettender Rückstand	
Anwendung	Hydrogele sind besonders geeignet für die Anwendung an den Schleimhäuten und bei seborrhoischer Haut. Deshalb werden Hydrogele bevorzugt zur Behandlung der Akne eingesetzt. Weiterhin eignen sich Hydrogele zur Behandlung intertriginöser Lokalisationen sowie des behaarten Kopfes.	
Vorteile	Hydrogele wirken kühlend, oberflächlich entzündungshemmend und Juckreiz mindernd, zumindest anfänglich. Sie sind nicht fettend, meist gut Sekret aufnehmend, wärme- und wasserdurchlässig sowie mit Wasser abwaschbar. Im Allgemeinen gut mit hydrophilen Cremes und Emulsionen mischbar.	
Nachteile	Bei längerer Anwendung kommt es zur Austrocknung; daher stellt sebostatische Haut eine relative Kontraindikation dar. Entsprechend der Art des Gelbildners sind unterschiedliche Inkompatibilitäten möglich.	
Beispiele	10.3.2	Hydroxyethylcellulosegel DAB (Hydroxyethylcellulosi mucilago)
	10.3.3	Carbomergel pH 6,5 (NRF-Stammzubereitung S.43.)
Anwendungsbeispiele	10.5.5	Ethanolhaltiges Salicylsäure-Gel 6% (NRF 11.54.)
	10.8.3	Hydrophiles Polidocanol-Gel 5% (NRF 11.117.)
	10.12.6	Hydrophiles Metronidazol-Gel 0,75% (NRF 11.65.)
	10.13.5	Hydrophiles Polihexanid-Gel 0,04% / 0,1% (NRF 11.131.)
	10.14.1	Aluminiumchlorid-Hexahydrat-Gel 15% / 20% (NRF 11.24.)
	10.15.4	Ethanolhaltiges Erythromycin-Gel 0,5% / 1% / 2% / 4% (NRF 11.84.)
	10.15.7	Hydrophiles Tretinoin-Gel 0,025% / 0,05% / 0,1% (NRF 11.124.)
	10.17.2	Hydrophiles Diltiazemhydrochlorid-Rektalgel 2% (NRF 5.6.)

5.4 Schüttelmixturen (hydrophile Suspensionen)

Schüttelmixturen sind flüssige Suspensionen, die in wässriger oder zumindest hydrophiler Grundlage ein oder mehrere unlösliche Pigmente mit oder ohne Wirkstoffcharakter enthalten (► Tab. 5.11). Geeignete Hilfsstoffe, wie Konservierungsmittel, Antioxidantien, Stabilisatoren, Emulgatoren und Verdickungsmittel, werden bei Bedarf zugesetzt. Eingearbeitete Wirkstoffe lösen sich oder liegen ebenfalls suspendiert vor. Suspensionen können ein Sediment zeigen, das durch Schütteln leicht dispergierbar ist. Die aufgeschüttelte Suspension muss genügend lange stabil bleiben, um die Verabreichung einer homogenen Zubereitung zu gewährleisten. Die typische Vertreterin einer Schüttelmixtur stellt seit langem die Zinkoxidschüttelmixtur DAC (Lotio alba aquosa) dar. Sie kann nach NRF 11.22. wahlweise weiß oder hautfarben angefertigt werden. Die früher eindeutige Bezeichnung als Lotionen ist heute missverständlich, da der Begriff vor allem außerhalb des medizinisch-pharmazeutischen Sprachgebrauchs inzwischen auf flüssige Emulsionen, im Angelsächsischen unter anderem auch auf fettfreie Spüllösungen oder Tensidkonzentrate ausgedehnt wird.

Bei Einarbeitung und Dispersion von Lipiden bilden sich Mischsysteme, die entsprechend dem vorherrschenden Charakter auch als Hautemulsionen mit suspendiertem Anteil aufgefasst werden könnten. Stabilisierung mit Verdickungsmitteln führt bei Gelierung zu halbfesten hydrophilen Pasten.

Das lipophile Analogon zu den hydrophilen Schüttelmixturen sind die „flüssigen Pasten" (siehe Kap. 5.5.3).

Tab. 5.11 Schüttelmixturen.

Charakteristik	frei fließende, mindestens 2-phasige Zubereitung in Form einer Suspension von Feststoffen in wässrigen Lösungen oder in Emulsionen, bei denen der wässrige Anteil nach Anwendung verdunstet	
Anwendung	Schüttelmixturen sind bei akuten und subakuten oberflächlich entzündlichen Dermatosen (erythematöse Exantheme, akute Kontaktdermatitis, Pityriasis rosea) indiziert, wenn diese Hauterscheinungen nicht nässen. Bei initialer Blasenbildung kann eine Schüttelmixtur zur Eintrocknung in Betracht kommen. Den Schüttelmixturen können auch Wirkstoffe zugefügt werden. Hydrolyse- und oxidationsempfindliche Glukokortikoide werden in Gegenwart von Zinkoxid zersetzt. Die Aufbrauchfrist derartiger Verordnungen muss daher sehr kurz gehalten werden, oder es sind zinkoxidfreie Schüttelmixturen zu verwenden.	
Vorteile	Schüttelmixturen wirken kühlend, austrocknend und oberflächlich entzündungshemmend. Insbesondere Schüttelmixturen nach Art der Lotio alba aquosa oder spirituosa wirken stärker entzündungshemmend als Externa vom Pudertyp, da nach Verdunsten des Wassers oder/und des Alkohols eine fest haftende Puderschicht zurückbleibt. Die entstehende Verdunstungskälte ist dabei ein durchaus erwünschter Nebeneffekt. Bei Bedarf ist die Mischung mit Hautemulsionen oder hydrophilen Cremes möglich, dabei kann die Stabilisierung zur halbfesten Zubereitung eintreten.	
Nachteile	Die zurückbleibende feste Puderschicht stellt eventuell ein Problem dar. Bei nässenden und krustösen Hauterscheinungen kann es zu Sekretstauung und Sekundärinfektionen kommen.	
Beispiele	10.4.2	Zinkoxidschüttelmixtur DAC oder Hautfarbene Zinkoxidschüttelmixtur (NRF 11.22.; Zinci oxidi lotio/Zinci oxidi lotio rubra, Lotio alba aquosa/Lotio rubra aquosa)
	10.4.3	Ethanolhaltige Zinkoxidschüttelmixtur, weiß oder hautfarben (NRF 11.3.)
Anwendungsbeispiele	10.8.6	Polidocanol-Zinkoxidschüttelmixtur 3 % / 5 % / 10 % (NRF 11.66.; Lauromacrogol bzw. Thesit in Lotio alba)
	10.10.1	Ammoniumbituminosulfonat-Zinkoxidschüttelmixtur 2,5 % / 5 % / 10 % (NRF 11.2.)

5.5 Pasten

Pasten werden als halbfeste Zubereitungen zur kutanen Anwendung definiert, die ein fein dispergiertes Pulver mit einem Anteil von 30–50 % enthalten. Wenn früher vorwiegend Kohlenwasserstoffgele als Grundlagen fungierten, findet man heute nahezu alle Vehikelsysteme darin wieder. Als Pulverbestandteile kommen in der Regel Zinkoxid, Titandioxid, Talkum und verschiedene Stärken vor. Je nach Festigkeit, die vor allem vom Mengenanteil der Pulver und der Konsistenz der Matrix abhängt, unterscheidet man zwischen harten und weichen Pasten.

5.5.1 Harte Pasten

Harte Pasten enthalten meist 50 % Pulveranteile. Der bekannteste und älteste Vertreter ist die weizenstärkehaltige Zinkpaste DAB (► Tab. 5.12). Ein hoher Pigmentanteil ist bei allerdings weicher Lipidmatrix auch in der überarbeiteten Form der ehemaligen, längst obsoleten „Pasta exsiccans" (DRF) enthalten: Zinkoxidpaste 50 % mit Bismutgallat 10 % (NRF 11.112.). Aufgrund des Angebotes an potenten synthetischen W/O-Emulgatoren lassen sich bei Bedarf auch Zinkoxid- oder Titandioxidhaltige Pasten mit einer von Wollwachsprodukten freien W/O-Absorptionssalbe als Grundlage rezeptieren.

Tab. 5.12 Harte Pasten.

Charakteristik	Kombinationen einer festen Phase und einer lipophilen Salbengrundlage (häufig Vaselin, Wollwachs, Paraffin), noch streichfähige Zubereitungen mit hohem Gehalt an suspendiertem Feststoff (meist 50 %)	
Anwendung	Langzeitbehandlung kleiner akuter und flächiger erythematöser Herde, Nachbehandlung chronisch verlaufender Zustände, Anwendung in Intertrigines, Schutz unbeteiligter Hautareale (Ulkusbehandlung, Warzenbehandlung)	
Vorteile	Harte Pasten haben einen abdeckenden, protektiven und Haut schützenden Effekt. Aufgrund der eingesetzten Kohlenwasserstoff-Gele erzeugen sie eine starke Okklusion. Sie vereinen die Vorzüge von Puder und Salbe: Oberflächenwirkung, lange Haftung, mäßige Austrocknung (Kühleffekt).	
Nachteile	Wegen des Wärme stauenden Effekts sind harte Pasten bei akut entzündlichen Hautveränderungen kontraindiziert. Unter Pastenabdeckung kann es bei erosiven oder ulzerösen Hautveränderungen zu bakteriellen Sekundärinfektionen kommen. Bei Anwendung auf stärker geschädigter Haut können stärkehaltige Pasten aus mikrobiologischen Gründen und Wollwachsprodukte enthaltende Pasten wegen möglicher Kontaktallergenität nachteilig sein.	
Beispiel	10.4.5	Zinkpaste DAB (Zinci pasta, Pasta zinci)

Tab. 5.13 Weiche Pasten.

Charakteristik	Kombinationen einer festen Phase und einer halbfesten Grundlage (meist lipophile Salbe), gut streichfähige Zubereitungen mit meist niedrigerem Gehalt an suspendiertem Feststoff (bis 30 %)	
Anwendung	Nachbehandlung chronisch verlaufender Zustände, besonders Anwendung in Intertrigines, Schutz unbeteiligter Hautareale. Absorptionsgrundlagen oder ambiphile Cremegrundlagen können Wasser und Sekrete aufnehmen und unterstützen damit eher die leicht antiseptischen und austrocknenden Eigenschaften der eingearbeiteten Wirkstoffe.	
Vorteile	Weiche Pasten sollen eine kühlende, entzündungshemmende, Sekret aufsaugende (trocknende) und Haut schützende Wirkung zeigen. Dies ist leichter möglich, wenn Emulgatoren vom W/O-, besser vom O/W-Typ, den hydrophoben Salbengrundlagen hinzugesetzt werden oder hydrophile bzw. ambiphile Cremegrundlagen zum Einsatz kommen.	
Nachteile	Weiche Pasten mit Kohlenwasserstoffgelen als Grundlage erzeugen eine starke Okklusion und fördern deshalb einen Wärme stauenden Effekt. Daher sind sie bei akut entzündlichen Hautveränderungen kontraindiziert.	
Beispiele	10.4.4	Ethanolhaltige hydrophile Zinkoxid-Paste 18 % (NRF 11.49; 18er-Lotio)
	10.4.6	Weiche Zinkpaste DAB (NRF 11.21.; Pasta zinci mollis DAB)
Anwendungsbeispiel	Hydrophile Zinkoxid-Paste 40 % mit Ammoniumbituminosulfonat 5 % (NRF 11.108.)	

5.5.2 Weiche Pasten

Weiche Pasten enthalten ungefähr 30 % feste, pulverige Bestandteile. Der bekannteste und offizinelle Vertreter auf lipophiler Basis ist die Weiche Zinkpaste DAB (▶ Tab. 5.13). Als Grundlage findet anstelle der früher enthaltenen Wollwachsalkoholsalbe DAB eine weiche Paraffinkohlenwasserstoff-Wachs-Mischung Verwendung.

Hydrophile Zinkoxid-Pasten spielen vor allem als verfestigte Zinkoxid-Schüttelmixturen eine Rolle und werden in der Praxis eher als solche und nicht als „Pasten“ wahrgenommen (siehe NRF 11.49. und 11.108.).

Bestimmte Typen von Schleimhauthaftpasten auf der Basis hydrophober Gele wirken völlig anders, können aber auch als weiche Pasten betrachtet werden (Beispiele: siehe ▶ Tab. 5.9).

5.5.3 Flüssige Pasten (lipophile Suspensionen)

"Flüssige Pasten" stellen Suspensionen mit hohen Anteilen von Feststoffen in einem Öl dar. Die ältesten und bekanntesten Beispiele sind Zinköl (Oleum zinci, NRF 11.20.), in dem 50 % Zinkoxid in Olivenöl suspendiert wird, und die analoge SR-Vorschrift auf der Basis von Erdnussöl. Da sich der Wirkstoff nach geraumer Zeit am Boden des Gefäßes absetzt, muss die Zubereitung unmittelbar vor dem Gebrauch umgeschüttelt werden. Ein weiteres Beispiel für eine "flüssige Paste" ist das oxidationsstabile Zinkoxid-Neutralöl 50 % (NRF 11.113.). Wegen ihrer flüssigen Konsistenz kann eine "flüssige Paste" wesentlich einfacher aufgetragen und verteilt werden als eine harte Paste.

Da die physikalischen Eigenschaften der Grundlage – also das fette Öl – die flüssige Paste in ihren Eigenschaften bestimmen, eignen sie sich ebenso wie die weichen Pasten zur Versorgung trockener und sehr trockener Hautzustände.

5.6 Lösungen

Als Lösungen werden weniger die 1-phasigen flüssigen Grundlagen als die wirkstoffhaltigen flüssigen Zubereitungen bezeichnet, die in unterschiedlicher Form dermatologisch angewendet werden. Wie bei den halbfesten Zubereitungen reicht das Spektrum der flüssigen Träger von Paraffinen, fetten Ölen und anderen Lipiden über Alkohole und andere organische Lösemittel sowie über nichtflüchtige hydrophile Flüssigkeiten, wie Macrogole, Glycerol und Propylenglycol, bis zu wässrigen Systemen, wobei die 1-phasigen Mischungen dieser Stoffgruppen immer eingeschlossen sind. Außerdem können Lösungen und deren flüssige Träger in gelöster Form Tenside, Salze, pH-Regulanzien, Antioxidantien, Verdickungsmittel und andere Bestandteile enthalten.

Ölige Lösungen finden unter anderem für salicylsäurehaltige Keratolytika, Antimykotika, Ölbäder und zur Sklerosierungstherapie mit Phenol Anwendung. *Wasserfreie hydrophile Lösungen* (insbesondere macrogolische und glycerolische Lösungen) wirken austrocknend und osmotisch und werden vor allem im äußeren Gehörgang sowie auf Wunden angewendet. *Wässrige Tensidlösungen* sind als Waschkonzentrate (Shampoos) nur für den kurzzeitigen Hautkontakt bestimmt. Im Vordergrund stehen die flüchtigen *wässrigen und alkoholischen Lösungen* (► Tab. 5.14). Die Systematik der Lösungen orientiert sich stark an der spezifischen Art der Anwendung.

5.6.1 Wässrige und alkoholische Lösungen

Wässrige Lösungen sind flüssige Grundlagen auf Wasserbasis, die unter Umständen zusätzliche Stoffe enthalten, etwa Konservierungsstoffe, pH-Regulanzien oder physiologische Kochsalzlösung, und auf verletzter Haut angewendet werden.

Alkoholische Lösungen stellen meist Ethanol- oder Isopropylalkohol-Wasser-Gemische unterschiedlicher Konzentrationen dar, die in den Arzneibuchmonografien „Ethanol-Wasser-Gemische“ DAB und „2-Propanol-Wasser-Gemische“ DAC traditionell (jedoch herstellungstechnisch wenig vorteilhaft) in Volumenprozent (Prozent V/V) angegeben werden. Der erforderliche Alkoholgehalt richtet sich oft nicht nur nach den dermatologischen Erfordernissen, sondern muss auch die vollständige Lösung der zum Teil schlecht wasserlöslichen Wirkstoffe sicherstellen. Eingebracht werden können zusätzliche Wirkstoffe, die Juckreiz stillend, gerbend, keratolytisch, hyperämisierend, antiphlogistisch oder antimikrobiell wirken. Zum Lösen lipophiler Wirkstoffe sind höherprozentige Alkohole erforderlich. Die Alkoholkomponente kann die Aufnahme von eingebrachten Wirkstoffen steigern. Alkoholische Lösungen werden insbesondere am behaarten Kopf, im Gesicht, an Händen und Füßen sowie intertriginösen Räumen benutzt. Okklusive Verbände dürfen erst angelegt werden, wenn der Alkohol verdunstet ist.

Steht bei einer alkoholischen Zubereitung eine Wirkstoffapplikation an umschriebenen Hautarealen, die wenig zur Irritation neigen, im Mittelpunkt des Interesses, so sprach man früher von „Tinkturen“. Möglicherweise geht dies darauf zurück, dass stark wirkende Wirkstoffe, wie Anthrarobin oder Podophyllin, früher tatsächlich in Benzoetinktur angewendet wurden oder dass Myrrhen-, Ratanhia- oder Tormentilltinktur ähnlich angewendet werden. Dieser missverständliche Begriff sollte nicht mehr verwendet werden.

Tab. 5.14 Arzneilösungen.

Charakteristik	Grundlage für flüssige Wirkstofflösungen sind 1-phasige Zubereitungen aus hydrophilen Flüssigkeiten (z. B. Wasser, Ethanol, 2-Propanol, Glycerol, Propylenglycol oder Dimethylsulfoxid) oder öligen Lösungsmitteln (z. B. Olivenöl, flüssige Wachse, flüssiges Paraffin)	
Anwendung	Wässrig-alkoholische Lösungen haben Kühleffekt, wirken austrocknend und entfettend. Ölige Lösungen werden eingesetzt im behaarten Bereich bei hyperkeratotischen Zuständen, zur Entfernung von Pastenrückständen auf der Haut, bevorzugt im Gesicht und am behaarten Kopf, z. B. bei Akne, Kopfekzem, Haarwachstumsstörungen.	
Vorteile	wässrig alkoholische Lösungen: kühlend	
Nachteile	wässrig-alkoholische Lösungen; stark austrocknend, entfettend	
	ölige Lösungen: bei Langzeitanwendung entfettend	
Beispiele	Ethanol 90 % (V/V) DAB („Spiritus" mit 86 % [m/m] Alkohol)	
	2-Propanol 40 % (V/V) DAC (mit 33 % [m/m] Isopropylalkohol)	
Anwendungsbeispiele	10.5.2	Salicylsäure-Öl 2 % / 5 % / 10 % (NRF 11.44.)
	10.5.3	Abwaschbares Salicylsäure-Öl 2 % / 5 % / 10 % (NRF 11.85.)
	10.5.6	Fettender Salicylsäure-Hautspiritus 1 % / 2 % / 3 % / 5 % (NRF 11.45.)
	10.5.7	2-Propanolhaltiger Salicylsäure-Hautspiritus 1 % / 2 % / 3 % / 5 % / 10 % (NRF 11.55.)
	10.7.9	Triamcinolonacetonid-Hautspiritus 0,1 % / 0,2 % mit Salicylsäure 2 % (NRF 11.39.)
	10.11.1	Ethanolhaltige Chlorhexidindigluconat-Lösung 0,5 % /1 % (NRF 11.126.)
	10.11.4	Ethanolhaltige Eosin-Dinatrium-Lösung 0,5 % /1 % / 2 % (NRF 11.94.)
	10.11.5	Wässrige Eosin-Dinatrium-Lösung 0,5 % / 1 % / 2 % (NRF 11.95.)
	10.11.7	Ethanolhaltige Ethacridinlactat-Monohydrat-Lösung 0,05 % / 0,1 % (NRF 11.8.; alkoholische Rivanol-Lösung)
	10.11.11	Silbernitrat-Lösung 0,5 % / 1 % (NRF 11.98.)
	10.11.12	Silbernitrat-Lösung 10 % (NRF 11.99.)
	10.12.3	Hydrophile Clotrimazol-Lösung 1 % (NRF 11.40.)
	10.14.2	2-Propanolhaltige Aluminiumchlorid-Hexahydrat-Lösung 15 % / 20 % (NRF 11.1.)
	10.15.2	Salicylsäure-Aknespiritus 5 % / 10 % (NRF 11.23.)
	10.15.3	Ethanolhaltige Erythromycin-Lösung 0,5 % / 1 % / 2 % / 4 % (NRF 11.78.)
	10.15.8	Ethanolhaltige Tretinoin-Lösung 0,025 % / 0,05 % / 0,1 % (NRF 11.102.)
	10.17.4	Phenol-Erdnussöl-Injektionslösung 5 % (NRF 5.3.)
	10.17.5	Ethanolhaltige Zinkchlorid-Sklerosierungslösung (NRF 5.5.)
	10.18.1	Viskose Benzydaminhydrochlorid 1,5 mg/ml mit Lidocainhydrochlorid und Dexpanthenol (NRF 7.15.)
	10.18.2	Chlorhexidindigluconat-Mundspüllösung 0,1 % / 0,2 % (NRF 7.2.)
	10.18.3	Citronensäure-Glycerol 0,5 % /1 % / 2 % (NRF 7.4.)
	10.18.4	Dexpanthenol-Lösung 5 % (NRF 7.3.)
	10.19.3	Minoxidil-Haarspiritus 2 % / 5 % (NRF 11.121.)

5.6.2 Bäder

Diese werden meist in Form warmer (31–35 °C) oder heißer Bäder (36–40 °C) verordnet. Man kann den ganzen Körper (Vollbad) oder Teile davon (Teilbad) exponieren. Bäder wirken reinigend, Auflagerungen wie Krusten, Schuppen, Sekrete oder Salbenreste werden aufgeweicht und abgelöst. Bei hohem Anteil geeigneter Lipide wird trockene Haut bei Ekzem günstig beeinflusst (siehe Paraffin-Sojaöl-Bad [NRF 11.97.]). Bei längerer Badezeit wirken Bäder austrocknend, da sich die Hydration der Hornschicht infolge von Quellung erhöht. Mithilfe von Bädern können auch Wirkstoffe an die Haut herangebracht werden, z. B. als PUVA-Bad (Psoralen-Ultraviolett-A-Therapie; s. 10.9.3 Methoxsalen-Badekonzentrat 5 mg/ml (NRF 11.83.) oder als antiseptisches Teilbad (s. 10.11.8 Kaliumpermanganat-Lösungskonzentrat 1 % [NRF 11.82.]).

Häufiges Baden führt durch Herauslösen wasserbindender Inhaltsstoffe aus der Epidermis (Feuchthaltefaktoren), zur Austrocknung. Beigefügte waschaktive Substanzen, also Netzmittel oder Tenside, können je nach ihrer Art zusätzlich irritierend wirken. Beispielhaft gilt dies für die früher häufig eingesetzte Substanz Natriumlaurylsulfat.

5.6.3 Feuchter Verband (Umschlag)

Bei diesem Verband wird Mull auf der erkrankten Haut mit Mullbinden fixiert und häufig mit wässriger Flüssigkeit getränkt. Als Folge der raschen Abdunstung entsteht Verdunstungskälte, sodass der Verband kühlend wirkt. Er wirkt weiterhin entquellend, entzündungshemmend und Juckreiz lindernd. Ferner ist er zum Erweichen und Ablösen von Auflagerungen (Krusten, Schuppen, Sekreten), zur Säuberung sekretbedeckter Ulzera und zur Reepithelisierung oberflächlicher Wunden geeignet. Da der feuchte Verband schnell austrocknet, muss er regelmäßig angefeuchtet werden. Antiseptische Spülflüssigkeiten sind beispielsweise 10.11.6 Ethacridinlactat-Monohydrat-Lösung 0,05 % / 0,1 % / 0,5 % / 1 % (NRF 11.61.), 10.11.1 Chinolinolsulfat-Kaliumsulfat-Lösung 0,14 % (NRF 11.127.) oder 10.13.4 Polihexanid-Lösung 0,02 % / 0,04 % (NRF 11.128.).

5.6.4 Fettfeuchter Verband

Hierbei wird das zu behandelnde Areal zunächst mit einer Salbe oder lipophilen Creme bedeckt; anschließend wird ein feuchter Verband angelegt. Kurzfristig kann bei ausgedehnten Hauterscheinungen (z. B. generalisiertem atopischem Ekzem) statt Verbänden ein feuchter Schlafanzug appliziert werden.

5.6.5 Okklusivverband

Hierbei wird ein feuchter Verband angelegt, und die Abdunstung nach außen wird durch einen wasserundurchlässigen Stoff (z. B. Billroth-Batist, Guttapercha, Plastikfolie) verhindert. Die wasserundurchlässige Schicht muss allseitig die angefeuchteten Mulllagen überragen, um eine Dochtwirkung nach außen zu vermeiden. Der gut angelegte Verband bleibt 24 Stunden feucht.

5.6.6 Lacke

Lacke (Firnisse) können als Spezialform der früher in der Dermatologie als „Tinkturen" bezeichneten Lösungen auf der Basis von Alkoholen oder anderen organischen Lösemitteln verstanden werden. Nach Eintrocknen hinterlassen Lacke einen Film. Sie dienen dazu, Wirkstoffe auf streng umschriebene Hautpartien gezielt aufzubringen. Klassischerweise erfolgt die Auftragung mit einem Pinsel (siehe 10.16.3 Milchsäurehaltiges Salicylsäure-Collodium 10 %). Nach Verdunstung des Lösungsmittels bleibt ein fest haftender, hautartiger Überzug zurück. In neuester Zeit haben Lacke bei der Onychomykosetherapie Bedeutung erlangt (siehe Antimykotika Kap. 6.6).

5.6.7 Sprays

Es handelt sich um Zubereitungen, die durch Versprühen aus einem geeigneten Behältnis auf die Haut aufgebracht werden, wobei in der Regel einzelne Bestandteile rasch wieder an die Umwelt abgegeben werden. Bei einem Teil der Präparate steht die Schutzwirkung eines auf der Haut entstehenden Films im Vordergrund. Bei anderen geht es um die ästhetisch besonders akzeptable Anwendung.

5.7 Puder

Puder sind Wirkstoffpulver oder Pulvermischungen. Diese Anwendung spielt in der Rezeptur kaum noch eine Rolle, weil etwa mit den leichter anzuwendenden Schüttelmixturen einfacher behandelt werden kann. Eine einfache Pudergrundlage ist Zinkoxid-Talkum-Puder 50 % weiß oder hautfarben (NRF 11.60.; siehe Kap. 10.4.1).

6 Rezeptierbare Wirkstoffe

Die folgenden Erläuterungen zu rezepturfähigen Wirkstoffen sollen und können ein pharmazeutisches sowie pharmakologisches Lehrbuch nicht ersetzen. Beabsichtigt ist vielmehr, das Wirkspektrum der einzelnen Substanzen sowie pharmazeutische Besonderheiten kurz zu erläutern. Zusätzlich wird mit diesem Kapitel ein Überblick über die in der Apotheke zur Verfügung stehenden rezeptierbaren Substanzen und gleichzeitig ein Einblick in die Preisgestaltung bei Einarbeitung der Wirkstoffe in Rezepturen gegeben. Die Preisangaben beziehen sich immer auf die übliche Wirkstoffmenge, die in 100 g einer Grundlage eingearbeitet wird, ohne Rücksicht darauf, ob 100 g als Rezeptur therapiegerecht sind. Der angegebene Preis enthält bereits den 90-%igen Festzuschlag ohne Mehrwertsteuer. Daneben steht der Vermerk, ob der Wirkstoff in der Hilfstaxe gelistet und dieser entnommen ist. Bei nicht verschreibungspflichtigen Rezepturarzneimitteln kann der tatsächliche Preis höher sein als in der Hilfstaxe. Außerdem sind Angaben zur Verschreibungspflicht (Stand: 1/2017) sowie zur Dosierung gemacht. Die sogenannte „obere Richtkonzentration" ist eine im Neuen Rezeptur-Formularium tabellierte und in aktuellen Leitlinien für stark wirksame Wirkstoffe genannte Konzentration, bei deren Überschreitung sich der Apotheker über die ärztliche Absicht zur Höherdosierung vergewissern soll. Zur Vermeidung solcher Rückfragen soll der Arzt bei Überschreitung der oberen Richtkonzentration einen Vermerk anbringen, etwa ein Ausrufezeichen hinter der Wirkstoffmenge.

6.1 Albendazol

Das Benzimidazol-Derivat Albendazol wird als Antihelminthikum verwendet. Topisch wird es bei Larva migrans cutanea angewendet, analog zum nicht mehr als Rezeptursubstanz erhältlichen Tiabendazol. In Cremes und Salben wird es 10-%ig verwendet. Verschreibungspflicht.

Überblick

Konzentration:
- 2–10 %

Preis (10 g):
- 102,51 €

Beispiel:
- 10.12.1: Albendazol-Creme 10 % (freie Rezeptur auf Grundlage von Basiscreme DAC)

6.2 Aluminiumchlorid-Hexahydrat

Aluminiumchlorid-Hexahydrat bewirkt eine Eiweißfällung und wird in hoher Konzentration in wässrige und alkoholische Lösungen eingearbeitet. Es wird zur lokalen Behandlung der Hyperhidrosis, insbesondere Hyperhidrosis manuum et peduum, sowie der axillären Hyperhidrosis eingesetzt. Die Wirkung resultiert aus einem Verschluss der Schweißdrüsen-Ausführungsgänge durch Eiweißkoagulation.

Die Lösungen haben einen pH-Wert von etwa 2 und wirken korrosiv auf Behältnisse und empfindliche Kleidung. Rezepturen mit diesem Stoff müssen nicht konserviert werden.

Überblick

Konzentration:
- 10–25 % in wässriger oder alkoholischer Lösung

Preis (20 g):
- 1,77 € (Hilfstaxe)

Beispiele:
- 10.14.1: Aluminiumchlorid-Hexahydrat-Gel 15 % / 20 % (NRF 11.24.)
- 10.14.2: 2-Propanolhaltige Aluminiumchlorid-Hexahydrat-Lösung 15 % / 20 % (NRF 11.1.)
- 10.14.3: Viskose Aluminiumchlorid-Hexahydrat-Lösung 15 % / 20 % (NRF 11.132.)

6.3 Aminolevulinsäurehydrochlorid

Aminolevulinsäurehydrochlorid wird zur photodynamischen Therapie („ALA-PTD“) in Form von 10–20-%igen Hydrogelen oder Cremes kleinflächig lokal durch den Arzt angewendet. Aminolevulinsäurehydrochlorid ist in Wasser leicht löslich. Verschreibungspflicht.

Überblick

Konzentration:
- 10–20 % in hydrophilen Cremes oder Hydrogelen

Preis (10 g):
- 1214,10 €

Beispiel:
- 10.19.1: Aminolevulinsäurehydrochlorid-Thermogel 10 % (freie Rezepturformel)

6.4 Ammoniumbituminosulfonat, hell und dunkel (Leukichthol, Ichthyol)

Sulfonierte Schieferschwelöle haben antientzündliche und antimikrobielle Eigenschaften. Es handelt sich um schwefelreiche anionische Verbindungen, die im Gegensatz zu Teeren kein kanzerogenes Potenzial haben. Klassischerweise werden sie hauptsächlich in Konzentrationen von 10–20 % als Antiekzematosum eingesetzt, darüber hinaus werden hohe Konzentrationen (50 %) zur Behandlung von Abszessen (Zugsalbe) verwendet.

Die Substanzen sind ähnlich zusammengesetzt, unterscheiden sich aber durch den Herstellungsprozess in der Farbe. Sie sind gut wasserlöslich, haben grenzflächenaktive Eigenschaften und lassen sich schwer in Wasser-in-Öl-Emulsionen oder wasserfreie Salben einarbeiten.

Überblick

Konzentration:
- 10–50 % in Salben

Preis (20 g):
- 42,51 € (Leukichthol)
- 12,05 € (Ichthyol)
- 3,85 € (Hilfstaxe)

Beispiele:
- 10.10.1: Ammoniumbituminosulfonat-Zinkoxid-schüttelmixtur 2,5 % / 5 % / 10 % (NRF 11.2.)
- 10.10.2: Lipophile Ammoniumbituminosulfonat-Creme 10 % / 20 % / 50 % (NRF 11.12.)

6

6.5 Antibiotika

Bei lokaler Anwendung von Antibiotika muss das Sensibilisierungsrisiko bedacht werden. Die Sensibilisierungsrate bei Anwendungen an der Haut ist um ein Vielfaches größer als bei innerlicher Anwendung. Insofern gilt die lokale Anwendung von Penicillin und Penicillinderivaten sowie von Sulfonamiden heute grundsätzlich als kontraindiziert. Auch andere Antibiotika, wie Neomycin, sind wegen ihrer hohen Sensibilisierungsrate aus der lokalen Anwendung weitestgehend herausgenommen worden. Ein weiteres Problem der topischen Anwendung von Antibiotika besteht in der möglichen Ausbildung bakterieller Resistenzen. Bei den meisten Antibiotika ist die antimikrobielle Wirkung nicht breit genug, um auf die Konservierung bei Rezepturen verzichten zu können. Folgende Antibiotika stehen heute zur Einarbeitung in Rezepturen für die lokale Anwendung hauptsächlich zur Verfügung:

Bacitracin
Dieses Polypeptidantibiotikum wirkt hauptsächlich gegen grampositive Keime und gramnegative Kokken. Es inhibiert ähnlich wie Penicillin die Mureinsynthese der bakteriellen Zellwand. Bacitracin ist leicht wasserlöslich und in wasserhaltigen Rezepturen nur kurze Zeit haltbar. Verschreibungspflicht ab 500 I.E./g (0,91 %) auch bei Lokalanwendungen auf Haut und Schleimhaut. Der Klarheit halber Verordnung nach I.E., nicht nach Masse oder Prozent.

Überblick

Konzentration:
- 1 % in Creme oder Lösung (etwa 80 000 I.E. in 100 g)

Preis (1,2 g):
- 14,04 € (Clindamycinhydrochlorid)

Clindamycin

Es bindet ebenso wie Chloramphenicol und Erythromycin reversibel an die ribosomale 50-S-Untereinheit bakterieller Ribosomen und führt zum Abbruch der DNA-Ketten-Verlängerung. Es wirkt bakteriostatisch und umfasst Staphylokokken, Streptokokken und grampositive Keime. Als Rezeptursubstanz ist das in Wasser sehr leicht, in Alkohol schwer lösliche Clindamycinhydrochlorid erhältlich. Der Bedarf für Rezepturarzneimittel ist eingeschränkt, da Fertigarzneimittel angeboten werden und es auch bei der Akne- und der Rosazeabehandlung keine uneingeschränkten Therapieempfehlungen für kutane Lokalantibiotika gibt. Verschreibungspflicht.

Überblick

Konzentration:
- 1 % (Base) in wässrig-alkoholischer Lösung

Preis (1,2 g):
- 14,59 € (Clindamycinhydrochlorid)

Erythromycin

Es bindet sich an die ribosomale 50-S-Untereinheit von Bakterien und bewirkt einen Kettenabbruch bei der DNA-Synthese. Es wirkt bakteriostatisch und wird vorwiegend zur lokalen Aknebehandlung eingesetzt, da es gut auf Propionibacterium acnes wirkt. In Lösung hat Erythromycin einen pH-Wert von etwa 10. Da sowohl das Stabilitätsoptimum als auch das Wirkungsoptimum bei pH 8–8,5 liegen und sich die Haltbarkeit außerhalb dieses engen Bereiches erheblich verschlechtert, muss der pH-Wert in der Rezeptur zumindest bei Lösungen korrigiert werden. Für Cremes und Hautemulsionen, in denen Erythromycin nicht vollständig gelöst vorliegt, ist mikrofein gepulverter Wirkstoff zu verwenden. Der Apotheker gleicht den Mindergehalt der Rezeptursubstanz aus. Verschreibungspflicht.

Überblick

Konzentration:
- 1–2 % in Cremes und als Lösung

Preis (1,1 g):
- 1,14 € (Hilfstaxe; 1,1 g Rezeptursubstanz enthalten etwa 1 g Wirkstoff)

Beispiele:
- 10.15.2: Ethanolhaltige Erythromycin-Lösung 0,5 % / 1 % / 2 % / 4 % (NRF 11.78.)
- 10.15.3: Hydrophile Erythromycin-Creme 1 % / 2 % / 4 % (NRF 11.77.)
- 10.15.4: Ethanolhaltiges Erythromycin-Gel 0,5 % / 1 % / 2 % / 4 % (NRF 11.84.)

Fusidinsäure

Dieses Steroidantibiotikum wird aus Pilzkulturen gewonnen. Es hemmt die bakterielle Proteinsynthese. Die Substanz ist wirksam gegen grampositive Bakterien und insbesondere gegen Staphylococcus aureus. Sie wird auch zur Behandlung multiresistenter Staphylokokken eingesetzt (MRSA). Wegen der noch günstigen Resistenzsituation wird derzeit empfohlen, Fusidinsäure ebenso wie Mupirocin als Reserveantibiotikum zu betrachten sowie die Anwendung zeitlich und lokal zu begrenzen. Die Wasserlöslichkeit ist stark pH-abhängig, im Sauren liegt die praktisch unlösliche Carbonsäureform, oberhalb von pH 6 liegt weitgehend das leicht lösliche Salz vor. Rezeptierbar sind sowohl die lipophile Fusidinsäure in Form des Hemihydrats als auch das wasserlösliche Natriumfusidat. Verschreibungspflicht.

Überblick

Konzentration:
- 1–2 % in Salben und als wässrige Lösung

Preis (1 g):
- 18,68 € (Fusidinsäure-Hemihydrat)
- 18,79 € (Natriumfusidat)

Gentamicin

Dieses Aminoglycosidantibiotikum bindet an die 30-S-Untereinheit des bakteriellen Ribosoms und führt zu einem Syntheseabbruch. Es hat eine gute Wirkung gegen Staphylokokken, Streptokokken sowie ein breites Spektrum grampositiver und gramnegativer Keime. Die topische Anwendung von Gentamicin in Salben und Cremes kann nur bei fehlenden therapeutischen Alternativen und nachgewiesener Erregerempfindlichkeit im Einzelfall indiziert sein und ist auf wenige Tage zu begrenzen. In der Wundbehandlung sollte es wegen der hohen Sensibilisierungsgefahr nicht mehr verwendet werden. Gentamicin soll ohne erklärenden Vermerk für den Apotheker nicht höher als in 0,1-%iger Konzentration verschrieben werden, wird aber zum Teil auch höher konzentriert eingesetzt. Rezeptursubstanz ist Gentamicinsulfat. Sowohl das Gentamicinsalz als auch die Gentamicinbase sind sehr gut wasserlöslich und chemisch relativ stabil. Gentamicinsulfat ist mit anionischen Emulgatoren und anionischen Verdickungsmitteln unverträglich. Wegen schwankenden Gentamicin-Gehaltes der Rezeptursubstanz (Hälfte bis 2 Drittel) wird die Verschreibung als „Gentamicin" empfohlen, die Apotheke verarbeitet dann die entsprechende Menge Gentamicinsulfat. Verschreibungspflicht.

Überblick

Konzentration:
- Gentamicin 0,1 % (Gentamicinsulfat etwa 0,2 %) in Cremes höhere Konzentrationen (obere Richtkonzentration) mit Ausrufezeichen rezeptieren

Preis (200 mg):
- 3,29 € (Gentamicinsulfat; Hilfstaxe)

6.6 Antimykotika

Clotrimazol, Miconazol

Als lokal rezeptierbare Antimykotika stehen vor allem Imidazole zur Verfügung. Diese hemmen die Synthese von Ergosterol, das in Säugetierzellen nicht vorkommt. Für Rezepturzwecke sind unter anderem Bifonazol, Econazolnitrat und Ketoconazol erhältlich, es sind jedoch kaum entsprechende Vorschriften standardisiert. Die wichtigsten Imidazolderivate für die Rezeptur sind deshalb Clotrimazol und Miconazol. Die kutane Resorptionsquote dieser Imidazolderivate ist gering. Sie ist nur nennenswert bei der Anwendung an der Vaginalschleimhaut und kann bei Clotrimazol bis zu 10 % der applizierten Menge betragen, bei Miconazol finden sich bis zu 1 % der applizierten Dosis systemisch wieder.

In Cremes liegen beide Imidazolderivate suspendiert vor, bei Clotrimazol lassen sich Lösungen auf der Grundlage von Alkohol-Wasser-Mischungen, von Propylenglycol und von Macrogolen herstellen. In anionische Cremes sollte Clotrimazol nicht eingearbeitet werden, jedenfalls nicht in Kombination mit sauren Rezepturbestandteilen (Salicylsäure), die eine Salzbildung bewirken. Miconazolnitrat ist die Rezeptursubstanz und nicht so schwer erhältlich und teuer wie die Base. Es ist nicht nur in Wasser, sondern auch in Alkohol schwer löslich, sodass sich rezepturmäßig nur 1-%ige Lösungen herstellen lassen. Verschreibungspflicht bei „innerlicher" Anwendung (z. B. Schleimhäute, Gehörgang, Auge) mit Ausnahmen bei vaginaler Anwendung und bei Miconazol/Miconazolnitrat in der Mundhöhle.

Überblick

Konzentration:
- 1 % (Clotrimazol), 2 % (Miconazol, meist als das leichter erhältliche Miconazolnitrat)

Preis (1 g):
- 1,58 € (Clotrimazol; Hilfstaxe)
- 47,68 € (Miconazol)
- 8,65 € (Miconazolnitrat; Hilfstaxe)

Beispiele:
- 10.12.3: Hydrophile Clotrimazol-Lösung 1 % (NRF 11.40.)
- 10.12.4: Harnstoff-Paste 40 % mit Clotrimazol 1 % (NRF 11.57.)
- 10.12.5: Hydrophile Miconazolnitrat-Creme 2 % (NRF 11.79.)

Ciclopirox-Olamin

Es gehört zu den Pyridonen, wirkt fungizid und bindet irreversibel an Zellwände und Mitochondrien von Pilzen. Ciclopirox hat einen anderen Wirkmechanismus als die Imidazole und stellt daher bei innerlicher Therapie mit Azolen eine gute Ergänzung durch lokale Anwendung dar. Es hat weiterhin eine antibiotische Wirkung. Rezeptursubstanz ist das mit 2-Ethanolamin gebildete Salz. Es ist in Wasser löslich, reagiert aber stark basisch und gefährdet die Stabilität anderer Wirkstoffe, beispielsweise der Glukokortikoide. Bei Neutralisation des Ciclopirox-Olamin fällt das nur schwer in Wasser lösliche Ciclopirox feindispers aus. Cremes sind deshalb meist Suspensionszubereitungen. In flüssigen Zubereitungen sollte das Ciclopirox gelöst vorliegen, solche Lösungen enthalten meist Isopropylalkohol oder Macrogol 400. Bedarf für rezepturmäßige Verschreibungen besteht vor allem bei Kombinationen mit Kortikoiden oder Salicylsäure, da Ciclopirox-haltige Fertigarzneimittel in zahlreichen dermatologisch relevanten Darreichungsformen und auf Basis verschiedener Grundlagen zur Verfügung stehen. Verschreibungspflicht bei „innerlicher" Anwendung (z. B. Gehörgang, Schleimhautanwendung) oder bei Kleinkindern.

Überblick

Konzentration:
- 1 % in Creme oder alkoholischen oder macrogolhaltigen Rezepturen

Preis (1 g):
- 27,93 €

Beispiel:
- 10.12.2: Hydrophile Ciclopirox-Olamin-Creme 1 % mit Salicylsäure 5 % (freie Rezepturformel)

Nystatin

Dieses Polyenantibiotikum wirkt schwerpunktmäßig auf Hefe- und in geringerem Maße auf Schimmelpilze. Nystatin wird vor allem bei Candidosen angewendet. Es ist in allen Rezepturbestandteilen praktisch unlöslich, wird mikrofein gepulvert in suspendierter Form in Rezepturen eingearbeitet und ist für Cremes, Pasten sowie wässrige Suspensionen geeignet. Nystatin wird nicht resorbiert und ist deshalb gut zur Sanierung einer enteralen oder vaginalen Candidamykose geeignet.

Überblick

Konzentration:
- 100 000 I.E./g, das entspricht etwa einer 2-%igen Konzentration

Preis (2 g):
- 15,39 € (Hilfstaxe)

Beispiele:
- (nicht in Kap.10 besprochen)
- Hydrophile Nystatin-Creme 70 000 I.E./g (NRF 11.105.)
- Zinkoxid-Neutralöl 50 % mit Nystatin 70 000 I.E./g (NRF 11.114.)
- Nystatin-Suspension 50 000 I.E./g (NRF 21.3.)

6.7 Benzydaminhydrochlorid

Das Indazol-Derivat Benzydamin wirkt antiphlogistisch, analgetisch, lokalanästhetisch und bei lokaler Anwendung auch antiseptisch. Der Wirkungsmechanismus ist nicht völlig geklärt. Benzydamin unterdrückt die Bildung reaktiver Sauerstoffspezies bereits in der Initiierungsphase der Mukositis und hemmt die Produktion der proinflammatorischen Zytokine TNF-α und IL-1β. Benzydamin hemmt nicht die Prostaglandinsynthese und unterscheidet sich dadurch von den übrigen Antiphlogistika. Es wirkt nicht ulzerogen und verursacht kein Analgetika-Asthma. Durch die bakterizide Aktivität der Substanz kann das Infektionsrisiko in der Ulzerationsphase gesenkt werden.

Die Rezeptursubstanz Benzydaminhydrochlorid ist ein weißes Pulver, es löst sich sehr leicht in Wasser und reagiert schwach sauer. Verschreibungspflicht bei Konzentrationen über 1,5 mg/ml zur Anwendung im Mund- und Rachenraum.

Überblick

Konzentration:
- 0,15 % (in Mundspülungen)

Preis (0,15 g):
- 0,63 €

Beispiel:
- 10.18.1: Viskose Benzydaminhydrochlorid-Mundspüllösung 1,5 mg/ml mit Lidocainhydrochlorid und Dexpanthenol (NRF 7.15.)

6.8 Capsaicinoide

Capsaicin ist Hauptbestandteil in der Rezeptursubstanz „Cannabinoide DAC". Diese stellt ein Gemisch von Capsaicinoiden dar, die Inhaltsstoffe des Chilipfeffers sind. Nach der lokalen Anwendung kommt es initial zu einer Erregungsphase peripherer Nozizeptoren mit Hyperämisierung und Hyperalgesie, der eine Phase der Unempfindlichkeit folgt. Es wirkt also ähnlich wie ein lokales Anästhetikum und wird zur lokalen Behandlung von postherpetischen Neuralgien und anderen Neuropathien eingesetzt. Die sehr lipophilen Capsaicinoide sind in Ölen und Alkoholen löslich, in Wasser praktisch nicht. Wegen der starken Wirkung sollten sie in Rezepturen gelöst vorliegen. Neben dem „reinen" Capsaicinoidgemisch sind auch deutlich preiswertere Cayennepfefferextrakte einsetzbar. Zurzeit sind jedoch entsprechend konzentrierte Extrakte nicht erhältlich. Verschreibungspflicht besteht nur für reines Capsaicin als Wirkstoff zur Behandlung von peripheren neuropathischen Schmerzen.

Überblick

Konzentration:
- 0,02–0,1 % (maximal 1 %) in Creme oder Lotiones
- über 0,05 % (obere Richtkonzentration bei Erstverordnung) mit Ausrufezeichen rezeptieren

Preis (0,05 g):
- 34,77 €

Beispiel:
- 10.8.1: Hydrophile Capsaicinoid-Creme 0,025 % / 0,05 % / 0,1 % (NRF 11.125.)

6.9 Chinolinolderivate

Die wichtigsten Chinolinolderivate für die Rezeptur sind 8-Chinolinolsulfat und Clioquinol. Beide Substanzen haben eine antimikrobielle Wirkung und bilden Metall-Chelat-Komplexe, die in die Zelle eindringen und dort toxisch wirken. Chinolinderivate wirken vor allem gegen grampositive Kokken, weniger gegen gramnegative Keime. Bei Verwendung von Chinolinderivaten entstehen gelb gefärbte Zubereitungen, die auch Kleidung und andere Gegenstände verfärben. Als Rezeptursubstanz hat die äquimolare Mischung des 8-Chinolinolsulfat-Monohydrat mit Kaliumsulfat Bedeutung. Chinolinolsulfat-Kaliumsulfat (Chinosol) enthält gegenüber dem 8-Chinolinolsulfat-Monohydrat etwa um den Faktor 0,7 weniger Aktivstoff.

Clioquinol soll wegen hoher Resorption nicht bei Kindern und nur kleinflächig angewendet werden. Es ist in den üblichen Rezepturgrundstoffen schlecht löslich und liegt suspendiert vor. Die Stabilität ist in manchen Clioquinolzubereitungen, insbesondere bei zinkoxidhaltigen Pasten, nur kurzfristig gewährleistet.

Überblick

Konzentration:
- 0,1 bis 0,4 % in Lösungen (8-Chinolinolsulfat-Monohydrat bzw. Chinolinolsulfat-Kaliumsulfat)
- 0,5–1 % (maximal 2 % und nur kleinflachig, obere Richtkonzentration) in Salben, Schüttelmixturen und Pasten (Clioquinol)

Preis (0,14 g):
- 0,12 € (Chinolinolsulfat-Kaliumsulfat)

Preis (1 g):
- 1,78 € (Clioquinol; Hilfstaxe)

Beispiel:
- 10.11.1: Chinolinolsulfat-Kaliumsulfat-Lösung 0,14 % (NRF 11.127.)

6.10 Chlorhexidin-Salze

Chlorhexidin zerstört die Zellmembranen von Mikroorganismen und wirkt in niedrigen Konzentrationen bakterio- und fungistatisch, in höheren Konzentrationen bakterizid und fungizid. Es wirkt auf grampositive und gramnegative Keime sowie Hefen. Die präoperative Desinfektion mit konzentrierten Chlorhexidin-Lösungen und die Anwendung in der Wundbehandlung gelten als obsolet. Die Substanz ist farblos und in Form geeigneter Salze gut wasserlöslich. Chlorhexidin ist von wenigen Ausnahmen abgesehen mit anionischen Verbindungen unverträglich, weil es schwer lösliche Salze bildet. Wegen Unverträglichkeit mit Sorbinsäure (Graufärbung) kann man die Substanz nicht in vorkonservierte Grundlagen einarbeiten, eine Konservierung ist nicht erforderlich. Als Rezeptursubstanzen haben das feste Chlorhexidindiacetat und eine etwa 20-%ige Chlorhexidindigluconat-Lösung Bedeutung.

Überblick

Konzentration:
- 0,1 % in Lösungen für Wundspülungen und Mundspülungen (Chlorhexidindigluconat)
- 1 % in Cremes und Salben (Chlorhexidindigluconat)

Preis (1 g):
- 2,17 € (entsprechend 5 ml Chlorhexidindigluconat-Lösung 200 g/l)
- 1,89 € (Chlorhexidindiacetat; Hilfstaxe)

Beispiele:
- 10.11.2: Hydrophile Chlorhexidindigluconat-Creme 0,5 % / 1 % (NRF 11.116.)
- 10.11.3: Ethanolhaltige Chlorhexidindigluconat-Lösung 0,5 % / 1 % (NRF 11.126.)
- 10.18.2: Chlorhexidindigluconat-Mundspüllösung 0,1 % / 0,2 % (NRF 7.2.)

6.11 Dexpanthenol

Dexpanthenol ist der Alkohol des Vitamins Pantothensäure, die ein Bestandteil des Coenzym A ist. Dieses katalysiert eine Reihe von enzymatischen Reaktionen. Dexpanthenol wird seit langen zur Förderung der Wundheilung eingesetzt, auch wenn sein genauer Wirkmechanismus in diesem Zusammenhang nicht ganz sicher geklärt ist. Dexpanthenol ist eine hygroskopische, dickflüssige Verbindung, die gut wasserlöslich ist und in Cremes sowie Lösungen eingearbeitet werden kann. Die Rezeptursubstanz reagiert wegen synthesebedingt enthaltener Spuren an 3-Aminopropanol basisch, sodass üblicherweise ein Säuerungsmittel zugesetzt wird. Die Verwendung einer 50-%igen Stammlösung kann die Herstellung vereinfachen. Noch nicht in standardisierten Rezepturformeln vorgeschrieben, aber praktikabel ist die NRF-Stammzubereitung S.36. mit einem 20-%igen Propylenglycolanteil und 0,03 % Wasserfreie Citronensäure.

Überblick

Konzentration:
- 5 % in Creme oder Lösung

Preis (5 g):
- 2,13 € (Hilfstaxe)

Beispiele:
- 10.13.1: Hydrophile Dexpanthenol-Creme 5 % (NRF 11.28.)
- 10.13.2: Lipophile Dexpanthenol-Creme 5 % (NRF 11.29.)
- 10.18.4: Dexpanthenol-Lösung 5 % (NRF 7.3.)

6.12 Diltiazemhydrochlorid

Diltiazemhydrochlorid wird systemisch als Calciumkanalblocker bei Hochdruckerkrankungen eingesetzt. Es wirkt erschlaffend auf die glatte Muskulatur, führt dadurch zu einer Tonussenkung an der Sphinktermuskulatur und wird vermehrt lokal in der proktologischen Therapie eingesetzt. Das in Wasser leicht lösliche Salz ist mit anionischen Cremes und Gelen unverträglich. Verschreibungspflicht.

Überblick

Konzentration:
- 2 % in Gel, Creme oder Salbe

Preis (2 g):
- 12,46 €

Beispiel:
- 10.17.2: Hydrophiles Diltiazemhydrochlorid-Rektalgel 2 % (NRF 5.6.)

6.13 Dimeticon

Dimeticon ist ein Silikonöl, das bei Anwendung an der Haut nicht resorbiert wird. Es macht die Haut wasserabweisend, da es sehr hydrophob ist, und wird deshalb zum Hautschutz in Cremes eingesetzt. In niedrigen Konzentrationen wird das Hautgefühl für Cremes verbessert. Dimeticon ist eine klare Flüssigkeit, die sich nicht in Wasser oder Fett löst. Seine Viskosität steigt mit der Kettenlänge der Moleküle und wird durch die Ziffernbezeichnung der unterschiedlichen Typen wiedergegeben. In Rezepturen wird meist Dimeticon 350 verwendet.

Überblick

Konzentration:
- 10 % in Creme

Preis (10 g):
- 1,38 € (Hilfstaxe)

6.14 Dithranol (Cignolin)

Dithranol ist ein klassisches Antipsoriatikum, das durch seine antiproliferativen Eigenschaften zur Normalisierung der Proliferationsrate der psoriatischen Haut beiträgt. Es wird meist in ansteigenden Konzentrationen über mehrere Stunden oder in Form der Minutentherapie (siehe Rezepturen) eingesetzt. Dithranol ist ein gelbes, kristallines Pulver, das sehr leicht oxidiert. Zur Stabilisierung wird es in Rezepturen immer zusammen mit Salicylsäure eingearbeitet. Dithranol löst sich in den meisten Rezepturgrundlagen kaum und liegt suspendiert als Feststoff vor. Verschreibungspflicht.

Überblick

Konzentration:
- 0,05–3 %
- über 0,1 % (obere Richtkonzentration) bei Therapiebeginn bzw. über 3 % bei Weiterbehandlung mit Ausrufezeichen rezeptieren

Preis (1 g):
- 5,13 € (Hilfstaxe)

Beispiele:
- 10.9.1: Dithranol-Vaselin 0,05 % / 0,1 % / 0,25 % / 0,5 % / 1 % / 2 % mit Salicylsäure 2 % (NRF 11.51.)
- 10.9.3: Dithranol-Macrogolsalbe 0,5 % / 1 % / 2 % / 3 % (NRF 11.53.)

6.15 Eosin

Eosin ist ein anionischer Fluoreszeinfarbstoff mit schwacher antimikrobieller Wirkung. Es wirkt nur im schwach sauren Bereich und ist nur in Form des Natriumsalzes wasserlöslich. Deshalb kann Eosin nur in einem engen Fenster um pH 5 rezeptiert werden. Im Gegensatz zu den kationischen Triarylmethanfarbstoffen (Fuchsin, Methylrosaniliniumchlorid, Brillantgrün) ist es nicht wundheilungshemmend. Wegen seiner austrocknenden Wirkung wird es als Ersatz für den quecksilberhaltigen Fluoreszeinfarbstoff Merbromin empfohlen.

Überblick

Konzentration:
- 0,5–2 %

Preis (1 g):
- 4,82 € (Eosin-Dinatrium)

Beispiele:
- 10.11. 4: Ethanolhaltige Eosin-Dinatrium-Lösung 0,5 % / 1 % / 2 % (NRF 11.94.)
- 10.11.5: Wässrige Eosin-Dinatrium-Lösung 0,5 % / 1 % / 2 % (NRF 11.95.)

6.16 Estrogenderivate

Als Estrogenderivate werden in der Rezeptur hauptsächlich Estriol, 17α-Estradiol (Alfatradiol; als Haarwuchsmittel), Estradiol-Hemihydrat (das natürlich vorkommende β-Estradiol) und Estradiolbenzoat als lipophiler Ester des β-Estradiols eingesetzt. Die Indikationsgebiete sind androgenes Effluvium bei Frauen und entzündliche bzw. sklerotische Veränderungen im Genitalbereich bei Frauen. Estriol wird vorwiegend in Cremes eingearbeitet; Estradiol-Hemihydrat und das noch schlechter wasserlösliche Estradiolbenzoat werden in alkoholisch-wässrige Lösungen eingearbeitet. Verschreibungspflicht.

Überblick

Konzentration:
- 0,1 % (Estriol); höhere Konzentrationen (obere Richtkonzentration) mit Ausrufezeichen rezeptieren
- 0,025 % (α-Estradiol)
- 0,005–0,015 % (Estradiol und Estradiolbenzoat); über
- 0,015 % (obere Richtkonzentration) mit Ausrufezeichen rezeptieren

Preis (100 mg):
- 7,68 € (Estriol; Hilfstaxe)

Preis (25 mg):
- 3,37 € (17α-Estradiol)

Preis (10 mg):
- 0,17 € (Estradiol-Hemihydrat; Hilfstaxe)

Preis (10 mg):
- 0,17 € (Estradiolbenzoat; Hilfstaxe)

6.17 Ethacridinlactat (Rivanol)

Ethacridinlactat-Monohydrat ist ein gelber, synthetischer Acridinfarbstoff, der als Antiseptikum in Lösungen und Cremes eingesetzt wird. Ethacridinlactat weist eine gute antibakterielle Wirkung insbesondere gegen Staphylokokken, Streptokokken und Kolibakterien auf. Weiterhin wirkt es gegen Pilze, Protozoen und Amöben. Ethacridinlactat verfärbt Wäsche und andere Gegenstände gelb. Es ist eine gut wasserlösliche kationische Verbindung, die mit Natriumchlorid und vielen anderen Salzen sowie anionischen Cremes und Gelen unverträglich ist. Es wird in Lösungen, Schüttelmixturen, Cremes und Pasten eingearbeitet.

Überblick

Konzentration:
- 0,05–0,1 % in Lösungen
- 1 % in Lösungen zur Lokalbehandlung sowie in Cremes und Salben

Preis (1 g):
- 2,69 € (Hilfstaxe)

Beispiele:
- 10.11.5: Ethacridinlactat-Monohydrat-Lösung 0,05 % / 0,1 % / 0,5 % / 1 % (NRF 11.61.; Rivanol-haltige Lösung)
- 10.11.6: Ethanolhaltige Ethacridinlactat-Monohydrat-Lösung 0,05 % / 0,1 % (NRF 11.8.; alkoholische Rivanol-Lösung)

6.18 Glyceroltrinitrat

Glyceroltrinitrat wird systemisch als Vasodilatator zur Senkung der Vorlast bei Herzerkrankungen eingesetzt. Es wirkt erschlaffend auf die glatte Muskulatur und führt dadurch zu einer Tonussenkung an der Sphinktermuskulatur. Deshalb wird es neben dem gleichartig wirkenden Isosorbiddinitrat lokal in der proktologischen Therapie eingesetzt. Die lipophile Substanz ist schlecht wasserlöslich, flüchtig und explosiv. Rezeptiert wird deshalb eine 5-%ige ölige Stammlösung. Verschreibungspflicht.

Überblick

Konzentration:
- 0,2 % in Creme oder Salbe

Preis (0,2 g):
- 5,25 € (entsprechend 4 g öliges Rezepturkonzentrat)

6.19 Harnstoff

Harnstoff ist eine kristalline, weiße Substanz, die sehr leicht wasserlöslich ist. Er wird therapeutisch vorwiegend zu 2 Zwecken eingesetzt: In niedrigen Konzentrationen führt er zu einer erhöhten Hydratation der Haut, in höheren Konzentrationen wirkt er keratolytisch. In niedriger Konzentration wird er sowohl in Kosmetika als auch in Arzneimitteln gegen trockene Haut eingearbeitet. Er liegt in wasserhaltigen Zubereitungen in gelöster Form vollständig in der Wasserphase vor. Rezepturen mit einer auf die Wasserphase bezogenen Harnstoff-Konzentration ab etwa 10 % gelten als mikrobiell unanfällig. In hoher Konzentration wird Harnstoff zur Behandlung von hyperkeratotischen Genodermatosen oder etwa zur Nagelauflösung eingesetzt. In wasserfreien Zubereitungen liegt der Harnstoff suspendiert vor.

Überblick

Konzentration:
- 3–10 % zur Hydratisierung der Haut
- 15–20 % zur Keratolyse an der Haut
- 40 % und mehr zur Auflösung der Nagelplatte

Preis (20 g):
- 0,57 € (Hilfstaxe)

Beispiele:
- 10.6.1: Lipophile Harnstoff-Creme 5 % / 10 % (NRF 11.129.)
- 10.6.2: Hydrophile Harnstoff-Creme 5 % / 10 % (NRF 11.71.)
- 10.6.3: Hydrophile Harnstoff-Emulsion 5 % / 10 % (NRF 11.72.)
- 10.6.4: Harnstoff-Cetomacrogolcreme 10 % (NRF 11.73.)
- 10.6.5: Harnstoff-Wollwachsalkoholcreme 5 % / 10 % (NRF 11.74.)
- 10.6.6: Lipophile Harnstoff-Natriumchlorid-Creme (NRF 11.75.)
- 10.16.1: Harnstoff-Paste 40 % (NRF 11.30.)

6.20 Hydrochinon

Hydrochinon wurde in der Industrie als fotografischer Entwickler verwendet, es wirkt als Reduktionsmittel und Antioxidans. Es greift in die Melaninsynthese durch eine Hemmung der Tyrosinase ein. Medizinisch wird es zu einer depigmentierenden Behandlung eingesetzt. Da es bereits vorhandenes Pigment nicht zerstört, wirkt es erst nach einer gewissen Latenzzeit. Es ist Bestandteil der Kligman-Creme zur Depigmentierung. Hydrochinon ist in wasserhaltigen Zubereitungen löslich und nur kurz haltbar; Ascorbinsäurezusatz wirkt als Oxidationsschutz. In wasserfreien Salben liegt es als suspendierter Feststoff vor. Um Verfärbungen zu vermeiden, werden zum Teil Antioxidantien zugesetzt. Keine Verschreibungspflicht, aber Konzentrationsbegrenzung aufgrund amtlichen Stufenplanverfahrens empfohlen.

Überblick

Konzentration:
- bis 3 % in Cremes oder lipophilen Salben; diese obere Richtkonzentration möglichst nicht überschreiten

Preis (3 g):
- 3,71 €

Beispiel:
- 10.19.2: Depigmentierende Kligman-Creme 2 % / 3 % Hydrochinon (freie Rezepturformel)

6.21 Kaliumpermanganat

Das tiefviolette Kaliumpermanganat wird als desinfizierende Lösung eingesetzt; aufgrund seiner oxidierenden Eigenschaften wirkt es antiseptisch und fungizid. Es wird häufig als Festsubstanz rezeptiert und für Bäder sowie Lösungen verwendet. Um Fehldosierungen und Verätzungen durch nichtaufgelöste Kristalle zu vermeiden, sollte eine 1-%ige wässrige Stammlösung verschrieben werden. Diese Lösung ist zum Gebrauch 1:100 bis 1:1000 zu verdünnen.

Überblick

Konzentration:
- 1 % (Stammlösung)
- 0,001–0,01 % (Anwendungslösung)
- über 0,001 % für anwendungsfertige Lösung (obere Richtkonzentration) mit Ausrufezeichen rezeptieren

Preis (1 g):
- 0,05 € (Hilfstaxe)

Beispiel:
- 10.11.8: Kaliumpermanganat-Lösungskonzentrat 1 % (NRF 11.82.)

6.22 Kortikosteroide

Die Rezeptur lokaler Kortikosteroide hat in der Praxis große Bedeutung. Hier gilt, dass insbesondere bei größeren Mengen an Salben oder Lösungen die Rezeptur im Vergleich zu Fertigarzneiprodukten erheblich billiger ist. Beim Rezeptieren zu beachten: Auf keratinisierter Haut sind bestimmte Verbindungen, die auf Schleimhäuten und systemisch angewendet werden können, praktisch unwirksam. Dies gilt zum Beispiel für Betamethason, Triamcinolon, Fluocinolon und alle wasserlöslichen Salze der Ester, wie Prednisolonhydrogensuccinat-Natrium oder Dexamethasondihydrogenphosphat-Dinatrium. Für die Rezeptur steht eine größere Zahl von Kortikosteroiden zur Verfügung, die in ▶ Tab. 6.1 nach Wirkstärke geordnet sind. Berücksichtigt sind auch Vertreter der topischen Kortikosteroide mit deutlich günstigerem Verhältnis der erwünschten zu unerwünschten Wirkungen (therapeutischer Index: TIX 2), soweit als Rezeptursubstanzen erhältlich (Hydrocortisonbutyrat, Prednicarbat, Mometasonfuroat). Verschreibungspflicht mit Ausnahme von Hydrocortison und Hydrocortisonacetat bei Beschränkungen (nur Anwendung auf der Haut, Konzentration bis 0,25 %, Menge bis 50 g, nicht bei Kindern unter 6 Jahren).

Die Kortisonderivate für die lokale Anwendung sind im Allgemeinen sehr schwer wasserlöslich und liegen in den Rezepturen meist in suspendierter Form vor. Lösungen werden deshalb in der Regel auf alkoholisch-wässriger Basis hergestellt.

Tab. 6.1 Extern wirksame Kortikosteroide (bei Überschreitung der mit * gekennzeichneten oberen Richtkonzentration mit Ausrufezeichen rezeptieren).

Wirkstärke	übliche Konzentration (%)/ obere Richtkonzentration	Menge (g)	Preis (€)
schwach wirksam			
• Hydrocortison	0,25–1	1	8,08 (Hilfstaxe)
• Hydrocortisonacetat	0,25–1	1	8,32 (Hilfstaxe)
• Dexamethason	0,01–0,1/0,05*	0,1	3,05 (Hilfstaxe)
• Prednisolon	0,5	0,5	5,10 (Hilfstaxe)
• Prednisolonacetat	0,5	0,5	5,78 (Hilfstaxe)
mittelstark wirksam			
• Hydrocortisonbutyrat	0,1	0,1	13,87
• Prednicarbat	0,1–0,25	0,1	4,16
• Triamcinolonacetonid	0,05–0,1*	0,1	2,37 (Hilfstaxe)
stark wirksam			
• Betamethasondipropionat	0,05	0,05	3,13
• Betamethasonvalerat	0,05–0,1/0,15*	0,1	4,16 (Hilfstaxe)
• Fluocinolonacetonid	0,025	0,025	3,39 (Hilfstaxe)
• Mometasonfuroat	0,1	0,1	8,72
sehr stark wirksam			
• Clobetasolpropionat	0,05*	0,05	2,05 (Hilfstaxe)
• Fluocinolonacetonid	0,2	0,2	27,13 (Hilfstaxe)

Beispiele

- 10.7.1: Hydrophile Hydrocortisonacetat-Creme 0,25 % / 0,5 % / 1 % (NRF 11.15.)
- 10.7.2: Hydrophile Hydrocortison-Creme 0,25 % / 0,5 % / 1 % (NRF 11.36.)
- 10.7.3: Lipophile Hydrocortisonacetat-Creme 0,25 % / 0,5 % / 1 % (freie Rezepturformel)
- 10.7.4: Hydrophile Prednisolonacetat-Creme 0,25 % / 0,5 % (NRF 11.35.)
- 10.7.5: Hydrophile Prednicarbat-Creme 0,08 % / 0,15 % / 0,25 % (NRF 11.144.)
- 10.7.6: Hydrophile Prednicarbat-Creme 0,08 % / 0,15 % / 0,25 % mit Octenidindihydrochlorid 0,1 % (NRF 11.145.)
- 10.7.7: Hydrophile Triamcinolonacetonid-Creme 0,025 % / 0,05 % / 0,1 % (NRF 11.38.)
- 10.7.8: Hydrophile Triamcinolonacetonid-Emulsion 0,025 % / 0,05 % / 0,1 % (NRF 11.90.)
- 10.7.9: Triamcinolonacetonid-Hautspiritus 0,1 % / 0,2 % mit Salicylsäure 2 % (NRF 11.39.)
- 10.7.10: Triamcinolonacetonid-Haftpaste 0,1 % (NRF 7.10.)
- 10.7.11: Abwaschbares Salicylsäure-Öl 2 % / 5 % / 10 % mit Triamcinolonacetonid 0,1 % (NRF 11.140.)
- 10.7.12: Hydrophile Betamethasonvalerat-Creme 0,025 % / 0,05 % 0,1 % (NRF 11.37.)
- 10.7.13: Hydrophile Betamethasonvalerat-Emulsion 0,025 % / 0,05 % / 0,1 % (NRF 11.47.)
- 10.7.14: Betamethasonvalerat-Haftpaste 0,1 % (NRF 7.11.)
- 10.7.15: Hydrophile Mometasonfuroat-Creme 0,1 % (freie Rezepturformel)
- 10.7.16: Hydrophile Mometasonfuroat-Creme 0,1 % mit Ciclopiroc-Olamin 1 % (freie Rezepturformel)
- 10.7.17: Lipophile Mometasonfuroat-Creme 0,1 % mit Octenidindihydrochlorid-Creme 0,1 % (freie Rezepturformel)
- 10.7.18: Hydrophile Clobetasolpropionat-Creme 0,05 % (NRF 11.76.)

6

6.23 Lauromacrogol 400 (Polidocanol 600, Thesit)

Polidocanol hat eine anästhesierende Wirkung; es wird als Oberflächenanästhetikum und vor allem als Antipruriginosum verwendet. Die antipruriginöse Wirkung hält etwa 4 Stunden vor. Es ist eine Mischung unterschiedlich stark ethoxilierter, homologer Macrogollaurylether von flüssiger bis fester Beschaffenheit. Die halbfeste farblose Substanz ist in Wasser gut löslich und grenzflächenaktiv. Anwendung findet Polidocanol 600 in Cremes, Schüttelmixturen und Ölbädern. Als Tensid kann Polidocanol frei komponierte hydrophile Cremes durch Mischmizellbildung unvorhergesehen verflüssigen und lipophile Cremes bei zu hohem Wassergehalt destabilisieren.

Überblick

Konzentration:
- 3–5 %

Preis (5 g):
- 2,98 €

Beispiele:
- 10.8.3: Hydrophiles Polidocanol-Gel 5 % (NRF 11.117.)
- 10.8.2: Hydrophile Polidocanol-Creme 5 % (NRF 11.118.)
- 10.8.4: Lipophile Polidocanol-Creme 5 % (NRF 11.119.)
- 10.8.5: Lipophile Polidocanol-Creme 5 % mit Harnstoff 5 % (NRF 11.120.)
- 10.8.6: Polidocanol-Zinkoxidschüttelmixtur 3 % / 5 % / 10 % (NRF 11.66.; Thesit in Lotio alba)

6.24 Methoxsalen

Methoxsalen ist eine lichtsensibilisierende Substanz und wird in der topischen Behandlung anderen Psoralenen wie 5-Methoxypsoralen und Trimethylpsoralen vorgezogen. Die Nebenwirkungen der lokalen Therapie mit PUVA-Bad und PUVA-Creme (PUVA: Psoralen-Ultraviolett-A-Therapie) sind geringer als bei systemischer Behandlung. Methoxsalen ist in Wasser praktisch unlöslich und auch in Ethanol nur schwer löslich. Aus Gründen der Rezeptursicherheit werden die niedrig konzentrierten Zubereitungen für die Creme-PUVA-Therapie aus einem vorgefertigt erhältlichen Rezepturkonzentrat hergestellt. Verschreibungspflicht.

Überblick

Konzentration:
- Badekonzentrat: 5 mg/ml, Badewasserkonzentration: 1 mg/l
- Creme: 0,0006 %, über 0,15 % (obere Richtkonzentration) mit Ausrufezeichen rezeptieren

Preis (0,6 mg):
- 1,65 € (als 10 g Konzentrat: Methoxsalen 0,006 % Cordes RK)

Preis (0,62 g):
- 12,07 € (Badekonzentrat)

Beispiele:
- 10.9.3: Methoxsalen-Badekonzentrat 5 mg/ml (NRF 11.83.)
- 10.9.4: Hydrophile Methoxsalen-Creme 0,0006 % (NRF 11.96.)

6.25 Methylrosaniliniumchlorid

Methylrosaniliniumchlorid ist der Hauptbestandteil von Methylviolett. Es ist ein Triphenylmethan-Farbstoff, dessen Wirkungsweise dem des Brillantgrüns gleicht. Der Farbstoff hat eine intensive violette Farbe und ein breites antibakterielles und antimykotisches Wirkspektrum. Gleichzeitig wirkt er austrocknend. Wäsche und andere Gegenstände werden intensiv violett verfärbt. Die Verbindung reagiert stark sauer und kann deswegen Haut reizend sein. Bei einer pH-Pufferung darf der pH-Wert nicht über den neutralen Bereich hinaus in den alkalischen verschoben werden, weil die Substanz sonst unwirksam wird. Als kationischer Farbstoff ist Methylrosaniliniumchlorid mit anionischen Emulgatoren und Verdickungsmitteln unverträglich. Der Wirkstoff ist zurzeit nicht als Rezeptursubstanz erhältlich, verwendet wird eine 0,5-%ige wässrige Methylrosaniliniumchlorid-Stammlösung.

Überblick

Konzentration:
- bis 0,5 % in Lösungen (Gentianaviolett-Lösung) darüber, bei stark geschädigter Haut über 0,1 % (obere Richtkonzentration) mit Ausrufezeichen rezeptieren

Preis (0,5 g):
- 18,77 € (als 100 g 0,5-%ige Lösung)

Beispiel:
- 10.11.9: Methylrosaniliniumchlorid-Lösung 0,1 % / 0,5 % (NRF 11.69.)

6.26 Metronidazol

Metronidazol ist ein Nitroimidazol-Derivat. Es wird als Antiprotozoenmittel, vor allem bei Trichomoniasis sowie bei Infektionen mit Entamoebia histolytica und Giardia lamblia eingesetzt. Weiterhin hat es eine antibiotische Wirksamkeit bei anaeroben Infektionen. In der Dermatologie wird es vor allem zur Behandlung der Rosazea lokal eingesetzt, möglicherweise wirkt es auch hier auf die Erkrankung unterhaltenden anaeroben Bakterien. Vorzugsweise werden entweder 0,75-%ige Lösungsrezepturen oder eine 2-%ige Creme angewandt, in der Metronidazol überwiegend als suspendierter Feststoff vorliegt. Da 1-%ige Rezepturen zur Umkristallisation neigen und kürzer haltbar sind, sollten besser 2-%ige Anwendungen rezeptiert werden. Verschreibungspflicht.

Überblick

Konzentration:
- 2 % in Cremes
- über 3 % (obere Richtkonzentration) mit Ausrufezeichen rezeptieren

Preis (2 g):
- 2,33 € (Hilfstaxe)

Beispiele:
- 10.12.6: Hydrophiles Metronidazol-Gel 0,75 % (NRF 11.65.)
- 10.12.7: Hydrophile Metronidazol-Creme 1 % / 2 % (NRF 11.91.)

6.27 Milchsäure

Milchsäure ist eine hygroskopische Flüssigkeit. Sie hat vor allem feuchtigkeitsbindende Eigenschaften, wirkt leicht keratolytisch und wird bei hyperkeratotischen Genodermatosen sowie bei trockener Haut eingesetzt. Häufig werden Harnstoff-Rezepturen mit einem Lactat-Puffer stabilisiert (siehe Kap. 10.6). In hohen Konzentrationen wird Milchsäure wie andere α-Hydroxysäuren (Weinsäure, Citronensäure, Glykolsäure) oder Trichloressigsäure (Formel 10.16.4) in der Arztpraxis zum Peeling verwendet. Wichtig ist die Zubereitung in einem zumindest schwach sauren pH-Bereich, da sonst keine Wirkung besteht. Die Einwirkzeit wird durch Abspülen mit Wasser und/oder Neutralisation mit Natriumhydrogencarbonat-Lösung beendet.

Überblick

Konzentration:
- 6–10 %

Preis (10 g):
- 0,48 € (in 11,1 g 90-%iger Lösung; Hilfstaxe)

Beispiel:
- 10.16.3: Milchsäurehaltiges Salicylsäure-Collodium 10 % (NRF 11.18.)

6.28 Minoxidil

Minoxidil ist ein Antihypertensivum, das als Nebenwirkung vermehrten Haarwuchs verursacht und deshalb in lokalen Anwendungen als Haarwuchsmittel eingesetzt wird. Als Indikationsgebiet wird hier vor allem die androgenetische Alopezie gesehen. Minoxidil bewirkt vorwiegend eine verstärkte Vellusbehaarung und ein Wachstum von Terminalhaaren. Da die Substanz schlecht wasserlöslich ist, wird sie in wässrig-alkoholischpropylenglycolische Lösungen eingearbeitet. Verschreibungspflicht nicht für äußerliche Anwendung bis 5 %.

Überblick

Konzentration:
- 2–5 %

Preis (2 g):
- 12,16 €

Beispiel:
- 10.19.3: Minoxidil-Haarspiritus 2 % / 5 % (NRF 11.121.)

6

6.29 Octenidindihydrochlorid

Octenidindihydrochlorid ist ein kationisches Lokalantiseptikum aus der Gruppe der Bispyridine für die Haut, oberflächliche Wunden und Schleimhäute. Das doppelt positiv geladene Octenidin-Kation wird an negative Zelloberflächen adsorbiert. Es reagiert mit Polysacchariden der Zellwand von Mikroorganismen, beeinflusst dort enzymatische Vorgänge, beschädigt die Zellfunktion einschließlich der Mitochondrien und bewirkt Undichtigkeit der Zellmembran. Zudem ist ein ähnlicher Wirkungsmechanismus wahrscheinlich wie für andere kationische Antiseptika (Benzalkoniumchlorid, Chlorhexidinsalze, Polihexanid) mit Fettsäureglycerolphosphaten als Hauptbindungspartner der Zellmembran. Octenidindihydrochlorid hat ein breites antimikrobielles Spektrum mit annähernd gleich hoher Wirkung gegen grampositive und gramnegative Bakterien und mit Wirkung gegen Chlamydien, Hefen und Pilze. Es ist nicht sporozid und protozoozid. Octenidindihydrochlorid wird nach oberflächlicher Wundbehandlung nicht resorbiert und kann zur Hautdesinfektion selbst bei

Frühgeborenen angewendet werden. Es ist zur Anwendung in der Genital- und Analregion geeignet. Es gilt als besser verträgliche und stärker wirksame Alternative zu dem wegen Resistenzentwicklung nur bedingt zu empfehlenden Triclosan oder den wegen toxikologisch nicht unproblematischer Zersetzungsprodukte belasteten Chlorhexidinsalzen. Octenidindihydrochlorid soll nicht unter Okklusion angewendet werden, es ist selbst in hoher Verdünnung toxisch für Knorpelgewebe.

Octenidindihydrochlorid ist für Dermatika relevanten pH-Bereich auch unter thermischer Belastung sehr stabil. Es ist unverträglich mit anionischen Wirk- und Hilfsstoffen, darunter Gelbildner, Emulgatoren und Konservierungsstoffe (Kaliumsorbat bzw. Sorbinsäure), aber auch mit Parabenen. Wegen der geringen Konzentration fällt dies zwar bei Lösungen und Hydrogelen auf, nicht aber bei Emulsionen und Cremes. Deshalb kommen die vorgefertigt erhältlichen offizinellen hydrophilen Gel- und Cremegrundlagen mit Ausnahme der Basiscreme DAC nicht infrage. Die Herstellung hydrophiler Emulsionen durch Verdünnung der Basiscreme DAC und die Herstellung lipophiler Cremes durch Einarbeitung wässrig-glycerolischer Octenidindihydrochlorid-Lösungen in Wasser aufnehmende Salben und Gele vom Typ W/O ist plausibel (Emulgierendes hydrophobes Basisgel DAC, Wollwachsalkoholsalbe DAB, Wollwachsalkoholsalben DAC).

Überblick

Konzentration:
- 0,1 %

Preis (2 g):
- 2,39 €

Beispiele:
- 10.7.6: Hydrophile Prednicarbat-Creme 0,08 % / 0,15 % / 0,25 % mit Octenidindihydrochlorid 0,1 % (NRF 11.145.)
- 10.7.17: Lipophile Mometasonfuroat-Creme 0,1 % mit Octenidindihydrochlorid-Creme 0,1 % (freie Rezepturformel)
- 10.11.10: Lipophile Octenidindihydrochlorid-Creme 0,1 % (freie Rezepturformel)

6.30 Permethrin

Permethrin ist ein Isomerengemisch synthetischer Pyrethroide, die natürlich in Korbblütlern gebildet werden und eine antiparasitäre Wirkung haben. Bei Parasiten wirkt es als ein Nervengift. In gleicher Weise wie Lindan wirkt es antiparasitär und gleichzeitig ovozid, ohne eine nennenswerte Toxizität zu entfalten. Die Pyrethroide werden nur geringfügig von der Haut aufgenommen, dort metabolisiert und entgiftet. Insbesondere ist offenbar keine Neurotoxizität zu erwarten. In der lokalen Behandlung wird es bei Skabies und Läusebefall eingesetzt. Verschreibungspflicht (bei Skabiesbehandlung).

Überblick

Konzentration:
- 2,5–5 % in Cremes

Preis (5 g):
- 60,61 € (enthalten in 20 g Rezepturkonzentrat 25 %)

Beispiel:
- 10.12.8: Hydrophile Permethrin-Creme 2,5 % / 5 % (freie Rezepturformel)

6.31 Phenol

Phenol wurde früher als antimikrobielles und Juckreiz stillendes Mittel eingesetzt. Wegen seiner möglichen Kanzerogenität verbietet sich die Anwendung auf Haut und Schleimhaut mit wenigen explizit benannten Ausnahmen. Es wird derzeit lediglich für den ärztlichen Praxisbedarf rezeptiert, insbesondere zur Sklerosierung bei Hämorrhoiden.

Überblick

Konzentration:
- 5 % in öligen Lösungen

Preis (5 g):
- 2,04 €

Beispiel:
- 10.17.4: Phenol-Erdnussöl-Injektionslösung 5 % (NRF 5.3.)

6.32 Polihexanid

Polyhexamethylenbiguanidhydrochlorid ist eine Mischung verwandter farbloser Biguanid-Derivate mit der mittleren relativen Molekülmasse 2300–3 100. Der Wirkstoff ist als 20-%ige wässrige Lösung erhältlich. Polyhexamethylenbiguanid (PHMB) hat eine breite bakterizide Wirkung auch gegenüber Problemkeimen, wie Staphylokokken, Enterokokken, Pseudomonas aeruginosa und Escherichia coli. In Gegenwart von Eiweiß und Blut ist die Wirksamkeit von Polihexanid kaum reduziert. Polihexanid beeinträchtigt die Bildung von Granulationsgewebe nicht und hemmt somit die Wundheilung nicht. Deshalb ist die längerfristige Anwendung als Wundspülung und zur feuchten Wundbehandlung mit Polihexanid-getränkten Kompressen zum vollständigen Wundverschluss möglich. In wässriger Lösung und in Hydrogelen besteht das theoretische Risiko der Kontamination mit Schimmelpilzen, Aspergillus brasiliensis wird durch Polihexanid in therapieüblichen Konzentrationen nicht abgetötet. Zubereitungen mit Polihexanid darf nicht bei Verletzungen im Bereich des ZNS, im Mittel- und Innenohr, im Auge, zur intraperitonealen Spülung oder an hyalinem Knorpel angewendet werden. Neben 0,02- bis 0,04-%igen wässrigen Lösungen, bis zu 0,1-%igen Hydrogelen und Polihexanid-haltigen Macrogolsalben zur Wundbehandlung wird Polihexanid als Hautantiseptikum (besonders bei Staphylokokken-Kolonisation bzw. -Infektion) in Cremes angewendet. Ähnlich wie beim ebenfalls kationischen Octenidindihydrochlorid sind jedoch Wechselwirkungen mit vielen anionischen Dermatikabestandteilen zu beachten.

Überblick

Konzentration:
- 0,02–0,1 % für Wundspülungen und Wundgele

Preis (0,04 g):
- 0,80 € (enthalten in 0,2 g Polihexanid-Lösung 20 %)

Beispiele:
- 10.13.4: Polihexanid-Lösung 0,02 % / 0,04 % (NRF 11.128.)
- 10.13.5: Hydrophiles Polihexanid-Gel 0,04 % / 0,1 % (NRF 11.131.)
- 10.13.6: Polihexanid-Macrogolsalbe 0,04 % / 0,1 % (NRF 11.137.)

6.33 Povidon-Iod

Povidon-Iod enthält Iodidionen, an die Matrix gebundenes elementares Iod und einen sehr geringen Anteil von Iod in freier Form. Allein Letzteres ist antimikrobiell wirksam. Povidon selbst ist ein wasserlösliches Polymer, das arzneilich nicht wirksam ist und als Reservoir für das komplex gebundene Iod dient. Verdünnte Povidon-Iod-Lösungen können einen höheren Anteil an freiem Iod enthalten als höher konzentrierte Formen. Povidon-Iod wird in Form von wässrigen Lösungen, Hydrogelen und fettfreien Salben angewendet.

Überblick

Konzentration:
- 1 % für Wundspülungen
- 10 % in Salben etc.

Preis (10 g):
- 4,92 €

Beispiel:
- 10.13.3: Povidon-Iod-Zuckersalbe 2,5 % (NRF 11.42.)

6.34 Propranololhydrochlorid

Propranololhydrochlorid ist ein nicht selektiver Beta-Rezeptorantagonist. Es wird bei strenger Indikationsstellung sowohl topisch als auch per os zur Behandlung obstruktiver, ulzerierender, kosmetisch entstellender Hämangiome in der Pädiatrie angewendet. Die Wirkung wird mit der leichten Vasokonstriktion im Bereich des Hämangioms, der Induktion der Apoptose und der verminderten Expression von Wachstumsfaktoren erklärt. Das Abblassen des Hämangioms wird meist schon nach wenigen Wochen beobachtet. Die Behandlung bis zur vollständigen Rückbildung kann bis zu 6 Monaten andauern. Die systemische Anwendung ist besser untersucht. Propranololhydrochlorid ist ein bitteres weißes Pulver, das in Wasser mit schwach saurer Reaktion löslich ist. Tropfen zum Einnehmen bzw. die Lösung zum Einnehmen sollen Süßungsmittel und Aromen enthalten und müssen volumengenau dosiert werden können. Verschreibungspflicht.

Überblick

Konzentration:
- Lösung zum Einnehmen: 5 mg/l

Preis (0,5 g):
- 1,60 €

Beispiel:
- 10.19.4: Propranololhydrochlorid-Lösung 5 mg/ml (NRF 11.142.)

6.35 Salicylsäure

Salicylsäure ist eine phenolische Carbonsäure, die nur in Säureform in die Haut penetriert. Salicylsäure hat eine ausgeprägte keratolytische Wirkung sowie zusätzlich antientzündliche und antimikrobielle Eigenschaften. Salicylsäure wurde vorwiegend zur Behandlung der Psoriasis eingesetzt, sie wird aber auch zur Behandlung hyperkeratotischer Genodermatosen verwendet. Außerdem wird sie als Antioxidans bei cignolinhaltigen Präparaten eingesetzt. Die Substanz ist sehr schlecht wasserlöslich. Sie wird in gelöster Form in alkoholischen oder öligen Lösungen und Gelen verwendet, in suspendierter Form vorwiegend in hydrophoben Salben (Salicylvaselin).

Überblick

Konzentration:
- 3–10 %
- über 3 % (obere Richtkonzentration bei großflächiger Anwendung) mit Ausrufezeichen rezeptieren

Preis (10 g):
- 0,80 € (Hilfstaxe)

Beispiele:
- 10.5.1: Salicylsäure-Salbe 1 % / 2 % / 3 % / 5 % / 10 % / 20 % (NRF 11.43.)
- 10.5.2: Salicylsäure-Öl 2 % / 5 % / 10 % (NRF 11.44.)
- 10.5.3: Abwaschbares Salicylsäure-Öl 2 % / 5 % / 10 % (NRF 11.85.)
- 10.5.4: Hydrophile Salicylsäure-Creme 5 % (NRF 11.106.)
- 10.5.5: Ethanolhaltiges Salicylsäure-Gel 6 % (NRF 11.54.)
- 10.5.6: Fettender Salicylsäure-Hautspiritus 1 % / 2 % / 3 % / 5 % (NRF 11.45.)
- 10.5.7: 2-Propanolhaltiger Salicylsäure-Hautspiritus 11 % / 2 % / 3 % / 5 % / 10 % (NRF 11.55.)
- 10.15.1: Salicylsäure-Aknespiritus 5 % / 10 % (NRF 11.23.)
- 10.16.2: Warzensalbe (NRF 11.31.)

6.36 Silbernitrat

Silbernitrat wirkt über die Freisetzung von Silberionen, die sich mit Proteinen verbinden und zu deren Denaturierung führen. Damit hat es eine desinfizierende und antimikrobielle Wirkung. Weiterhin wird es verwendet, um bei konzentrierter Anwendung Rhagaden oder Warzen (Höllensteinstift) zu verätzen. Rezeptiert wird es in verdünnten Lösungen. Bei Anwendung in stärker als 1-%igen Lösungen wirkt Silbernitrat oberflächlich ätzend. Verschreibungspflicht mit Ausnahme der äußerlichen (kutanen) Anwendung, Anwendung auf Schleimhaut und Wunden ist nicht ausgenommen.

Überblick

Konzentration:
- 0,1–1 %

Preis (1 g):
- 3,95 € (ggf. auch bis 6,50 €; 1,38 € nach Hilfstaxe)

Beispiele:
- 10.11.11: Silbernitrat-Lösung 0,5 % / 1 % (NRF 11.98.)
- 10.11.12: Silbernitrat-Lösung 10 % (NRF 11.99.)

6.37 Steinkohlenteer

Die wichtigsten Teerpräparate sind *Steinkohlenteerlösung* (Liquor carbonis detergens), *Steinkohlenteerspiritus* (Spiritus picis lithantracis) und *Steinkohlenteer* in reiner Form (Pix lithantracis).

Steinkohlenteer besitzt antiproliferative Eigenschaften und eine antientzündliche Wirkung. Er wurde vor allem in der Behandlung der Psoriasis sowie bei ekzematösen Hauterkrankungen eingesetzt. In jüngerer Zeit wurden die Teere weitestgehend durch die lokale Anwendung von Kortikosteroiden ersetzt. Zum Teil haben Dermatologen auf die Anwendung von Teerpräparaten zurückgegriffen, wenn bewusst die Anwendung lokaler Kortikosteroide vermieden werden sollte.

Steinkohlenteerlösung ist ein Extrakt aus Steinkohlenteer, der mit der etwa doppelten Menge alkoholischer Seifenrindentinktur extrahiert wird. Das Spektrum der enthaltenen Wirkstoffe unterscheidet sich deshalb vom rohen Steinkohlenteer. Auch die Wirkung ist etwas schwächer. Liquor carbonis detergens lässt sich in höherer Konzentration nicht ohne weiteres mit wasserfreien Salben mischen; zur Einarbeitung sollte Vaselin etwa 1 % Carbomer (Polyacrylsäure) zugesetzt werden. Bei Verarbeitung in Cremes kommen Unverträglichkeiten vor. Eine geeignete Grundlage ist Anionische hydrophile Creme DAB. Verschreibungspflicht.

Überblick

Konzentration:
- Steinkohlenteer: 1–5 % in Salben; über 10 % (obere Richtkonzentration) mit Ausrufezeichen rezeptieren
- Steinkohlenteerlösung und Steinkohlenteerspiritus: 5–10 % in Cremes und Schüttelmixturen; über 20 % (obere Richtkonzentration) mit Ausrufezeichen rezeptieren

Preis (2 g):
- 0,24 € (Steinkohlenteer; Hilfstaxe; Marktpreis: 1,06 €)

Preis (10 g):
- 2,31 € (Steinkohlenteerspiritus)

Preis (10 g):
- 1,88 € (Steinkohlenteerlösung; Hilfstaxe)

Beispiele:
- 10.10.3: Lipophile Steinkohlenteer-Salbe 2 % / 5 % / 10 % / 20 % (NRF 11.46.)
- 10.10.4: Hydrophile LCD-Creme 5 % / 10 % / 20 % (NRF 11.86.)
- 10.10.5: LCD-Vaselin 5 % / 10 % / 20 % (NRF 11.87.)
- 10.10.6: Hydrophile Salicylsäure-Creme 5 % mit Steinkohlenteerspiritus 10 % (NRF 11.107.)

6.38 Tretinoin (Vitamin-A-Säure)

Vitamin-A-Säure ist die oxidierte Form des Vitamin A. An der Haut hat sie vor allem einen keratolytischen sowie schälenden Effekt und wird deshalb bei Acne comedonica eingesetzt. Weiterhin wird sie zur Behandlung aktinischer Keratosen eingesetzt. Im Bereich dieser potenziellen Präkanzerosen bewirkt sie zum Teil eine Normalisierung der Haut. Der Schäleffekt wird auch bei der Behandlung von Verrucae planae und Mollusca contagiosa ausgenutzt. Die Substanz ist sehr lichtempfindlich und zerfällt bei Einwirkung von sichtbarem Licht sowie UV-Strahlung. Tretinoin ist eine gelbe kristalline Substanz, die vorwiegend in alkoholischer Lösung und in Cremes angewendet wird. Da sie oxidationsempfindlich ist, sollen standardisierte Rezepturen mit Antioxidantien verwendet werden (NRF). In Cremes und Salben liegt Vitamin-A-Säure suspendiert vor, sodass mikrofein gepulverte Ausgangssubstanz bevorzugt wird. Arbeitsschutz ist wichtig wegen ihrer starken Teratogenität. In Apotheken werden für Suspensionszubereitungen deshalb meist pastöse Rezepturkonzentrate nach NRF hergestellt. Verschreibungspflicht.

Überblick

Konzentration:
- 0,05–0,1 %

höhere Konzentrationen (obere Richtkonzentration) mit Ausrufezeichen rezeptieren

Preis (100 mg):
- 6,63 € (2,31 € nach Hilfstaxe)

Beispiele:
- 10.15.5: Lipophile Tretinoin-Creme 0,025 % / 0,05 % / 0,1 % (NRF 11.123.)
- 10.15.6: Hydrophile Tretinoin-Creme 0,025 % / 0,05 % / 0,1 % (NRF 11.100.)
- 10.15.7: Hydrophiles Tretinoin-Gel 0,025 % / 0,05 % / 0,1 % (NRF 11.124.)
- 10.15.8: Ethanolhaltige Tretinoin-Lösung 0,025 % / 0,05 % / 0,1 % (NRF 11.102.)
- 10.18.7: Tretinoin-Haftpaste 0,05 % / 0,1 % (NRF 7.9.)

6.39 Trichloressigsäure

Trichloressigsäure ist eine an der Luft sehr leicht zerfließende, hygroskopische, kristalline Substanz. Sie ist in Wasser und Ethanol-Wasser-Gemischen sehr leicht löslich und eine starke Säure. Trichloressigsäure-Lösungen zeigen deshalb ein pH nahe dem Null-Wert, sie wirken bei längerem Kontakt korrosiv gegenüber Metallen. Aufgrund der hohen Azidität und der koagulierenden Wirkung der Trichloressigsäure sind ihre konzentrierten Lösungen mikrobiologisch nicht anfällig und brauchen nicht konserviert zu werden.

Trichloressigsäure wirkt eiweißfällend, keratolytisch und ätzend. Bei unterschiedlichen dermatologischen Anwendungsgebieten wird mit unterschiedlich konzentrierten Trichloressigsäure-Lösungen lokal behandelt, u. a. bei aktinischen Keratosen, Xanthelasmen, Hyperpigmentierungen und Narben sowie bei Hautproblemen in der ästhetischen Medizin durch Chemopeeling, beim Unguis incarnatus durch chemokaustische Matrixektomie sowie bei Verrucae vulgaris und Condylomata acuminata.

Besonders in der US-amerikanischen Literatur wird die Konzentrationsangabe in „Gramm pro Milliliter" wissenschaftlich nicht ganz korrekt durch „Prozent (m/V)" bezeichnet und dann oft zu „%" verkürzt. Wegen der hohen Dichte der Trichloressigsäure über 1,63 g/ml ergibt sich bei hohen Konzentration eine erhebliche Diskrepanz. Wässrige Trichloressigsäure-Lösung 1220 mg/ml ist gesättigt und hat die prozentuale Konzentration 81 %.

Überblick

Konzentration:
- 10–70 % entsprechend 100–1000 mg/ml

Preis (50 g):
- 40,66 €

Beispiele:
- 10.16.4: Trichloressigsäure-Lösung 10 % / 20 % / 35 % / 50 % / 65 % (NRF 11.133.)
- Trichloressigsäure-Lösung 1000 mg/ml (entspricht 70,3 %; freie Rezepturformel)

6.40 Triclosan

Triclosan blockiert das Enzym Enoylacyl-Trägerprotein-Reduktase (ETR) und verhindert dadurch die Fettsäurensynthese bei Bakterien (Angriffspunkt Zellmembranen und andere Vitalfunktionen). Da Menschen keine ETR besitzen, hat Triclosan insofern keine direkten Nebenwirkungen bei der Anwendung am Menschen. Ein Molekül Triclosan blockiert ein Molekül ETR dauerhaft, weshalb die Substanz hochwirksam antimikrobiell ist. Bei Rezeptur in hydrophilen Cremes sollten wegen der phenolischen Struktur von Triclosan anionische Grundlagen verwendet werden. Wegen der hohen kutanen Resorption werden bei Kindern eher 1-%ige Rezepturen verordnet und wegen möglicher hormonartiger Wirkungen des Triclosan werden bei Kleinkindern zunehmend Polihexanid und Octenidindihydrochlorid bevorzugt.

Überblick

Konzentration:
- 1–2 %
- über 3 % (obere Richtkonzentration) mit Ausrufezeichen rezeptieren

Preis (2 g):
- 3,76 €

Beispiel:
- 10.11.14: Lipophile Triclosan-Creme 1 % / 2 % (NRF 11.122.)

6.41 Zinkoxid

Zinkoxid ist sehr häufig in Schüttelmixturen, Pudern sowie Pasten enthalten und für die physikalische Wirkung dieser Grundlagen von großer Bedeutung (siehe Kap. 5). Zusätzlich wirkt es schwach adstringierend und antiseptisch. Es kann die Wirkung gleichzeitig eingearbeiteter Wirkstoffe beeinträchtigen. Zinkoxid kann oxidative Zersetzungen fördern (z. B. bei Hydrocortison oder Dithranol).

Überblick

Konzentration:
- 5–50 %

Preis (20 g):
- 0,28 €

Beispiele:
- 10.4.1: Zinkoxid-Talkum-Puder 50 %, weiß oder hautfarben (NRF 11.60.; Zink-Puder, weiß oder hautfarben)
- 10.4.2: Zinkoxidschüttelmixtur, DAC oder hautfarben (NRF 11.22.; Zinci oxidi lotio/ Zinci oxidi lotio rubra, Lotio alba aquosa/ Lotio rubra aquosa)
- 10.4.3: Ethanolhaltige Zinkoxidschüttelmixtur, weiß oder hautfarben (NRF 11.3.)
- 10.4.4: Ethanolhaltige hydrophile Zinkoxid-Paste 18 % (NRF 11.49; 18er-Lotio)
- 10.4.5: Zinkpaste DAB (Zinci pasta, Pasta zinci)
- 10.4.6: Weiche Zinkpaste DAB (NRF 11.21.; Pasta zinci mollis DAB)
- 10.4.7: Zinkoxidöl DAC (NRF 11.20.; Zinci oleum, Oleum zinci)

6.42 Zinksulfat

Zinksulfat wird eine antivirale Wirkung nachgesagt und wirkt schwach adstringierend. Es wird in der Behandlung von Herpes simplex und Herpes Zoster als lokal anzuwendende Lösung (z. B. als Umschläge oder Auflagen) eingesetzt. Auch zur Anwendung in Hydrogelen wird es verarbeitet. Die Rezeptursubstanz Zinksulfat-Heptahydrat ist leicht wasserlöslich und wird vorwiegend als wässrige Lösung verwendet.

Überblick

Konzentration:
- 0,5–1 %

Preis (1 g):
- 0,14 € (Zinksulfat-Heptahydrat)

7 Hilfsstoffe

7.1 Hydrophobe Stoffe als Lipidbestandteile und Konsistenzgeber

Die hydrophoben (lipophilen) dermatologischen Grundlagenbestandteile sind häufig die Hauptbestandteile von Salbenrezepturen und nicht mit Wasser mischbar oder von der Haut abwaschbar. Sie können eine feste, halbfeste oder flüssige Beschaffenheit haben, ohne dass diese Rückschlüsse auf die chemische Struktur der Stoffe erlaubt. Bei der chemischen Klassifizierung lassen sich neben den lipophilen flüchtigen Lösemitteln und den in Kap. 7.3 behandelten W/O-Emulgatoren (siehe Kap. 7.3) die in der Rezeptur relevanten Verbindungen nach abnehmenden hydrophoben Eigenschaften ordnen:

- *Silikonöle*: lineare Dimeticone, ringförmige (flüchtige) Cyclometicone,
- *Paraffine*: kristalline, mikrokristalline, lineare und verzweigtkettige flüssige,
- *Fettalkohole*: kristalline lineare, flüssige verzweigtkettige,
- *Wachse*: kristalline, ungesättigte und verzweigtkettige flüssige,
- *Fette und fette Öle*: gesättigte kristalline, teilkristalline und flüssige, ungesättigte flüssige,
- *Partialglyceride*: gesättigte kristalline, ungesättigte flüssige.

Grundsätzlich haben hydrophobe Lipide schlechtere Löseeigenschaften für die meisten Wirkstoffe als solche mit polaren Strukturen (ungesättigte Bindungen, Hydroxylgruppen oder Esterfunktionen). Kristalline sowie stärker hydrophobe Lipide haben eine stärker abdeckende Wirkung (Wasserdampfsperre) Flüssige sowie vor allem verzweigtkettige Verbindungen ziehen schneller in die Haut ein als andere Lipide (▸ Tab. 7.1). Die Silikonöle nehmen eine Sonderstellung ein. Sie sind nur mit bestimmten verzweigtkettigen Lipiden mischbar und selten Hauptbestandteil von Dermatika. Sie haben sehr schlechte Löseeigenschaften für fast alle Wirkstoffe und praktisch keine Okklusionswirkung. In kleinen Mengen verbessern sie das Hautgefühl hydrophiler Emulsionen und Cremes sowie die Wasserbeständigkeit lipophiler Dermatika auf der Haut.

7.2 Hydrophile Komponenten und Lösevermittler

Hydrophile Dermatikabestandteile können eine feste, halbfeste oder flüssige Beschaffenheit haben, ohne dass diese Rückschlüsse auf die chemische Struktur der Stoffe erlaubt. Neben Wasser und den gesondert behandelten Verdickungsmitteln, pH-Regulanzien, Pigmenten und Tensiden lassen sich zur chemischen Klassifizierung der wichtigsten hydrophilen Hilfsstoffe in Dermatika kurzkettige Alkohole, Glycole, nichtalkoholische Lösemittel, Macrogole und Polyole unterscheiden (▸ Tab. 7.2).

7.3 Emulgatoren und Tenside

Grenzflächenaktive Stoffe in Dermatika haben sowohl lipophile als auch hydrophile Strukturmerkmale, gehören chemisch aber zu zum Teil sehr unterschiedlichen Verbindungen und haben unterschiedliche Funktionen (▸ Tab. 7.3). Stabile Emulsionen vom Öl-in-Wasser-Typ (O/W) werden in der Regel nicht allein mit einem relativ hydrophilen Emulgator gebildet, sondern in Kombination mit einem eher lipophilen, meist festen Koemulgator. Viele hydrophile Tenside sind Haut und Schleimhaut reizend, ergeben aber im Emulsionssystem gut verträgliche Dermatikagrundlagen. Spezielle, eher hydrophile Tenside werden nicht als Emulgatoren, sondern zu folgenden Zwecken eingesetzt:

- Solubilisation schwer löslicher Wirkstoffe (z. B. Miconazol),
- bessere Verteilung wasserunlöslicher Wirkstoffe in Rezepturen,
- bessere Benetzung der Haut,
- Penetrationsbeschleuniger,
- Waschkonzentrate für Haut und Kopfhaut,
- Verdickungsmittel in Tensidgelen.

Tab. 7.1 Lipidkomponenten in Dermatika.

Bestandteil	Struktur und Beschaffenheit	Verwendung
Hartparaffin	kristallines Paraffin	Konsistenzgeber
Mikrokristallines Paraffin	teilweise verzweigtkettiges und alizyklisches kristallines Paraffin	Konsistenzgeber mit guter Immobilisation für flüssige Lipide
Weißes oder Gelbes Vaselin	halbfestes Gemisch kristalliner, teilkristalliner und überwiegend flüssiger Paraffine	hydrolyse- und oxidationsstabile Dermatikagrundlage, Lipidbestandteil in Emulsionssystemen und Pasten mit geringem Lösevermögen
Dick- und Dünnflüssiges Paraffin	Gemisch flüssiger, überwiegend verzweigter Paraffine	hydrolyse- und oxidationsstabile Lipidbestandteile in Emulsionssystemen und Hautölen mit geringem Lösevermögen
Squalan, hydriertes Polyisobutylen	verzweigtkettige flüssige Paraffine	hydrolyse- und oxidationsstabile Lipidbestandteile in Emulsionssystemen und Hautölen mit geringem Lösevermögen
Cetylalkohol, Cetylstearylalkohol	linearer, gesättigter, kristalliner Fettalkohol	hydrolyse- und oxidationsstabile Konsistenzgeber in lipophilen Salben, Cremes (mit Emulgatorwirkung) sowie in hydrophilen Salben (Macrogolsalben)
Octyldodecanol	verzweigtkettiger gesättigter, dickflüssiger Fettalkohol	hydrolyse- und oxidationsstabiler Lipidbestandteil in Emulsionssystemen und Hautölen mit mäßigem Lösevermögen
Gebleichtes Wachs, Carnaubawachs	natürliches Gemisch von überwiegend kristallinen Lipiden mit Esterstruktur	Konsistenzgeber in lipophilen Salben und Cremes; Lipidbestandteil in Emulsionssystemen
Cetylpalmitat	kristallines Lipid mit Esterstruktur	Konsistenzgeber in lipophilen Salben und Cremes, Lipidbestandteil in Emulsionssystemen, Ersatz für Walrat
Jojobaöl	natürliches flüssiges Wachs	weitgehend oxidationsstabiler Lipidbestandteil in Emulsionssystemen und Hautölen mit gutem Lösevermögen
Decyloleat, Oleyloleat	partialsynthetische, lineare, ungesättigte flüssige Wachse	oxidationsempfindliche Lipidbestandteile in Emulsionssystemen und Hautölen mit gutem Lösevermögen
2-Ethylhexyllaurat, Isopropylmyristat, Isopropylpalmitat, Diisobutyladipat, Cetearyloctanoat	partialsynthetische, verzweigte, gesättigte flüssige Wachse	oxidationsstabile Lipidbestandteile in Emulsionssystemen und Hautölen mit sehr gutem Lösevermögen
gemischtkettige Triglyceride (Softisan 378, „Neutralfett"), gehärtetes Erdnussöl, früher Schweineschmalz	partialsynthetische bzw. natürliche, teilweise gesättigte Triglyceride	unterschiedlich oxidationsstabile Lipidbestandteile in lipophilen Salben und in Cremes mit gutem Lösevermögen
Raffiniertes Erdnussöl, Mandelöl, Olivenöl, Sonnenblumenöl, Sesamöl, Raffinierte Sheabutter	natürliche flüssige ungesättigte Triglyceride	wenig oxidationsstabile Lipidbestandteile in lipophilen Salben, in Emulsionssystemen und Hautölen mit gutem Lösevermögen
Mittelkettige Triglyceride	partialsynthetische gesättigte Triglyceride	oxidationsstabile Lipidbestandteile in lipophilen Salben, Emulsionssystemen und Hautölen mit gutem bis sehr gutem Lösevermögen
Rizinusöl	natürliches dickflüssiges ungesättigtes Triglycerid mit Hydroxylfunktion	relativ oxidationsstabiler Lipidbestandteil in Hautölen, Rückfetter in alkoholischen Lösungen, sehr gutes Lösevermögen, mischbar mit Ethanol und Isopropylalkohol
Hartfett, Glycerolmonostearat	partialsynthetische, gesättigte mittel- bzw. langkettige Tri- und Partialglyceride	oxidationsstabile Konsistenzgeber in lipophilen Salben, Cremes (mit Emulgatorwirkung)
Ether, Ethylacetat	dünnflüssige, flüchtige Lösemittel	Lösemittel in Lösungen und Lacken

Tab. 7.2 Hydrophile Komponenten in Dermatika.

Bestandteil	Struktur und Beschaffenheit	Verwendung
Ethanol, 2-Propanol (Isopropylalkohol), 1-Propanol (Propylalkohol)	dünnflüssige, flüchtige, einwertige Alkohole	in unterschiedlicher Konzentration Bestandteil in Lösungen, Schüttelmixturen und Hydrogelen; gutes bis sehr gutes Lösevermögen für viele Wirkstoffe, mit höherer Konzentration schlechtere Hautverträglichkeit
Dimethylsulfoxid, Aceton	dünnflüssige, flüchtige, nichtalkoholische Lösemittel	in Konzentrationen bis etwa 50 % in Lösungen, schlechte Lokalverträglichkeit, sehr gutes Lösevermögen für viele Wirkstoffe
Propylenglycol	dickflüssiger, schwerflüchtiger zweiwertiger Alkohol	in Konzentrationen bis etwa 20 % in Lösungen, Hydrogelen und Emulsionssystemen; gutes Lösevermögen für viele Wirkstoffe, in höherer Konzentration Haut reizend, häufig in Ohrentropfen
Glycerol 85 %, wasserfreies Glycerol	entsprechend dem Wassergehalt dickflüssiger, nichtflüchtiger 3-wertiger Alkohol	in unterschiedlichen Konzentrationen in Lösungen, Hydrogelen und Emulsionssystemen; mäßiges Lösevermögen für die meisten Wirkstoffe, häufig in Ohrentropfen, in Mundspülungen osmotisch aktiv und süßer Geschmack
Sorbitol, Sorbitollösung 70 %	kristallines, in Lösung dickflüssiges Polyol	in Konzentrationen bis zu etwa 20 % in Lösungen, Hydrogelen und Emulsionssystemen; schlechtes Lösevermögen für die meisten Wirkstoffe, in Mundspülungen osmotisch aktiv und süßer Geschmack
Macrogol 300 und 400	dickflüssige, nichtflüchtige Polyethylenglycole	in unterschiedlichen Konzentrationen in Lösungen, lipidfreien Salben (Hauptbestandteil in Macrogolsalben), Hydrogelen und Emulsionssystemen; mäßiges bis gutes Lösevermögen für die meisten Wirkstoffe
Macrogol 600 bis 6 000 (üblich: 1500 und 4 000)	feste Polyethylenglycole; Verflüssigung in Anwesenheit von Wasser	in unterschiedlichen Konzentrationen in lipidfreien Salben (Konsistenzgeber in Macrogolsalben); mäßiges bis gutes Lösevermögen für die meisten Wirkstoffe, weitgehend geschmacksneutraler, osmotisch kaum aktiver Lösevermittler in Mundspülungen, etwa 50-%ig in Wasser löslich

Tab. 7.3 Emulgatoren und Tenside in Dermatika.

Bestandteil	Struktur und Beschaffenheit	Verwendung
Cetylalkohol, Cetylstearylalkohol	feste Fettalkohole	Konsistenzgeber in Salben und Cremes, lipophiler Emulgator für W/O-Cremes, lipophile Komponente in Emulgatorkomplexen zusammen mit anionischen Tensiden (Natriumcetylstearylsulfat bzw. Natriumlaurylsulfat in Emulgierendem Cetylstearylalkohol Typ A bzw. B) oder nichtionischen Tensiden für hydrophile Emulsionen und Cremes
Glycerolmonostearat, Sorbitanmonostearat	fester Partialester eines Polyols mit Stearinsäure	Konsistenzgeber in Salben und Cremes, lipophiler Emulgator für W/O-Cremes, lipophile Komponente in Emulgatorkomplexen zusammen mit anionischen Tensiden (Alkaliseifen) für hydrophile Emulsionen und Cremes
Glycerolmonooleat, Sorbitanmonooleat, -sesquioleat, -trioleat	flüssiger Partialester eines Polyols mit Ölsäure	lipophiler, auch nachträglich einarbeitbarer Emulgator für W/O-Cremes; oxidationsanfällig
Triglyceroldiisostearat	flüssiger Partialester eines Polyols mit Ölsäure	lipophiler, auch nachträglich einarbeitbarer Emulgator für W/O-Cremes; oxidationsanfällig
Cholesterol	Sterol, fest und sehr hoch schmelzend	lipophiler Emulgator für W/O-Cremes

Tab. 7.3 Fortsetzung

Bestandteil	Struktur und Beschaffenheit	Verwendung
Wollwachsalkohole	fest	lipophiler Emulgator für W/O-Cremes, oxidationsanfällig
Wollwachs	überwiegend Fettsäureester der Wollwachsalkohole; halbfest	lipophiler Emulgator für W/O-Cremes, oxidationsanfällig
lipophiler Emulgator für W/O-Cremes, oxidationsanfällig	nichtionisches Tensid, Ethoxilat des Laurylalkohols, dickflüssig, mischbar mit Lipiden	Solubilisator in Ölbädern, für abwaschbare Öle, Konsistenz regelndes Kotensid in Shampoogrundlagen zusammen mit anderen Tensiden, insbesondere Natriumlaurylethersulfat
Macrogol-20-cetylstearylether	nichtionisches Tensid, Ethoxilat des Cetylstearylalkohols, fest, hydrophil	hydrophile Emulgatorkomponente in nichtionischen Cremes (Cetomacrogolcremes)
Macrogol-8-stearat	nichtionisches Tensid, Ethoxilat der Stearinsäure, halbfest, hydrophil	hydrophile Emulgatorkomponente in nichtionischen O/W-Cremes und -Emulsionen (z. B. in Hydrophiler Basisemulsion DAC), hohe Konsistenz von Emulsionen auch bei großem Wasseranteil
Macrogol-20-glycerolmonostearat	nichtionisches Tensid, Ethoxilat des Glycerolmonostearat, halbfest, relativ hydrophil	hydrophile Emulgatorkomponente in Basiscreme DAC
Polysorbat 20/60/80/85	nichtionische Tenside, Ethoxilate der Fettsäureester Sorbitanlaurat, -palmitat, -stearat bzw. -oleat, dickflüssig, relativ hydrophil	Benetzung von Wirkstoffen, Polysorbat 60 als hydrophile Emulgatorkomponente in Nichtionischer hydrophiler Creme DAB, Polysorbat 80 als Solubilisator für Öle, Polysorbat 80 und 85 oxidationsempfindlich
Macrogol-40-glycerolhydroxystearat	nichtionisches Tensid, Ethoxilat des gehärteten Rizinusöls, halbfest, relativ hydrophil	Solubilisator für Wirkstoffe und ätherische Öle
Natriumlaurylethersulfat	festes Aniontensid, meist als 27-%ige wässrige Lösung, sehr hydrophil	waschaktive Substanz in Shampoos
Natriumlaurylsulfat, Natriumcetylstearylsulfat	feste Aniontenside, sehr hydrophil	waschaktive Substanzen in Shampoos, anionische Komponente in Emulgierendem Cetylstearylalkohol Typ A bzw. B (Emulgator für anionische Cremes, z. B. Anionische hydrophile Creme DAB)
Cocamidopropylbetain	Amphotensid, als 30-%ige wässrige Lösung, sehr hydrophil	Konsistenz regelndes Kotensid zusammen mit Natriumlaurylethersulfat in Shampoos und Waschkonzentraten
Poloxamer 407	feste, synthetische Blockkopolymere aus Ethylenoxid und Propylenoxid, sehr hydrophil, reversible Gel-Sol-Umwandlung in der Kälte	sehr gut haut-, Schleimhaut- und gewebeverträgliches Tensid für Lösungen und Gele, insbesondere Wundgele; in 20- bis 30-%iger Konzentration in Poloxamer-Tensidgelen mit Wasser und Polyolen, z. B. Thermogel (NRF-Stammzubereitung S. 51.) oder Gel Cordes

7

7.4 Pigmente und Pudergrundstoffe

Für dermatologische Rezepturen werden vorwiegend anorganische Pigmente, meist Metalloxide, Metallstearate und Metallsilikate sowie hochdisperses Siliciumdioxid, Lactose und native oder modifizierte Stärken als feste Hilfsstoffe verwendet (▶ Tab. 7.4). Diese Stoffe werden sowohl von Wasser als auch von Lipiden gut benetzt und können deshalb in flüssige sowie halbfeste hydrophile und hydrophobe Zubereitungen eingearbeitet werden.

7.5 Verdickungsmittel

Verdickungsmittel sind Stoffe, die meist bereits in geringer Konzentration Flüssigkeiten zu halbfesten Zubereitungen versteifen. Zur Konsistenzerhöhung werden hydrophobe Flüssigkeiten üblicherweise mit festen oder halbfesten Lipiden versetzt, sodass die Gelierung flüssiger Lipide, etwa mit Hochdispersem Siliciumdioxid, Aluminiumstearat oder modifiziertem Bentonit zu lipophilen Gelen, in der Rezeptur kaum eine Rolle spielt. Die Verdickungsmittel für wässrige und alkoholische Flüssigkeiten unterscheiden sich in Verwendung und Eigenschaften erheblich (▶ Tab. 7.5). Die mit festen Gelbildnern hergestellten Zubereitungen sollten zu etwa 10 % schwerflüchtige hydrophile Zusätze (z. B. Propylenglycol, Glycerol, nichtkristallisierende Sorbitol-Lösung 70 %) enthalten, damit sie nicht auf der Haut zu einem spröden Film eintrocknen. Die gelbildenden Poloxamere sind als Tenside in ▶ Tab. 7.3 beschrieben.

7.6 pH-Regulanzien

Viele Wirkstoffe sind nur innerhalb eines bestimmten pH-Bereiches stabil (z. B. Erythromycin zwischen pH 8 und 8,5) oder wirksam (z. B. Aluminiumchlorid-Hexahydrat nur unterhalb pH 2). Vom pH abhängig sind weiterhin die Wirksamkeit von Konservierungsmitteln (pH nicht größer als 5,5 bei Sorbinsäure bzw. Kaliumsorbat), die Löslichkeit von Stoffen sowie die Verdickungswirkung bei den anionischen Gelbildnern Carbomer (Polyacrylsäure) und Carmellose-Natrium. Die pH-aktiven Rezepturbestandteile erzeugen oft von sich aus ein ungeeignetes Milieu (Tetracyclinhydrochlorid reagiert stark sauer, Carbomere deutlich

Tab. 7.4 Pigmente und Pudergrundstoffe in Dermatika.

Bestandteil	Eigenschaften und Verwendung
Aluminium-, Magnesium- und Zinkstearate	gute Kühlwirkung
Eisenoxide	Buntpigmente für gefärbte Abdeckpuder, Schüttelmixturen und -pasten, entsprechend der Deckkraft der Grundlage zu 0,3–3 %
Lactose-Monohydrat	auflösbar in Sekret, nach Vortrocknung Entkeimung durch trockene Hitze möglich (2 Stunden bei 160 °C)
Magnesiumoxid, -carbonat	hohe Saugkraft, aber langsam; schwach basische Reaktion
Maisstärke	gute Haft- und Streufähigkeit, verklumpt leicht, kann relativ stark verkeimt sein
phosphatierte Maisstärke	nichtquellend modifiziert, gute Haft- und Streufähigkeit, Entkeimung durch trockene Hitze (2 Stunden bei 170 °C) oder Autoklavierung (30 Minuten bei 121 °C) möglich
Hochdisperses Silicumdioxid	spezifische Oberfläche: 200 m^2/g, gutes Aufsaugvermögen, zur Verbesserung der Streufähigkeit, nur in Pudern bis zu etwa 15 %
Talkum	geringe Saugkraft, gute Haft- und Streufähigkeit, muss vor Verwendung sterilisiert werden, darf nicht versehentlich inhaliert werden, zu 20 % in Lotio alba
Titandioxid	sehr feine Korngröße, starke Abdeckung (die Arzneibuchware ist nicht die als UV-Lichtschutzfilter vorgesehene mikrodisperse Form)
Weißer Ton	gutes Aufsaugvermögen
Weizenstärke	Kühlwirkung, zu 25 % in Zinkpaste DAB, kann relativ stark verkeimt sein
Zinkoxid	feine Korngröße, gute Abdeckung, gute Haft- und Streufähigkeit, zu 50 % in Zinköl DAC, zu 25 % in Zinkpaste DAB, zu 30 % in Weicher Zinkpaste DAB, zu 20 % in Lotio alba, schwach basische Reaktion

Tab. 7.5 Verdickungsmittel für hydrophile Flüssigkeiten.

Bestandteil	Besonderheiten und Verwendung	Anwendungskonzentration
Carbomer (Polyacrylsäure)	anionischer synthetischer Gelbildner, hochmolekular, erfordert Neutralisation mit Base in den pH-Bereich 4 bis 7, Einarbeitung ohne Wärme, auch für wässrig-alkoholische Zubereitungen; empfindlich gegen Säuren, Basen, Elektrolyte und bestimmte kationische Stoffe; Typen „35 000 mPa • s" und „50 000 mPa • s" (dieser nur zur äußerlichen Anwendung) häufig verwendet	Gelbildung bei 0,25–1,5 %
Carmellose-Natrium (Carboxymethylcellulose-Natrium)	anionischer Celluloseether, Einarbeitung ohne Wärme möglich, empfindlich gegen Säuren und bestimmte Kationen, Typen „600 mPa • s" und „1600 mPa • s" verwendet	Gelbildung je nach Typ und pH bei etwa 2,5–10 %
Hyetellose (Hydroxyethylcellulose)	nichtionischer Celluloseether, Einarbeitung ohne Wärme möglich, verträgt geringen Alkoholgehalt, Typen „250 mPa • s" und „10 000 mPa • s" häufig verwendet, auch Type „5 000 mPa • s"	Gelbildung je nach Typ bei etwa 2–10 %
Hymetellose (Methylhydroxyethylcellulose)	nicht in der erforderlichen Qualität erhältlich, kann als nichtionischer Celluloseether meist durch Hydroxyethylcellulose ersetzt werden	
Hypromellose (Methylhydroxypropylcellulose)	nichtionischer Celluloseether, Einarbeitung in heißes Wasser wird empfohlen, Quellung erfolgt erst bei Abkühlung, verträgt geringen Alkoholgehalt, Typ „4 000 mPa • s" häufig verwendet	Gelbildung je nach Typ bei etwa 2–4 %
Hyprolose (Hydroxypropylcellulose)	nichtionischer Celluloseether, Einarbeitung ohne Wärme möglich, langsame Quellung, vorwiegend für organische Lösemittel (Ethanol, 2-Propanol, DMSO, Aceton) und deren Mischungen mit Propylenglycol oder Wasser, Typ „400 mPa • s" verwendet, kann meist durch Hypromellose ersetzt werden	Gelbildung je nach Typ bei etwa 2,5–5 %
Collodiumwolle (Cellulosenitrat, Nitrocellulose)	nichtwasserlöslicher, nichtionischer Celluloseester, in etherisch alkoholischer Lösung als „Collodium" erhältlich; Rizinusölzusatz für flexible Hautfirnisse (Collodium elasticum)	etwa 4 %
Povidon	für (langsam wasserlösliche) Lacke auf wässriger oder alkoholischer Basis, Typ „K 25" verwendet	10–70 %
Gelatine	Eiweißstoff, enthält kationische und anionische funktionelle Gruppen, muss warm verarbeitet werden; nicht für plastische Gele geeignet, da temperaturbedingte relativ rasche Sol-Gel-Umwandlung ohne streichfähigen Zustand; praktisch nur für Zinkleim	15 %
Stärkearten (Kartoffel-, Reis-, Mais- und Weizenstärke)	Polysaccharid, nichtionischer Gelbildner, muss kalt eingearbeitet und dann zum Sieden erhitzt werden, mikrobiologische Anfälligkeit, weitgehend obsolet	Gelbildung bei etwa 10 %
Xanthangummi	durch Mikroorganismen gebildetes anionisches Polysaccharid, noch geringe Bedeutung in der Rezeptur, säurestabiler Gelbildner für Aminolevulinsäurehydrochlorid und chemische Peelings	Gelbildung je nach Typ bei etwa 2–5 %

sauer, Kaliumsorbat schwach basisch, Erythromycin und Ciclopirox-Olamin mit bis zu pH 10,5 deutlich basisch). Deshalb müssen manche Rezepturen durch Zusatz eines Säuerungsmittels oder einer Base auf den gewünschten Wert eingestellt werden.

Wenn Rezepturen längere Zeit stabil sein sollen, kann der zulässige pH-Bereich schmaler werden, insbesondere wenn die pH-Optima für Stabilität und Wirksamkeit differieren, wie für Sorbinsäure (im Sauren wirksam, aber instabiler) und Chlorhexidin-Salze (im Basischen wirksamer, aber instabiler). Starke Säuren und Laugen sind bei ungepufferten Rezepturen schlechter geeignet als schwache, weil die genaue Einstellung schwieriger ist. Zudem soll das pH-Regulans bzw. die zugesetzte Puffersubstanz auch in Kleinstmengen gut zu handhaben sein. Beispielsweise sind den hygroskopischen und nicht unterteilbaren Natriumhydroxid-Plätzchen deshalb das kristalline basische Trometamol oder basische Salze (z. B. Natriumcitrat, Natriumacetat oder Natriummonohydrogenphosphat-Dodecahydrat) vorzuziehen (► Tab. 7.6). Da die pH-Bestimmung und pH-Korrektur in Cremes und Emulsionen mit einfachen Mitteln technisch schwierig ist, werden standardisierte Vorschriften empfohlen. Behelfsmäßig kann die Reaktion der pH-aktiven Bestandteile in wässrigen Teilansätzen betrachtet werden. Beispiele sind die aus Stabilitätsgründen notwendige gezielte Fällung bei Tetracyclinhydrochlorid in der Nähe des isoelektrischen Punktes mit Basen oder die gezielte Fällung des Ciclopirox aus Ciclopirox-Olamin mit Säuren.

Tab. 7.6 pH-Regulation in Dermatikarezepturen.

Bestandteil	Struktur und Beschaffenheit	Verwendung
Natriumhydroxid	stark alkalische Reaktion, nicht teilbare, an der Luft hygroskopische und verwitternde Plätzchen	Teilneutralisation von Carbomer (Polyacrylsäure) nur nach Herstellung einer (schlecht lagerfähigen) verdünnten Lösung
Trometamol	pKs = 8; gut zu verarbeitender, stark basisch reagierender, kristalliner Feststoff	Teilneutralisation von Carbomer, insbesondere bei alkoholhaltigen Gelen; zur pH-Erhöhung in Rezepturen
Natriumcitrat (Dihydrat, Trinatriumsalz)	pKs = 3,7/4,7/6,4; gut zu verarbeitender, basisch reagierender, kristalliner Feststoff	zu gleichen Teilen mit wasserfreier Citronensäure kombiniert als saurer Puffer (pH 4,2) zur Stabilisierung hydrolyseempfindlicher Kortikosteroide
Natriumacetat (Trihydrat)	pKs = 4,7; gut zu verarbeitender, basisch reagierender, kristalliner Feststoff	pH-Erhöhung in Rezepturen, z. B. zur Fällung von Tetracyclinen aus ihren Hydrochloriden
Natriummonohydrogenphosphat-Dodecahydrat	pKs = 2,2/7,1/12,3; gut zu verarbeitender, basisch reagierender, kristalliner Feststoff	Pufferung in einem weiten pH-Bereich in Kombination mit Natriumdihydrogenphosphat-Dihydrat
Natriumhydrogencarbonat	pKs = 6,5/10,3; gut zu verarbeitende, schwach basisch reagierende, kristalline Puffersubstanz	Teilneutralisation von Carbomer und zur pH-Regulation, bei Entweichen von Kohlenstoffdioxid aus Rezeptur weitere pH-Erhöhung
Natriumlactat-Lösung	pKs = 3,9; 50-%ige wässrige Lösung, etwa pH-neutral reagierend	in Kombination mit Milchsäure (z. B. im Verhältnis 3:1) zur sauren Pufferung in Harnstoff-Cremes und Vaginalgelen
Natriumdihydrogenphosphat-Dihydrat	pKs = 2,2/7,1/12,3; gut zu verarbeitender, schwach sauer reagierender, kristalliner Feststoff	Pufferung in einem weiten pH-Bereich in Kombination mit Natriummonohydrogenphosphat-Dodecahydrat
Wasserfreie Citronensäure, Citronensäure-Monohydrat	pKs = 3,7/4,7/6,4; mittelstarke tribasische Hydroxycarbonsäure	zu gleichen Teilen mit Natriumcitrat kombiniert als saurer Puffer (pH 4,2) zur Stabilisierung hydrolyseempfindlicher Kortikosteroide, als Säuerungsmittel bei Konservierung mit Natriumbenzoat oder Kaliumsorbat, zur pH-Senkung bei alkoholhaltigen Erythromycin-Lösungen
Milchsäure	pKs = 3,9; Flüssigkeit mit 10 % Wasseranteil, Hydroxycarbonsäure	in sauren Lactat-Puffern bei Harnstoff-Cremes oder in Vaginalgelen

Die pH-Regulation muss, insbesondere wenn die Rezeptur keine mittelstarken Säuren oder Basen enthält, nicht zwingend mit einer wirksamen pH-Pufferung verbunden sein. Wenn etwa eine Rezeptur ohne weitere pH-aktive Bestandteile (Kortikosteroidcreme) mit 0,15 % Natriumbenzoat (schwach basische Reaktion) konserviert und mit 0,075 % Wasserfreier Citronensäure auf pH 4,5 angesäuert wird, reicht diese „Minimalpufferung" zur Stabilisierung des schwach sauren Milieus aus, bei dem das Konservierungsmittel wirksam und das Kortikosteroid chemisch stabil ist. Dagegen ist diese Pufferkapazität überfordert, wenn beispielsweise das stark sauer reagierende Oxytetracyclinhydrochlorid oder ein mit basisch reagierendem 3-Aminopropanol verunreinigtes Dexpanthenol eingearbeitet werden oder wenn Harnstoff innerhalb einiger Wochen unter Ammoniakbildung hydrolysiert. In solchen Fällen muss der pH-Wert korrigiert bzw. gepuffert werden. Eine zumindest geringe Pufferung neben der pH-Korrektur ist sinnvoll, wenn eine Rezeptur pH-empfindliche Bestandteile enthält, jedoch

- keine pH-aktiven (als Puffer wirkenden) Bestandteile und Wirkstoffe enthalten sind oder
- eine fortschreitende pH-Änderung zu erwarten ist, etwa durch Hydrolyse von Harnstoff.

Entscheidend für die Pufferwirkung sind die Konzentration und der so genannte pKs-Wert der funktionellen Gruppe. Eine gute Stabilisierung gegenüber pH-Anstieg zeigt eine Puffersubstanz mit einem pKs-Wert leicht über dem eingestellten pH, eine gute Stabilisierung gegenüber pH-Abfall besitzt eine Puffersubstanz mit einem pKs-Wert leicht darunter. Unkonservierte Pufferlösungen können nicht für Rezepturzwecke vorrätig gehalten werden.

7.7 Konservierungsmittel

Während bei Fertigarzneimitteln häufig der Eindruck einer übertriebenen Konservierung entsteht, ist das Hygienerisiko bei Rezepturen nicht immer ernst genug genommen worden. So ging man früher in Apotheken davon aus, es sei grundsätzlich nicht chemisch zu konservieren, wenn der Arzt nichts Entsprechendes vermerkt hatte. Nach heutigem Verständnis fallen jedoch die Frage nach ausreichendem mikrobiellem Schutz und Konservierungsmaßnahmen unter die Sorgfaltspflichten des Apothekers. Natürlich sollen weder wasserfreie noch selbst antimikrobiell wirkende Rezepturen unnötigerweise konserviert werden (▶ Tab. 7.7). Die Entscheidung über die Notwendigkeit zu konservieren ist jedoch oft schwierig, da experimentelle mikrobiologische Untersuchungen für den Einzelfall selten zur Verfügung stehen und Analogieschlüsse gezogen werden müssen. Solche Verallgemeinerungen sind aber problematisch, wenn Stoffe wie Harnstoff, Lauromacrogol 400 oder Zinkoxid je nach Konzentration und Kombination mit anderen Bestandteilen einen Beitrag zum mikrobiologischen Schutz leisten können, diese Wirkung aber nicht in jeder Rezeptur ausreicht.

Tab. 7.7 Wasserhaltige Dermatikarezepturen ohne mikrobielles Risiko.

Rezeptur	Grund der antimikrobiellen Wirksamkeit
Ammoniumbituminosulfonat-Zinkoxidschüttelmixtur 2,5 % (NRF 11.2.)	antimikrobielle Wirkung der Wirkstoffe
Aluminiumchlorid-Hexahydrat-Gel 20 % (NRF 11.24.)	Wirkstoff und stark saurer pH-Wert
Basiscreme DAC und deren Rezepturen, soweit nicht mit zu viel Wasser verdünnt wird	antimikrobielle Wirkung des enthaltenen Propylenglycols
harnstoffhaltige Cremes ab etwa 10 % Harnstoff in der Wasserphase	antimikrobielle, wenn auch nur fungistatische Wirkung des Wirkstoffes
Natriumcarbonat-Monohydrat-Ohrentropfen 2,6 % (NRF 16.1.)	stark basischer pH-Wert
Natriumchlorid-Gel 23 % (Starksolegel) (NRF 11.88.)	hohe osmotische Aktivität
Polidocanol-Zinkoxidschüttelmixtur 3 % / 5 % / 10 % (NRF 11.66.)	antimikrobielle Wirkung des Wirkstoffes in Kombination
salicylsäurehaltige Cremes	antimikrobielle Wirkung des Wirkstoffes
Hydrophile LCD-Creme 5 % / 10 % / 20 % (NRF 11.86.) als Anionische hydrophile Creme DAB mit 10 % Steinkohlenteerlösung	antimikrobielle Wirkung des Wirkstoffes
Zinkleim DAB	osmotischer Aktivität des Glycerol und antimikrobielle Wirkung des Zinkoxids

Der spezifische Vorteil von Rezepturarzneimitteln, bei Bedarf auf bestimmte, schlecht verträgliche Stoffe verzichten zu können, steht häufig im Vordergrund der rezepturmäßigen Verordnung. Da meist mehrere Alternativen bestehen, bleibt dieser Vorteil trotz Konservierung erhalten, wenn die Auswahl eines verträglichen Konservierungsmittels vom Arzt thematisiert und im Gespräch mit dem Apotheker geklärt werden kann. Außer in begründeten Ausnahmefällen sollte jeweils nur ein einziges Konservierungsmittel zugesetzt werden. In jedem Falle muss die Apotheke die in Rezepturarzneimitteln enthaltenen Konservierungsmittel, auch wenn sie aus der Vorkonservierung von Ausgangsmaterialien stammen, kennzeichnen. Paradoxerweise gilt dies nicht für enthaltene Fertigarzneimittel, hier ist nur dessen Bezeichnung anzugeben. Nur in begründeten Sonderfällen ist es sinnvoll, mit der Verschreibung alle Konservierungsmittel ausdrücklich auszuschließen. Wegen ihrer nur sehr kurzen Haltbarkeit sind mikrobiell anfällige Rezepturen sonst wenig wirtschaftlich.

Vorgefertigte Gel- und Cremegrundlagen, ohne welche die Apotheke im rationellen Rezepturbetrieb nicht auskommt, müssen chemisch vorkonserviert sein. Hierbei werden derzeit Sorbinsäure (bzw. Kaliumsorbat als deren Salz) den 4-Hydroxybenzoesäure-Estern (PHB-Estern) und der Benzoesäure (bzw. Natriumbenzoat als deren Salz) vorgezogen. Nicht ganz einfach zu konservieren sind deutlich basisch reagierende Zubereitungen (z. B. Erythromycin-Cremes), Gele mit Verdickungsmitteln, die Konservierungsstoffe binden, sowie Emulsionssysteme, bei denen sich lipophile Konservierungsmittel stark aus der Wasserphase heraus in die Lipidphase oder in emulgatorhaltige Mischphasen hinein verteilen. Bei den meisten Cremegrundlagen des Arzneibuches liegen Paraffine als Lipidkomponente und damit für die Wasserphase günstige Verteilungsgleichgewichte vor. Dagegen führen Lipide mit besserem Lösevermögen für den Konservierungsstoff zu niedrigeren Konzentrationen in der Wasserphase. Zum Beispiel lassen sich die Oleyloleat als Lipidphase enthaltenden Lanette-Cremes, die Octyllaurat als Lipidphase enthaltenden anionischen und nichtionischen Cremes und Linimente des DAC oder mandelöl- bzw. erdnussölhaltige lipophile Cremes nicht effektiv mit PHB-Estern konservieren.

Bei gezielter Anwendung kommt man mit einer kleinen Auswahl von Konservierungsstoffen und antimikrobiellen Grundlagenbestandteilen aus (▸ Tab. 7.8). Herstellungstechnische Vereinfachungen ergeben sich bei den schlecht wasserlöslichen und am häufigsten verwendeten Konservierungsmitteln Sorbinsäure, Benzoesäure, Methyl- und Propyl-4-hydroxybenzoat durch den Einsatz geeigneter Stammlösungen (Konserviertes Wasser DAC). Da die mikrobizide Wirksamkeit der Konservierungsstoffe mit der Temperatur zunimmt, sollen konservierte Rezepturen – im Gegensatz zu mikrobiell anfälligen Zubereitungen – aus hygienischen Gründen möglichst nicht im Kühlschrank aufbewahrt werden.

Tab. 7.8 Wichtige Konservierungsstoffe und antimikrobielle Grundlagenbestandteile für Dermatikarezepturen.

Bestandteil	Besonderheiten und Verwendung	Anwendungskonzentration
Propylenglycol	in jedem Verhältnis mit Wasser mischbare, antimikrobiell wirksame Flüssigkeit; in Lösungen, Hydrogelen, Emulsionen und Cremes; pH-neutral; wirkt für manche Konservierungsmittel synergistisch (günstigeres Verteilungsgleichgewicht durch Verbesserung des Lösevermögens in der Wasserphase); relevant für die antimikrobielle Wirkung ist nicht die auf die Gesamtrezeptur, sondern die auf die Wasserphase bezogene Konzentration; ab 20 % Haut reizend	20 %, bezogen auf die hydrophile „Phase"
Ethanol, Isopropylalkohol, Propylalkohol	in jedem Verhältnis mit Wasser mischbare, antimikrobiell wirksame Flüssigkeiten; in Lösungen und Hydrogelen	ab 15–20 % (V/V), bezogen auf die hydrophile „Phase"
Benzylalkohol	zu etwa 4 % in Wasser lösliche Flüssigkeit; pH-neutral; oxidiert rasch zum charakteristisch riechenden Benzaldehyd; in Lösungen, Hydrogelen, Emulsionen und Cremes	1–2 %
Phenol	gut wasserlöslicher Feststoff mit Mischungslücke im höheren Konzentrationsbereich, charakteristischer Geruch, in der dermatologischen Rezeptur praktisch nicht mehr verwendet (selten in Injektabilia und Inhalationslösungen), unverträglich mit Macrogolen und nichtionischen Emulgatoren	0,5 %

Tab. 7.8 Fortsetzung

Bestandteil	Besonderheiten und Verwendung	Anwendungskonzentration
Triclosan	schlecht wasserlöslicher phenolischer Feststoff, höher konzentriert als Antiseptikum verwendet, Wirkungsabschwächung durch Macrogole und nichtionische Emulgatoren mit Macrogol-Teilstruktur ist wahrscheinlich	0,3 %
Benzoesäure, Natriumbenzoat	in der Säureform nur unter starkem Erwärmen in Wasser löslich; wirksam nur unterhalb etwa pH 5; als Salz leicht wasserlöslich, aber pH-Korrektur erforderlich; mäßig hohe Verteilung in die Lipidphase bei Emulsionen und Cremes; häufig verwendet in Lösungen, Hydrogelen, Emulsionen und Cremes	0,15 %
Sorbinsäure, Kaliumsorbat	in der Säureform nur unter starkem Erwärmen in Wasser löslich; wirksam nur unterhalb etwa pH 5,5; mit abnehmendem pH stärker oxidationsempfindlich; als Salz leicht wasserlöslich, aber pH-Korrektur erforderlich; mäßig hohe Verteilung in die Lipidphase bei Emulsionen und Cremes; sehr häufig verwendet in Lösungen, Hydrogelen, Emulsionen und Cremes	0,1 %
Chlorhexidindiacetat, Chlorhexidindigluconat	wasserlöslicher Feststoff, Chlorhexidindigluconat als wässrige Lösung 200 g/l; Wirkungsoptimum im neutralen bis schwach basischen Milieu; Stabilitätsoptimum etwa pH 5–6; in Lösungen, Hydrogelen und Cremes wegen ionischer Wechselwirkungen mit zahlreichen Dermatikabestandteilen nur selten verwendet	0,01 %, bezogen auf den wasserfreien Stoff
Methyl-4-hydroxybenzoat, Methyl-4-hydroxybenzoat-Natrium	in der phenolischen Säureform nur unter starkem Erwärmen in Wasser löslich; wirksam im sauren, neutralen und schwach basischen Milieu; hydrolyseempfindlich im basischen und stark sauren Milieu; starke Verteilung in Lipide mit gutem Lösevermögen bei Emulsionen und Cremes; als Salz leicht wasserlöslich (pH 10), aber pH-Korrektur erforderlich; wegen häufiger Verwendung in zum Teil hoher Konzentration in Körperpflegemitteln nach Patientenmeinung vermeintlich hohes allergenes Risiko - tatsächlich aber geringe Allergiequote	0,1–0,2 %
Propyl-4-hydroxybenzoat, Propyl-4-hydroxybenzoat-Natrium	in der phenolischen Säureform nur unter starkem Erwärmen in Wasser löslich; wirksam im sauren, neutralen und schwach basischen Milieu; hydrolyseempfindlich im basischen und stark sauren Milieu; sehr starke Verteilung in Lipide mit gutem Lösevermögen bei Emulsionen und Cremes; als Salz leicht wasserlöslich (pH 10), aber pH-Korrektur erforderlich; verwendet in Kombination mit Methyl-4-hydroxybenzoat; wegen häufiger Verwendung in zum Teil hoher Konzentration in Körperpflegemitteln nach Patientenmeinung vermeintlich hohes allergenes Risiko - tatsächlich aber geringe Allergiequote; wegen estrogenähnlicher Wirkung bei Säuglingen und Kleinkindern nicht zu empfehlen	0,03 %
Polihexanid (Polyhexamethylen-Biguanidhydrochlorid)	als kationischer Konservierungsstoff in Lösungen, tensidhaltigen Waschlösungen und Hydrogelen ähnlich hoch konzentriert wie als Wirkstoff; schwache Wirkung gegen Schimmelpilze; zahlreiche Unverträglichkeiten	0,0002–0,3 %

7.8 Antioxidantien

Eine verzögernde Wirkung auf die oxidative Zersetzung von Wirk- und Hilfsstoffen haben die echten, reduzierend wirkenden Antioxidantien, Säuerungsmittel und die als Synergisten der Antioxidantien bezeichneten Komplexbildner (▶ Tab. 7.9).

Antioxidantien gegen den oxidativen Fettverderb sind häufig bereits in den im pharmazeutischen Großhandel angebotenen Salbengrundlagen enthalten, z. B. Butylhydroxytoluol (BHT) in Wollwachsprodukten und Vaselinen, Tocopherol in Nachtkerzenöl und eine synergistisch wirkende Kombination aus Ascorbylpalmitat, α-Tocopherol und Citronensäure in Kühlcreme DAB.

Bei den meisten oxidationsempfindlichen Wirkstoffen, wie einigen Kortikosteroiden und Dithranol, sowie bei dem Konservierungsmittel Sorbinsäure genügt eine pH-Regulation oder der Zusatz von Chelatbildnern, welche die in Spuren enthaltenen prooxidativ wirkenden Schwermetallionen komplexieren. Bei Hydrochinon, das stark gefärbte Oxidationsprodukte bildet, sowie Tretinoin empfiehlt sich der Zusatz echter Antioxidantien. Butylhydroxytoluol wird in Vitamin-A-Säure-Zubereitungen des Neuen Rezeptur-Formulariums (NRF) verwendet.

Bei zu hoher Tocopherol-Konzentration kommen prooxidative Effekte vor, sodass die Eignung experimentell überprüft sein sollte. Bei Butylhydroxytoluol sollte die Konzentration aus toxikologischen Gründen begrenzt bleiben.

7.9 Wechselwirkungen und Unverträglichkeiten

Beim Einarbeiten von Wirkstoffen, Fertigarzneimitteln und sonstigen Bestandteilen in Dermatikagrundlagen können überraschend Probleme durch Inkompatibilitäten auftreten. Manifeste Unverträglichkeitsreaktionen sind sofort erkennbar, etwa das Brechen von Emulsionssystemen. Larvierte Inkompatibilitäten werden dagegen nicht sofort erkannt und gefährden den Therapieerfolg oder die Unbedenklichkeit der Zubereitung, z. B. den antimikrobiellen Schutz bei einer mit Sorbinsäure konservierten Creme, wenn basisch reagierendes Erythromycin eingearbeitet wird.

Den unerwünschten Effekten liegen prinzipiell die gleichen Wechselwirkungen zugrunde wie den galenischen Formulierungsmaßnahmen, beispielsweise Salzbildung, Fällung, Lösung, Komplexierung und Solubilisation. Ob eine Reaktion eintritt und als Unverträglichkeit zu beurteilen ist, hängt manchmal entscheidend von den Konzentrationsverhältnissen ab, sodass in der freien Rezeptur Vorhersagen schwierig sind.

Tab. 7.9 Antioxidantien und Synergisten in Dermatika.

Substanz	Besonderheiten und Verwendung
Palmitoylascorbinsäure (Ascorbylpalmitat)	sauer reagierendes Antioxidans, 0,05 % für fette Öle, schlecht wasser- und fettlöslich
Butylhydroxytoluol (BHT)	phenolisches Antioxidans, schlecht wasserlöslich; bis zu 0,1 % in alkoholhaltigen oder lipidhaltigen Zubereitungen, z. B. zur Stabilisierung des Gelbildners Hydroxypropylcellulose in alkoholischen Erythromycingelen sowie von Tretinoin, Wollwachsalkoholen und Schweineschmalz
α-Tocopherol	als Antioxidans wirksam nur in der alkoholischen Form, nicht als Ester (z. B. α-Tocopherolacetat); sehr schlecht wasserlöslich, bis zu 0,5 % in Salben
Ascorbinsäure	als Säuerungsmittel und wasserlösliches Antioxidans, z. B. 0,5 % zur Stabilisierung von Hydrochinon, Tetracyclin oder Dithranol in Cremes
Citronensäure bzw. Natriumcitrat	als pH-Regulans und synergistisch antioxidativ wirkend, z B. 0,1 % zur Stabilisierung von Sorbinsäure (Kaliumsorbat) in wasserhaltigen Systemen
Natriumedetat	als Säuerungsmittel und synergistisch antioxidativ wirkend, z. B. bis 0,1 % zur Stabilisierung von Kortikosteroiden, Carbomer (Polyacrylsäure) und Sorbinsäure in wasserhaltigen Systemen
Natriumedetat	als Säuerungsmittel und synergistisch antioxidativ wirkend, z B. 0,5 % zur Stabilisierung von Dithranol in Salben und Pasten

7.9.1 Physikalisch-chemische Unverträglichkeiten

Ein häufiges Problem ist die *mangelnde Löslichkeit* eines Wirkstoffes in der Dermatikagrundlage. Dies gilt besonders für Flüssigkeiten, wie die hydrophilen Stoffe Dexpanthenol, Lauromacrogol 400 oder Steinkohlenteerlösung, die sich nicht ohne weiteres homogen in lipophile Salben einarbeiten lassen bzw. sich nach kurzer Zeit wieder abscheiden. Die Immobilisation von Steinkohlenteerlösung in Vaselin ist in höherer Konzentration (etwa bei NRF-Vorschrift 11.87.) dadurch zu erreichen, dass zunächst ein Carbomer in 1-%iger Konzentration fein in dem Vaselin dispergiert wird. Feste Wirkstoffe lassen sich dagegen meist problemlos in halbfesten Zubereitungen dispergieren, soweit sie ausreichend fein gepulvert vorliegen und sich nur wenig in der Grundlage lösen.

Aus solchen Suspensionssalben kann aber der Wirkstoff zu unerwünscht großen Teilchen *aus- bzw. umkristallisieren,* wenn durch Temperaturschwankungen oder ungeeignete Herstellungstechnik eine vorübergehende Übersättigung oder auch nur erhöhte Lösung eintritt, wie es etwa für Metronidazol bekannt ist. Umgekehrt sind Auskristallisationen aus Lösungen, z. B. bei zu kalt gelagerten Salicylsäure-Ölen oder Minoxidil- und Miconazolnitrat-Lösung störend, weil der Wirkstoff bei Raumtemperatur nicht ohne Weiteres wieder in Lösung geht.

Unkontrollierte *Fällungen* bei Verdünnung schlecht wasserlöslicher Wirkstoffe aus alkoholischer Lösung, etwa bei Methoxsalen, Kortikosteroiden, Sexualhormonen oder Tretinoin, sind physikalische Unverträglichkeiten. Millimetergroße Kristallbüschel können in kurzer Zeit bei der Einarbeitung von mikrofein gepulvertem Prednisolon in wasserhaltige Grundlagen wachsen; es handelt sich um eine schwerer als der Wirkstoff in Wasser lösliche Hydratform.

7.9.2 Wechselwirkung über Wasserstoffbrücken

Störende Wasserstoffbrücken-Bindungen bilden sich zwischen bestimmten Molekülstrukturen aus, etwa zwischen dem phenolischen Wirkstoff Tannin einerseits, und Macrogolen bzw. Emulgatoren mit Macrogolstruktur oder bestimmten nichtionischen Verdickungsmitteln, wie Hydroxyethylcellulose, andererseits. Die Emulgatorteilstruktur bzw. der Celluloseether wird aufgrund der Bindung dehydratisiert, und es kommt je nach Mengenverhältnis zur Inaktivierung des Wirkstoffes sowie zur Störung der Emulsions- bzw. Gelstruktur. Keineswegs sind aber alle phenolischen Wirkstoffe in Cremes mit nichtionischen Emulgatoren oder nichtionischen Celluloseether-Gelen unverträglich. Bei Verwendung anionischer Cremegrundlagen (z. B. Anionischer hydrophiler Creme DAB) oder anionischer Hydrogele (z. B. Carmellose-Natrium-Gel) treten diese Wechselwirkungen jedoch nicht auf.

7.9.3 Ionische Wechselwirkung

Die Bildung schwer löslicher Salze aus meist kationischen Wirkstoffen und anionischen Hilfsstoffen ist dann besonders augenfällig, wenn die Strukturbildner von Emulsionen oder Hydrogelen betroffen sind und sich die Systeme verflüssigen oder inhomogen werden. Beispielhaft ist die Reaktion der anionischen Emulgatoren Natriumcetylstearylsulfat, Natriumlaurylsulfat oder Trometamolstearat mit kationischen Wirkstoffen, wie etwa Gentamicinsulfat, Ethacridinlactat, Magnesiumchlorid, Diltiazemhydrochlorid, Octenidindihydrochlorid oder Chlorhexidindigluconat. Gleiches gilt für die anionischen Gelbildner wie Carmellose-Natrium und Carbomere.

Carbomergele sind darüber hinaus nur in einem begrenzten pH-Bereich stabil und verflüssigen sich bei höheren Elektrolytkonzentrationen. Solche Hydrogele sowie mit Carbomer in der Konsistenz stabilisierte Emulsionssysteme (z. B. Asche Basiscreme) reagieren deshalb empfindlich auf stark basische (Erythromycin) und stark saure (Milchsäure) Wirkstoffe oder allgemein auf höhere Konzentrationen salzartiger Wirkstoffe (Lidocainhydrochlorid).

7.9.4 Grenzflächeneffekte

Grenzflächeneffekte bzw. schlechte Benetzung führen bei gepulverten, in der Dermatikagrundlage schlecht löslichen Wirkstoffen bisweilen zu Verklumpungen beim Einarbeiten in die betreffende Grundlage bzw. nach dem bestmöglichen Verteilen. Solche Unverträglichkeiten lassen sich in der freien Rezeptur schlecht vorhersehen.

Auch die Grenzflächenaktivität mancher Wirkstoffe kann Emulsionssysteme stören, etwa bei der Einarbeitung des anionischen Ammoniumbituminosulfonat, des nichtionischen Lauromacrogol 400 oder des kationischen Diphenhydraminhydrochlorid in Emulsionen vom Typ W/O, beispielsweise in Wollwachsalkoholcreme DAB. In diesen Fällen muss der Wasseranteil deutlich reduziert werden, um einen Wasseraustritt zu verhindern, oder die Emulsion muss durch Zusatz eines potenten flüssigen oder halbfesten W/O-Emulgators nachträglich stabilisiert werden (z. B. Wollwachs oder Sorbitanoleat). Lauromacrogol 400 kann durch Mischmizellbildung auch hydrophile Emulsionssysteme stören.

Nicht zuletzt müssen die Typen zweier zu mischender Salbengrundlagen zueinander passen, insbesondere, was die Wassermischbarkeit und den Emulsionstyp betrifft. Bei Mischung einer hydrophilen und einer lipophilen Creme kommt es manchmal sofort zur Phasentrennung, meist entstehen ohne Möglichkeit der Vorhersage (weniger stabile) hydrophile Emulsionssysteme.

7.9.5 Beeinflussung der Wirkung

Eine Wirkungsbeeinflussung von Wirkstoffen durch die *Dermatikagrundlage* ist meist ohnehin vorhanden, weshalb mit Recht unterschiedliche Konzentrationsempfehlungen für unterschiedliche Vehikel angegeben werden, etwa für Dithranol in Vaselin niedrigere als in Macrogol-Grundlage. Zinkoxid beeinträchtigt die Wirkung mancher Externa, und bestimmte Dermatikabestandteile können die Wirkung durch Veränderung der Penetrationsgeschwindigkeit erhöhen. Hierzu gehören Wasser, Alkohole, Propylenglycol sowie manche Lipide und Tenside. Man kann nicht ohne Weiteres vorhersagen, ob es günstiger ist, wenn sich der Wirkstoff in der Zubereitung löst oder suspendiert vorliegt. Auch die makroskopisch feststellbare Beschaffenheit und Konsistenz eines Externums lassen keine Rückschlüsse darauf zu, wie gut es den Wirkstoff zur Wirkung bringt. Priorität bei der Auswahl einer geeigneten Dermatikagrundlage sollten deshalb in der Rezeptur die Erfordernisse der Lokalisation, ein dem Hautzustand angemessener Grundlagentyp sowie das Vermeiden vorhersehbarer Unverträglichkeiten haben.

Bei sauren und basischen Wirkstoffen kann die Wirkung vom *pH-Wert der Grundlage* abhängen. Dies gilt nicht nur für saure bzw. kationische Konservierungsmittel, sondern auch für Wirkstoffe. So ist der Peelingeffekt bei Milchsäure-Lösungen nach Teilneutralisation im schwach sauren Milieu sehr viel schwächer als im stärker sauren Milieu, und kationische Lokalanästhetika (z. B. Lidocain) oder Antibiotika (z. B. Gentamicin) wirken bei Salzbildung im Sauren weniger stark.

8 Haltbarkeit von Dermatikarezepturen

Eine ausführliche Darstellung der Haltbarkeitssystematik bei der Arzneimittelherstellung in der Apotheke wird in der NRF-Loseblattsammlung gegeben. Insbesondere sind dort zu allen NRF-Vorschriften Aufbrauchfristen als Rezeptur und Laufzeiten für die defekturmäßige Herstellung festgelegt.

8.1 Haltbarkeit von Grundstoffen

Ausgangsstoffe für die Arzneimittelherstellung müssen die erforderliche – in der Regel die im Arzneibuch geforderte – Qualität haben. Der Apotheker hat diese nachzuweisen und die Ausgangsstoffe so zu lagern, dass sie möglichst nicht nachteilig beeinflusst werden. Die meisten Grundstoffe sind unverarbeitet sehr gut haltbar, Ausnahmen mit nur sehr begrenzter Stabilität sind Nystatin (Aktivitätsverlust), Benzylalkohol und Tretinoin (Oxidation), Fette und fette Öle (Oxidation, ranzig werden). Die Apotheke legt für jeden Grundstoff eine Weiterverarbeitungsfrist (Weiterverarbeitungsdatum) fest, innerhalb derer die Qualität aller Voraussicht nach gewährleistet ist. Da die Spezifikationen bei chemischen Ausgangsstoffen sehr streng sind, sind die vor diesem Termin daraus hergestellten Arzneimittel auch nach diesem „Verfallsdatum" des Grundstoffes noch haltbar und können angewendet werden (▶ Abb. 8.1). Um den Rezepturbetrieb zu vereinfachen, hat die Apotheke häufig Halbfertigprodukte (Grundlagen sowie Stammzubereitungen mit Konservierungsmitteln oder Wirkstoffen) vorrätig. Diese sind im Prinzip ebenfalls Ausgangsstoffe.

Das Weiterverarbeitungsdatum eines Ausgangsstoffes sagt etwas darüber aus, wie lange er als Grundstoff verwendet werden kann, aber nichts darüber, wie lange eine daraus hergestellte Arzneimittelzubereitung haltbar ist.

8.2 Laufzeit von Fertigarzneimitteln

Die Haltbarkeit von Arzneimittelzubereitungen ist meist schlechter als diejenige der Ausgangsstoffe. Dies liegt unter anderem an der leichteren Zersetzbarkeit gelöster Wirkstoffe im Vergleich zu deren fester Form, an den Wechselwirkungen der Bestandteile untereinander und mit der Verpackung sowie an Hygieneproblemen (▶ Tab. 8.1).

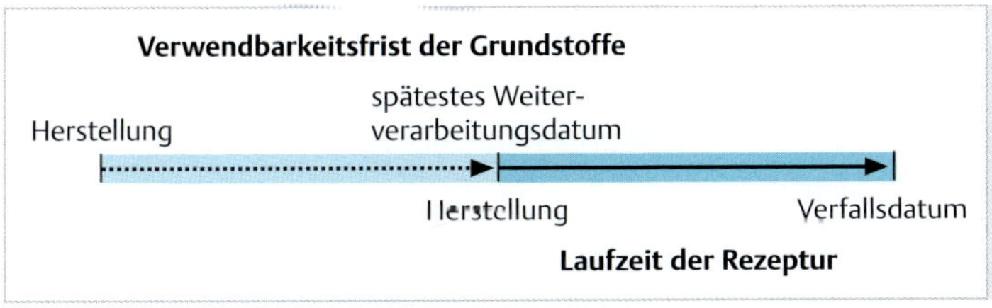

Abb. 8.1 Haltbarkeit von Arzneimittel-Ausgangsstoffen.

Tab. 8.1 Instabilitäten bei Arzneimitteln.

Ursache des Qualitätsmangels	Beispiele
Wirkstoffgehalt unter 90 % vom Soll	Isomerisierung von Betamethasonvalerat, Aktivitätsverlust von Erythromycin, Oxidation von Dithranol
Aufkonzentrierung des Wirkstoffes	Verdunstung von Wasser oder Alkohol aus Kunststoffgefäßen
Entstehung toxischer oder allergener Zersetzungsprodukte	4-Chloranilin aus Chlorhexidin, Fettranz
physikalische Veränderungen	Kristallwachstum bei Metronidazol- oder Salicylsäure-Cremes
physikalisch-chemische Veränderungen	pH-Anstieg in Harnstoff-Cremes, Verfärbung von Hydrochinon-Rezepturen
mikrobielle Instabilitäten	unzureichende Konservierung, Inaktivierung des Konservierungsmittels durch Sorption oder pH-Änderung
packmittelbedingte Qualitätsminderung	Braunsteinbildung bei Kaliumpermanganat-Lösung in Kunststoff-Flaschen, Entweichen von Iod aus Kunststoff-Flaschen, mangelhafter Lichtschutz bei Tretinoin-Lösungen

Verfallsdatum

Bei Anfertigung von Arzneimittelzubereitungen auf Vorrat (Fertigarzneimittel) ist deshalb ein Verfallsdatum festzusetzen, unabhängig davon, ob in einem pharmazeutischen Industriebetrieb oder in der Apotheke als Defekturarzneimittel hergestellt. Die Zeitspanne zwischen Herstellungs- und Verfallsdatum wird als Haltbarkeitsfrist oder als Laufzeit des Arzneimittels bezeichnet (▶ Abb. 8.2). Sie gilt für das nicht angebrochene Produkt unter den vorschriftsmäßigen Lagerungsbedingungen und wird dem Patienten durch Hinweis auf das Verfallsdatum vermittelt („verwendbar bis ...").

Ausreichende Stabilität ist Voraussetzung, um ein Arzneimittel defekturmäßig herstellen zu können. Mikrobiell anfällige oder chemisch instabile Zubereitungen können deshalb nur rezepturmäßig angefertigt werden. Angaben über die Stabilität der NRF-Vorschriften sind im Neuen Rezeptur-Formularium tabelliert. Manche Verpackungen, etwa Kruken aus Kunststoff, eignen sich nur sehr bedingt für die Herstellung auf Vorrat.

Aufbrauchfrist

Wird das Arzneimittel an den Patienten abgegeben und angebrochen, sind die Aufbewahrungsbedingungen weniger streng kontrolliert, und das Arzneimittel ist durch die geöffnete Packung sowie Kontaminationen bei der Entnahme schneller in der Qualität gemindert. Deshalb kann es meist nicht mehr bis zu seinem Verfallsdatum verwendet werden, sondern ist bereits eher zu verwerfen. Dies ist bei Einzeldosis-Abpackungen (Sterilprodukten) offensichtlich, trifft aber auch auf Mehrdosen-Abpackungen zu. Diese Zeit nach dem Anbruch heißt Aufbrauchfrist. Bei Fertigarzneimitteln, sowohl aus industrieller Produktion als auch aus Herstellung in der Apotheke (Defekturarzneimitteln), verlangt das Arzneimittelgesetz die Information über die Aufbrauchfrist (als Frist) neben dem Verfallsdatum.

Herstellungsdatum und Verfallsdatum begrenzen die Laufzeit eines Fertigarzneimittels; die wichtigere Information für den Patienten ist aber, wie lange er es nach Anbruch anwenden kann (Aufbrauchfrist). Hieraus lässt sich ableiten, wann die Apotheke ein auf Vorrat hergestelltes Defekturarzneimittel spätestens abgeben sollte, damit es noch bestimmungsgemäß angewendet werden kann (▶ Abb. 8.2).

8.3 Aufbrauchfrist von Rezepturarzneimitteln

Rezepturen werden bei Bedarf frisch sowie zum baldigen Gebrauch und Verbrauch hergestellt. Deshalb ist in der Praxis bei Mehrdosen-Abpackungen die Aufbrauchfrist des Rezepturarzneimittels die einzige für verschreibenden Arzt, Apotheke und Patienten wichtige Information zur Haltbarkeit. Im Einklang mit der Apothekenbetriebsordnung kennzeichnet die Apotheke für Rezepturarzneimittel konkret das Ende der Aufbrauchfrist („verwendbar bis: ..."). Aus praktischen Gründen wird bei Rezepturarzneimitteln die Abgabe an den Patienten mit dem Anbruch gleichgesetzt (▶ Abb. 8.2). Aufbrauchfristen sind für alle NRF-Formeln festgelegt. Die Aufbrauchfrist ist im Einzelfall zu differenzieren entsprechend

- dem Risiko für Qualitätsbeeinträchtigung,
- dem Anwendungsrisiko für den Patienten,
- der mikrobiellen Stabilität (Konservierung),
- der Art der Verpackung (▶ Abb. 8.3).

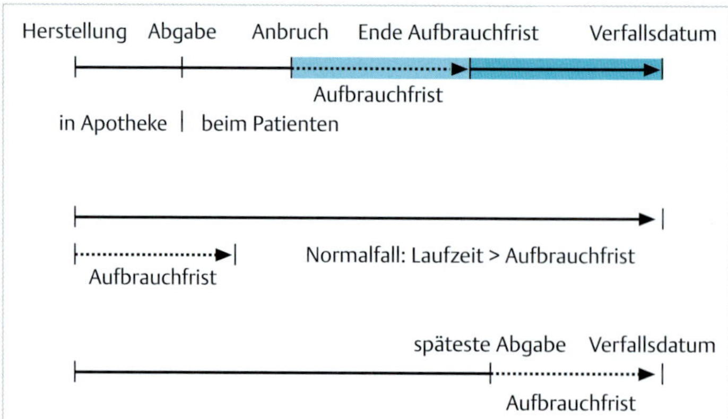

Abb. 8.2 Haltbarkeit von Rezepturarzneimitteln und Defektur-Fertigarzneimitteln in Mehrdosen-Abpackung.

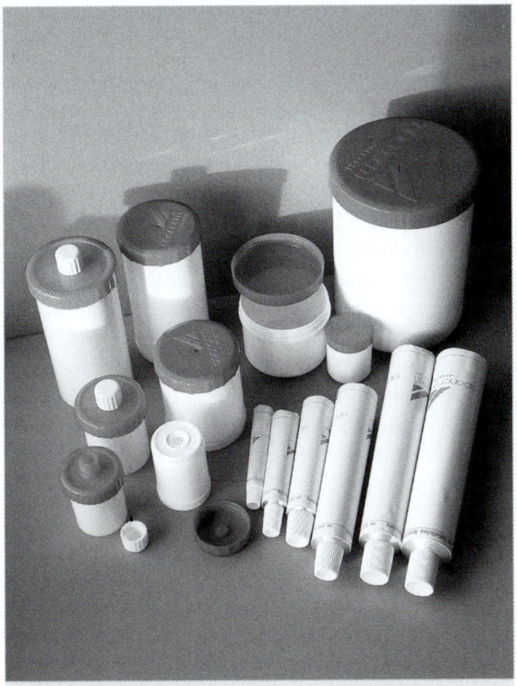

Abb. 8.3 Packmittel für halbfeste Rezepturen.

Für die Verpackung halbfester Dermatika gilt: Standardverpackung für Verordnungen bis zu 100 g sind innenlackierte Tuben aus Aluminium (erhältlich bis 120 ml Fassungsvermögen). Für größere Ansätze und als Alternative bei maschineller Einzelherstellung werden opak gefärbte Spenderdosen aus Polypropylen mit kleiner Entnahmeöffnung verwendet. Das Rezepturarzneimittel kann in diesen Gefäßen hergestellt und abgegeben werden (links: 2 unterschiedliche Modelle in mehreren Größen). Einfache Schraubdeckeldosen (rechts hinten: Schraubdeckelkruken) schließen nicht dicht, gelten als Hygienerisiko und kommen nur noch bei wasserfreien Rezepturen in Sonderfällen (harte Pasten) infrage.

Die Aufbrauchfrist lässt sich experimentell nur schlecht am Modell prüfen. Unter der Voraussetzung guter chemisch-physikalischer Stabilität einer Rezeptur haben sich aber die im NRF angegebenen und allgemein anerkannten darreichungsformspezifischen Richtwerte bewährt (▶ Tab. 8.2). Für die Verordnung von Rezepturarzneimitteln ergibt sich hieraus unter anderem, dass es unwirtschaftlich wäre, ein unkonserviertes, mikrobiell anfälliges Arzneimittel ohne Not oder in einer zu großen Menge zu verschreiben. Beispielsweise könnten 200 g einer unkonservierten hydrophilen Creme kaum innerhalb der 1-wöchigen Frist aufgebraucht werden und dann Nachverordnungen notwendig sein.

8

Tab. 8.2 Richtwerte für Aufbrauchfristen bei unsterilen Dermatika. Auswahl aus den im Neuen Rezeptur-Formularium tabellierten Richtwerten für stabile standardisierte Rezepturen. Die Angabe „unkonserviert" setzt mikrobielle Anfälligkeit voraus. Bei chemisch oder physikalisch-chemisch instabilen Rezepturen sind die Richtwerte nur bedingt und bei frei komponierten Individualrezepturen nur in Ausnahmefällen anwendbar.

Darreichungsform	Konservierung und Verpackung	Aufbrauchfrist
Emulsionen, Suspensionen und Lösungen	unkonserviert, in Flaschen	1 Woche
	konserviert, in Flaschen	6 Monate
	wasserfrei	6 Monate
Hydrogele und hydrophile Cremes	unkonserviert, in Tuben oder Spenderdosen	1 Woche
	konserviert, in Spenderdosen	6 Monate
	konserviert, in Tuben	1 Jahr
hydrophobe (lipophile) Cremes	unkonserviert, in Tuben oder Spenderdosen	4 Wochen
	konserviert, in Spenderdosen	6 Monate
	konserviert, in Tuben	1 Jahr
wasserfreie Salben	in Kruken (Ausnahmefall für harte Pasten, vorzugsweise in Tuben verpacken)	6 Monate
	in Tuben oder Spenderdosen	1 Jahr
Puder	in geeigneter Verpackung	1 Jahr

Instabilitäten, die nicht mit dem Anbruch bzw. nicht mit der bestimmungsgemäßen Anwendung zusammenhängen, können die Haltbarkeit des Arzneimittels so beschränken, dass der allgemeine Richtwert der Aufbrauchfrist nicht in Anspruch genommen werden darf. Dies gilt etwa für Erythromycin-Cremes, suspensoide Metronidazol-Cremes sowie nichtstabilisierte Zubereitungen mit Harnstoff, Dithranol oder Tretinoin. Hier sind vor allem Befunde aus konkreten Haltbarkeitsprüfungen wichtig, wie sie im Zusammenhang mit den standardisierten Rezepturen des NRF ausgeführt werden. Trotz mancher Unsicherheiten bei der Festlegung von Haltbarkeitsfristen und Aufbrauchfristen stehen heute mit den Empfehlungen des NRF ein schlüssiges Konzept zur Haltbarkeitsbeurteilung und ausreichend Informationsmaterial zur Verfügung. Dieses Konzept nennt dem Anwender konkrete Verfallsdaten bzw. Enddaten der Aufbrauchfrist, die dessen eigener laienhafter Einschätzung gegenüber deutlich sicherer sind.

Hieraus, aus den Materialien der Hersteller über Rezepturzusätze zu Grundlagen industrieller Produktion und aus der sonstigen Literatur sind zumindest so viele Informationen verfügbar, dass die Apotheke auch bei nichtgeprüften Individualrezepturen entscheiden kann, ob der jeweilige Richtwert für analoge standardisierte Rezepturen zum Tragen kommt oder ob und in welcher Größenordnung das Enddatum für den Aufbrauch zurückgenommen werden muss. In Zweifelsfällen wird bei mikrobiell stabilen Rezepturen oft ein 4-Wochen-Wert als Aufbrauchfrist festgelegt.

9 Obsolete, bedenkliche und problematische Stoffe

Etwa seit der Jahrtausendwende sind erheblich mehr Transparenz und Sicherheit in den Umgang mit umstrittenen Rezepturbestandteilen gekommen. Beigetragen haben hierzu:

- Identifizierung von Stoffen und Rezepturen, deren Abgabe verboten ist, durch die Arzneimittelkommission der Deutschen Apotheker (AMK),
- Klarstellung und Akzeptanz, dass die dermatologische Anwendung nicht infrage kommt, wenn der Apotheker die erforderliche Qualität und Unbedenklichkeit nach Arzneimittelgesetz (AMG) und Apothekenbetriebsordnung nicht sichern kann (Apothekenbetriebsordnungsnovelle 2012),
- in den Apotheken im Zusammenhang mit den QMS-Leitlinien der Bundesapothekerkammer konsequent beachteter Vorrang für den gesetzlichen Anspruch auf pharmazeutische Qualität und Unbedenklichkeit vor therapeutischen Erwägungen,
- fehlendes weiteres Angebot an den Problemstoffen,
- fehlende Erstattungspflicht der negativ beurteilten Stoffe durch die gesetzliche Krankenversicherung.

Trotz dieser großen Fortschritte gegenüber der Situation gegen Ende des letzten Jahrhunderts verdient der Umgang mit Problemstoffen weiterhin Beachtung.

9.1 Obsolete Wirkstoffe

Früher wichtige Wirkstoffe verlieren an Bedeutung, wenn besser geeignete oder nebenwirkungsärmere Alternativen zur Verfügung stehen. Als Stoffe wie Chrysarobin, Calmitol oder Ammoniumsulfobitol (Tumenol) und Anthrarobin (Bestandteile von Arning-Lösung) nicht mehr in Arzneimittelqualität erhältlich waren, gerieten sie in Vergessenheit. Ammoniumsulfobitol lässt sich bei Bedarf durch helles (Leukichthol) oder dunkles Ammoniumbituminosulfonat (Ichthyol) ersetzen. Nicht nur toxikologische Bedenken, sondern auch Umweltbewusstsein und fehlende pharmazeutische Qualitätssicherung brachten in den letzten Jahrzehnten Rezepturen mit Quecksilber und Blei und mit Wismut fast zum Verschwinden.

Manche Substanzen wurden wegen ihres Allergierisikos für die externe Anwendung bedeutungslos wie Bufexamac, Formaldehyd, Perubalsam, Benzocain, Sulfonamide, Chloramphenicol, Penicilline und bestimmte andere Antibiotika. Aus dem gleichen Grund sowie wegen ihrer Toxizität können auch viele früher wegen ihrer lokalanästhetischen, antiseptischen oder schälenden Wirkung angewendete phenolische Verbindungen heute als obsolet gelten, z. B. 2-Naphthol, Phenol, Resorcin, Chlorocresol, 4-Chlorphenol, Chlorthymol und die verschiedenen Holzteere. Problematisch sind Wirkstoffe dann, wenn sie in der wissenschaftlichen Literatur zwar als obsolet gelten, jedoch noch zu beziehen sind, aber ein erhebliches Gesundheitsrisiko darstellen, und die pharmazeutische Qualitätssicherung möglich ist. Die Verordnung arsenhaltiger Arzneimittel, wie sie früher bei der Psoriasis angewendet wurden, ist heute ein Kunstfehler, ganz davon abgesehen, dass die Apotheke die Bedenklichkeit erkennen muss und die Rezeptur nicht anfertigen darf „Plausibilitätsprüfung" nach ApBetrO.

9

9.2 Aufbereitungsmonografien für die Nachzulassung

Für zahlreiche dermatologische Wirkstoffe wurden von Amts wegen Aufbereitungsmonografien erarbeitet und im Bundesanzeiger bekannt gemacht (▶ Tab. 9.1).

Während der jeweilige Hersteller die pharmazeutische Qualität dokumentieren musste, ließ das für die Nachzulassung zuständige Bundesgesundheitsamt bzw. Bundesinstitut für Arzneimittel das wissenschaftliche Erkenntnismaterial für die Beurteilung von Wirksamkeit und Unbedenklichkeit der Arzneimittel in Sachverständigenkommissionen aufbereiten. Die primäre Funktion der Aufbereitungsmonografien lag in der Nachzulassung der Altpräparate. Durch Verzicht auf die Nachzulassung waren bis zur Marktbereinigung im Jahre 2004 zahlreiche Präparate ohne reguläre Zulassung oder Nachzulassung im Verkehr, darunter auch solche mit „negativ" aufbereiteten Stoffen.

Die Bedeutung der Aufbereitungsmonografien geht über die Nachzulassung hinaus, da das von Amts wegen durch Sachverständige getroffene Urteil der Kommission zur indikationsbezogenen Nutzen-Risiko-Abschätzung auch bei der rezepturmäßigen Verschreibung von Dermatika nicht un-

Tab. 9.1 Aufbereitungsmonografien für die Nachzulassung: negativ beurteilte Dermatikawirkstoffe.

veröffentlichte Monografien	vorveröffentlichte Monografien
• Butanol • Cadmiumsulfid • Chlorcarvacrol • Chlorquinaldol • Dichlorophen • Dimethylphthalat • Ethylcrotonanilid • Fumarsäure und Derivate • Guajazulen • Phenol • Resorcin • Schwefel • Sulfonamide, topisch • Triphenylantimon(V-)Sulfid • Undecylensäure und Derivate	• Ammoniumsulfobitol • Hexachlorophen • Steinkohlenteerdestillat

beachtet bleiben kann. Unmittelbare Auswirkungen auf die Rezeptur hat die Negativaufbereitung eines Wirkstoffes deshalb dadurch, dass er nicht zulasten der gesetzlichen Krankenversicherung verordnet werden darf.

Die Monografien müssen jedoch aus den Umständen ihrer primären Zweckbestimmung heraus verstanden und interpretiert werden. So wäre die unkritische Gleichsetzung von Negativaufbereitung mit „Bedenklichkeit" eines Wirkstoffes unzulässig, da eine wissenschaftlich nicht ausreichend belegte Wirksamkeit auch bei fehlenden oder geringen unerwünschten Wirkungen immer zu einem ablehnenden Votum führen musste („Nullmonografie"). Umgekehrt können bei einem positiven Aufbereitungsergebnis auch erhebliche Risiken bestehen (z. B. Steinkohlenteer) und einzelne oder wesentliche beanspruchte Indikationen abgelehnt worden sein (z. B. Chlorhexidin, Sulfonamide). Bei der Beurteilung des Nutzen-Risiko-Verhältnisses spielte es eine große Rolle, welche therapeutischen Alternativen bestehen. Vor diesem Hintergrund ist erstens die ablehnende Bewertung von Stoffen wie Schwefel zu verstehen, für den viele Praktiker bei kontrollierter Anwendung in der Rezeptur die Nebenwirkungen für kalkulierbar halten, sodass sie auf die Verordnung bei einer am Einzelfall orientierten individuellen Nutzen-Risiko-Beurteilung nicht verzichten wollen. Zweitens ist aber zu berücksichtigen, dass neue Therapiealternativen hinzugekommen sind.

9.3 Obsolete Hilfsstoffe

Hilfsstoffe können aus unterschiedlichen Gründen als obsolet gelten (▸ Tab. 9.2). Meist bereitet es angesichts des großen Angebotes moderner Rezepturstoffe keine Schwierigkeiten, gleich gute oder besser geeignete Ersatzstoffe zu finden.

Einige Hilfsstoffe sind heute von der Verwendung in Rezepturen völlig auszuschließen, nicht zuletzt wegen des den Apotheker betreffenden Verbots zur Herstellung pharmazeutisch mangelhafter oder bedenklicher Arzneimittel. So sind sekundäre Amine oder mit diesen verunreinigte Grundstoffe (bestimmte Tenside und Aminbasen) wegen der Gefahr der Nitrosaminbildung sowie Chlorkohlenwasserstoffe, Benzol in „Sack-Lösung" sowie Borsäure wegen ihrer Toxizität nicht mehr in dermatologischen Rezepturen erlaubt. Zum Teil lassen auch Umweltschutz (Chloraliphaten Verordnung) und Artenschutz den Einsatz einiger Stoffe nicht mehr zu.

In anderen Fällen verlieren früher verbreitete Hilfsstoffe und Salbengrundlagen an Bedeutung, weil sie durch neuere, weniger allergene, besser standardisierbare, billigere, mikrobiell weniger anfällige oder leichter erhältliche Stoffe ersetzt werden. Talkum, das zu einer guten Hauthaftung von Pudern und Schüttelmixturen (z. B. Lotio alba) führt, wurde in der DDR wegen mikrobiologischer und toxikologischer Risiken bei der seinerzeit erhältlichen Ware als Dermatikahilfsstoff nicht mehr verwendet, ist aber in guter Qualität weiterhin zulässig.

Tab. 9.2 Obsolete, fast obsolete und problematische Dermatikabestandteile (mit * gekennzeichnete Stoffe gelten nach Publikation der AMK als bedenklich und sind praktisch unzulässig).

Bestandteil (Funktion)	Begründung
Aliphatische Amine (u. a. Di- und Triethanolamin)* (Neutralisationsbase für Carbomere und Stearinsäure, pH-Regulans, Tenside)	Nitrosaminbildung
Benzoetinktur (Haftvermittler für Rezepturen, früher mit Anthrarobin oder Podophyllin)	besser standardisierte synthetische Ersatzstoffe verfügbar Allergenität
Benzol* (Lösemittel)	Kanzerogenität, Knochenmarktoxizität
Bleiacetat, Bleipflaster und andere Bleiverbindungen (Adstringens)	Toxizität, Umweltschutz
Borsäure*, Natriumtetraborat = Borax (pH-Regulanzien, schwache Antiseptika)	Toxizität
Brillantgrün (Antimykotikum, Antiseptikum)	Bezugs- bzw. Qualitätssicherungsprobleme
Bufexamac*	Kontaktallergien
Chloroform*, Tetrachlorkohlenstoff (Lösemittel, Konservierungsmittel)	Kanzerogenität, Umweltschutz
Chrom-(IV-)Verbindungen* (Ätzmittel)	Kanzerogenität
Crotonöl* (Hautreizmittel)	Kokanzerogenität, Toxizität
Diacetylazotoluol* = Pellidol (Wundbehandlungsmittel)	Kanzerogenität, Toxizität
Formaldehyd* über 0,2 % (allenfalls äußerlich zur Warzenbehandlung und in der Zahnheilkunde, als Konservierungsmittel selten)	Allergenität, Toxizität, mangelnde Akzeptanz beim Patienten
Fuchsin	Gehalt an kanzerogenem Pararosaniliniumchlorid (Ersatz durch das ähnliche, aber zurzeit nicht erhältliche Fuchsin N).
Merbromin (Quecksilber-haltiges Antiseptikum)	Qualitätssicherungsprobleme, Umweltschutz, Toxizität
Methylviolett (Antimykotikum, Antiseptikum)	Qualitätssicherungsprobleme; kein Bedarf neben Gentianaviolett
2-Naphthol* (Antiseptikum, Antipruriginosum)	Nephrotoxizität
Ozonide („Wundermittel" im Zusammenhang mit der Ozontherapie)	Qualitätssicherung unmöglich
Phenol* (Antiseptikum, Antipruriginosum)	Nephrotoxizität, ärztlich begründbare Ausnahmen: Phenolkaustik am Nagelfalz, Sklerotherapie bei Hämorrhoiden, Neurolytikum
Quecksilber(I-)chlorid* und Quecksilber(II)-oxid*	Toxizität
Walrat (Konsistenzgeber in Salben)	Artenschutz

9.4 Empfehlungen für den Umgang mit Problemstoffen

Der verantwortungsbewusste Umgang mit den aus unterschiedlichen Gründen problematischen Wirkstoffen verlangt eine differenzierte Betrachtung, für welche die Arzneimittelkommission der Deutschen Apotheker mit der Arzneimittelkommission der deutschen Ärzteschaft und der Bundesgesundheitsoberbehörde Grundsätze abgestimmt hat.

Demzufolge sind die Grenzen der ärztlichen Therapiefreiheit zu beachten und Bedenken gegen bestimmte Wirkstoffe, Hilfsstoffe oder Rezepturen möglichst durch einen umfassenden Informationsaustausch zwischen dem verschreibenden Arzt und dem mit der Herstellung beauftragten Apotheker entweder festzustellen oder aber auszuräumen. Wichtig sind vor allem die in ▶ Tab. 9.2 markierten Dermatikabestandteile, die als bedenklich gelistet sind. Abgestufte und differenzierte Empfehlungen (▶ Tab. 9.3) werden aber auch für solche Stoffe gegeben, die in unterschiedlichem Ausmaß

Tab. 9.3 Abgestufte Vorgehensweisen bei problematischen Rezepturen (nach AMK).

Situation	Vorgehen
pharmazeutische Qualität kann nicht sichergestellt werden	Herstellung und Abgabe nicht erlaubt
Bedenklichkeit festgestellt durch veröffentlichte Stellungnahme des Bundesinstituts für Arzneimittel und Medizinprodukte bzw. des Paul-Ehrlich-Institutes	Herstellung und Abgabe nicht erlaubt
Zulassung von Fertigarzneimitteln mit bestimmten Stoffen ruht oder wurde widerrufen	Herstellung und Abgabe nicht erlaubt
Nutzen-Risiko-Beurteilung ist gemäß einer vorliegenden Aufbereitungsmonographie für bestimmte Indikationen negativ	Rückfrage durch Apotheke und Information des Arztes (dies dokumentieren), bei individueller Nutzen-Risiko-Abschätzung durch den behandelnden Arzt in Kenntnis der Vorbehalte sind Herstellung und Abgabe im Einzelfalle möglich, Abgabe ohne Verschreibung oder Herstellung auf Vorrat nicht erlaubt
medizinische Anwendung wird gemäß einer vorliegenden Aufbereitungsmonographie aufgrund von Risiken als nicht vertretbar beurteilt	Herstellung und Abgabe nicht erlaubt
bestehende Bedenken aufgrund von Mitteilungen über Risiken in der Literatur	Rückfrage durch Apotheke und Information des Arztes (dies dokumentieren), bei individueller Nutzen-Risiko-Abschätzung durch den behandelnden Arzt in Kenntnis der Risiken sind Herstellung und Abgabe möglich, Abgabe ohne Verschreibung oder Herstellung auf Vorrat sind nicht erlaubt, im Einzelfall können die dokumentierten Risiken aber so schwer wiegen und den Nutzen so deutlich übersteigen, dass Herstellung und Abgabe nicht erlaubt sind
bestehende Vorbehalte aufgrund unzureichender Information der Apotheke über den Wirkstoff, dessen Dosierung, eine Kombination oder die Anwendung bei der vorgesehenen Indikation	Rückfrage der Apotheke zur Klärung der Hintergründe erforderlich, Abgabe ohne Verschreibung oder Herstellung auf Vorrat nicht erlaubt

umstritten sind und deren Verordnung entgegen dem allgemein anerkannten Therapiestandard auf ausdrücklichen Wunsch des Arztes, zumindest in bestimmter Konzentration oder bei bestimmten Anwendungsgebieten, möglich ist.

Als Konsequenz dieser Empfehlungen ist etwa für die Verschreibung Castellani-Lösung nach Vorschrift der Deutschen Rezeptformeln (DRF) kein Raum mehr, da sie neben Borsäure mit Phenol, Resorcin und Fuchsin mehrere problematische Bestandteile enthält. Weder die frei von Borsäure hergestellte Variante noch die im Neuen Rezeptur-Formularium vorübergehend reformulierten und später gestrichenen Vorschriften „farblose Castellani-Lösung (NRF 11.9.)“ und „Castellani-Lösung (NRF 11.26.)“ ändern Wesentliches an der grundsätzlichen Problematik, siehe Kap. 1.3.1 und ▶ Tab. 1.1. Im Hinblick auf problematische Bestandteile wie Schwefel, Resorcin, Borsäure und Triarylmethanfarbstoffe in zum Teil hoher Konzentration dürfen auch einige Vorschriften der Standardrezepturen SR 1990 nicht unkritisch rezeptiert werden.

10 Kommentierte Rezeptursammlung einschließlich NRF-Rezepturen

Die halbfesten und flüssigen Dermatikagrundlagen (siehe Kap. 10.1 bis 10.4) werden von der Apotheke überwiegend vorgefertigt bezogen und nach Hilfstaxe ohne Arbeitspreis als abgepackter „Stoff" mit dem 100-% -Aufschlag berechnet (siehe Kap. 4). Wurde die betreffende Grundlage nicht in die Hilfstaxe aufgenommen, ist sie aber vorgefertigt als Bulk erhältlich, so wird der Preis für angemessene Packungsgrößen im Einkauf der Apotheke zugrunde gelegt. Verständlicherweise hängt der Preis dann davon ab, ob und zu welchen Konditionen die Apotheke die Grundlage vorgefertigt bezieht. Ist die Grundlage nicht vorgefertigt erhältlich, wird sie unter Berücksichtigung des Arbeitspreises als Rezepturarzneimittel taxiert, was den dann geringeren Aufschlag (90 %) nicht ausgleicht. Bei der Berechnung als Rezepturarzneimittel sind Kleinansätze deshalb etwa 15 €, 500-g-Packungen etwa 20 € teurer. Auf den Berechnungsmodus wird bei den Preisangaben der Grundlagen hingewiesen („aus Bulk" bzw. „rezeptiert"), ebenso auf den ggf. vereinbarten Stoffpreis („Hilfstaxe"). Im Übrigen haben die Preise auch bei den wirkstoffhaltigen Rezepturarzneimitteln trotz centgenauer Angaben eher orientierenden Charakter, da gewisse Abweichungen trotz grundsätzlicher Orientierung an Arzneimittelpreisverordnung (AMPreisV) und Hilfstaxe für Apotheken vorkommen können.

10.1 Wasserfreie Salbengrundlagen

10.1.1 Weißes Vaselin Ph. Eur. (Vaselinum album)

Zusammensetzung:
Weißes Vaselin ist ein Gemisch gereinigter, gebleichter, vorwiegend gesättigter Kohlenwasserstoffe aus der Erdöldestillation.

Kommentar:
Weiße oder grünlich durchschimmernde, salbenartige, fast geruchlose Masse, die im Tageslicht schwach fluoresziert. Pharmazeutische Wirkstoffe können gut eingearbeitet werden. Die Wirkstoffe liegen meist in Vaselin als suspendierte Feststoffpartikel und nicht in gelöster Form vor und können aus der Grundlage gut in die Haut penetrieren. Diese Eigenschaft wird durch die mazerierende Wirkung des Vaselins auf das Stratum corneum zusätzlich unterstützt. Als Alternative kann Gelbes Vaselin (Vaselinum flavum) verwendet werden, das gelblich aussieht und einen schwachen Geruch nach Mineralöl hat.

Eigenschaften und Indikationen:
- wasserfreie „Fettgrundlage", die nicht mit Wasser mischbar ist
- keratoplastisch
- hyperkeratotische Veränderungen und Ekzeme
- Abweichen und Lösen von Krusten
- chronische Dermatosen
- Pflegebehandlung trockener Lippen
- Grundlage der Wahl bei Patienten mit unklaren Allergien (kaum Sensibilisierungen)

Warnhinweise und Inkompatibilitäten:
- kann Juckreiz fördernd sein
- nicht bei akut entzündlichen Dermatosen anwenden
- Sensibilisierungsgefahr praktisch nicht vorhanden

Anwendungshinweise:
- 1- bis mehrmals täglich dünn auftragen
- zieht nicht in die Haut ein und verbleibt als Fettfilm
- nicht abwaschbar
- sehr gut haltbar
- Aufbrauchfrist: 3 Jahre

Kosten (€) mit Verpackung und MwSt. (Stand 1/2017):

m \ Modus	aus Bulk
50 g	1,82
100 g	2,93
200 g	5,37
500 g	12,44

10

10.1.2 Halbfestes Hartfett (Neutralfett; Softisan 378)

Zusammensetzung:
Triglycerid einer Mischung gesättigter Kokosölfettsäuren der Kettenlänge C_8-C_{18}.

Kommentar:
Fast weiße, streichbar weiche, fettige paraffinfreie Masse, geruchlos oder von schwachem Geruch. Sie ist trotz der halbfesten Konsistenz zur Arzneibuchmonographie „Hartfett" konform und chemisch den Mittelkettigen Triglyceriden (Neutralöl) verwandt, die Bezeichnung als „gemischtkettige Triglyceride" oder Neutralfett liegt deshalb nahe. Oxidations- und thermostabile Grundlage, auch für innerliche Zwecke geeignet und hitzesterilisierbar. Ersatz für das sehr oxidationsempfindliche Schweineschmalz. Mit Vaselin und flüssigen Paraffinen sowie mit allen fetten Ölen und anderen flüssigen Lipiden mischbar.

Eigenschaften und Indikationen:
- wasserfreie Fettgrundlage, die nicht mit Wasser mischbar ist
- gut hautverträglich
- chronische Dermatosen
- hyperkeratotische Hautveränderungen und Ekzeme
- Abweichen und Lösen von Krusten
- Allergien auf Wollwachsalkohole und/oder Cetylstearylalkohol
- Vaselinüberempfindlichkeit
- Einarbeitung fettlöslicher Wirkstoffe als Lösungssalbe, z. B. Clotrimazol, Ciclosporin, Crotamiton, Campher, Menthol und Steinkohlenteer (zumindest homogen dispergierbar)

Warnhinweise und Inkompatibilitäten:
- nicht bei akut entzündlichen Veränderungen anwenden
- hohes Lösevermögen kann die Penetration enthaltener Wirkstoffe verlangsamen und bei Teillöslichkeit die Umkristallisation beschleunigen (Salicylsäure)

Anwendungshinweise:
- 1- bis mehrmals täglich dünn auftragen
- zieht schwer in die Haut ein und verbleibt als Fettfilm
- nicht abwaschbar
- Aufbrauchfrist: 1 Jahr

Kosten (€) mit Verpackung und MwSt. (Stand 1/2017):

m \ Modus	aus Bulk
50 g	7,04
100 g	13,37
200 g	26,27
500 g	64,68

10.1.3 Wollwachsalkoholsalbe DAB

Zusammensetzung (Angaben in g für 100 g):

Substanz	Menge
Cetylstearylalkohol	0,5
Wollwachsalkohole	6,0
Weißes Vaselin	93,5

Kommentar:
Durchscheinende, gelblichweiße bis gelbliche, weiche Salbe von schwachem, charakteristischem Geruch. Die hydrophobe Grundlage ist dem Mediziner besser bekannt unter der Bezeichnung Eucerinum anhydricum. Für die Einarbeitung von Wirkstoffen geeignet (siehe Kap. 5.1.2). Früher als diejenige Standard-Salbengrundlage des DAB hervorgehoben, die immer bei fehlender Angabe einer Grundlage und entsprechender Eignung verwendet werden sollte. Heute ist in solchen Fällen individuell eine kompatible und nach Lokalisation und Hauttyp geeignete Grundlage auszuwählen.

Eigenschaften und Indikationen:
- wasserfreie Grundlage mit zum Teil hohem, aber durch die Qualität der Ausgangsstoffe bedingt stark schwankendem und oft schlechtem Absorptionsvermögen für Wasser und geringer Belastbarkeit so hergestellter Cremes
- schonende Fettung trockener Haut, angenehmer als Vaselin
- chronischen Dermatitiden
- atopische Dermatitis
- eventuell auch mit Zusatz von 25 % Wasser (mit Zugabe von 50 % Wasser als „Eucerinum cum aqua")

Warnhinweise und Inkompatibilitäten:
- cave: Verwechselung mit Wollwachsalkoholsalbe SR DAC (siehe Kap. 10.1.4)
- nicht bei akut entzündlichen Veränderungen anwenden

- Verfärbung: Oxytetracyclin, Pyrogallol, Silbernitrat
- Sensibilisierungsgefahr: Wollwachsalkohole, selten auch Cetylstearylalkohol

Anwendungshinweise:
- 1- bis mehrmals täglich dünn auftragen
- schlecht abwaschbar
- hinterlässt Fettglanz auf der Haut (typische Nachtcreme)
- Aufbrauchfrist: 1 Jahr

Kosten (€) mit Verpackung und MwSt. (Stand 1/2017):

m \ Modus	aus Bulk (Hilfstaxe)
50 g	2,31
100 g	3,90
200 g	7,32
500 g	17,29

Für das Markenprodukt Eucerinum anhydricum sind die Preise mehr als doppelt so hoch, für Handelsware der Wollwachsalkoholsalbe DAB etwa ein Drittel höher als nach Hilfstaxe.

10.1.4 Wollwachsalkoholsalbe SR mit Gelbem Vaselin DAC und Wollwachsalkoholsalbe SR mit Weißem Vaselin DAC

Zusammensetzung (Angaben in g für 100 g):

Substanz	Menge
Wollwachsalkohole	2,5
Sorbitanmonooleat	2,1
Glycerolmonooleat	0,9
Gelbes Vaselin/Weißes Vaselin	94,5

Kommentar:
Durchscheinende, schwach gelbliche bis gelbliche, weiche Salbe von schwachem, charakteristischem Geruch. Für die Einarbeitung von Wirkstoffen geeignet und als Absorptionsbase mit besserem Emulgiervermögen als die Wollwachsalkoholsalbe DAB. Ursprünglich offizinelle Salbe des Arzneibuchs und der Standardrezepturen der DDR, modifiziert als Monographie des DAC alternativ mit Gelbem oder Weißem Vaselin. Ergibt bei Verarbeitung mit Wasser zu gleichen Teilen die Wasserhaltige Wollwachsalkoholcreme SR mit Gelbem Vaselin DAC bzw. mit Weißem Vaselin DAC.

Eigenschaften und Indikationen:
- wasserfreie Grundlage mit hohem Absorptionsvermögen für Wasser
- schonende Fettung trockener Haut, angenehmer als Vaselin
- chronischen Dermatitiden
- atopische Dermatitis
- eventuell auch mit Zusatz von 25 % Wasser

Warnhinweise und Inkompatibilitäten:
- cave: Verwechselung mit Wollwachsalkoholsalbe DAB (siehe Kap. 10.1.3)
- nicht bei akut entzündlichen Veränderungen anwenden
- Verfärbung: Oxytetracyclinhydrochlorid 3 %, Silbernitrat 1 %
- Sensibilisierungsgefahr: Wollwachsalkohole

Anwendungshinweise:
- 1- bis mehrmals täglich dünn auftragen
- schlecht abwaschbar
- hinterlässt Fettglanz auf der Haut
- Aufbrauchfrist: 1 Jahr

Kosten (€) mit Verpackung und MwSt. (Stand 1/2017):

m \ Modus	aus Bulk
50 g	2,80
100 g	4,90
200 g	9,32
500 g	22,29

Wollwachsalkoholsalbe SR mit Weißem Vaselin DAC ist nur geringfügig teurer als die mit Gelbem Vaselin.

10.1.5 Hydrophile Salbe DAB (Unguentum emulsificans)

Zusammensetzung (Angaben in g für 100 g):

Substanz	Menge
Emulgierender Cetylstearylalkohol, Typ A	30,0
Dickflüssiges Paraffin	35,0
Weißes Vaselin	35,0

Kommentar:
Weiche, weißliche Salbe von schwachem, charakteristischem Geruch. Die traditionelle Bezeichnung steht im Widerspruch zur wissenschaftlichen Dermatikasystematik; es handelt sich nicht um eine wasserlösliche Salbe, sondern um eine in Wasser dispergierbare Absorptionsgrundlage zur Herstellung anionischer hydrophiler Cremes. Hydrophile Salbe ist insofern eher eine Vormischung für Rezepturzwecke, zumal sie trotz der enthaltenen Emulgatoren von der Haut nicht ohne Seife mit Wasser abgewaschen werden kann. Hydrophile Wirkstoffe können jedoch besser eingearbeitet werden als in Vaselin, auch Problemsubstanzen für wasserfreie Rezepturen wie Steinkohlenteerlösung.

Indikationen:
- wird üblicherweise nur nach Einarbeitung von Wasser als „Anionische hydrophile Creme DAB" zum Zweck der Einarbeitung von Wirkstoffen eingesetzt
- als Grundlage keine eigenständige Indikation in der pflegenden Behandlung

Warnhinweise und Inkompatibilitäten:
- Sensibilisierungsgefahr: Cetylstearylalkohol
- Herstellung stabiler Cremes analog zur wasserhaltigen hydrophilen Salbe DAB nur bei mindestens 50-%igem Wasseranteil möglich
- larvierte Unverträglichkeit des als Emulgator enthaltenen anionischen Natriumcetylstearylsulfat mit kationischen Arznei- und Konservierungsstoffen, z. B. Tetracycline, Ethacridinlactat, Diltiazemhydrochlorid, Chlorhexidinsalze und Benzalkoniumchlorid

Anwendungshinweise:
- keine, da Substanz ohne Wasserzusatz als Grundlage in der Regel nicht verwendet wird
- Aufbrauchfrist: 1 Jahr

Kosten (€) mit Verpackung und MwSt. (Stand 1/2017):

m \ Modus	aus Bulk (Hilfstaxe)
50 g	3,75
100 g	6,79
200 g	13,10
500 g	31,75

Der Marktpreis liegt geringfügig über Hilfstaxe.

10.1.6 Hydrophobes Basisgel DAC (Mucilago basalis hydrophobica, Polyethylen-Oleogel)

Zusammensetzung (Angaben in g für 100 g):

Substanz	Menge
Dickflüssiges Paraffin	95,0
Hochdruck-Polyethylen	5,0

Kommentar:
Farblose, durchschimmernde, weiche, salbenartige Masse; schwacher Geruch nach Paraffin. Kann nur großtechnisch industriell hergestellt werden, keine Eigenherstellung aus den Bestandteilen in der Apotheke. Ist über den pharmazeutischen Großhandel ohne Konservierungsstoffe erhältlich. Diese „Fettsalbe" hat vergleichbare Eigenschaften wie Vaselin, bleibt aber bei niedrigen und hohen Temperaturen streichfähig. Diese Grundlage wird als Bestandteil in vielen Fertigarzneimitteln verwendet. Ist unter anderem in Hypromellose-Haftpaste 40 % (NRF-Stammzubereitung S.42.), Hydrophober Basiscreme DAC und wirkstoffhaltigen Haftpasten (NRF 7.9. bis 7.11.) als Hauptbestandteil enthalten.

Eigenschaften und Indikationen:
- „Fettsalbe", die vor allem der Einarbeitung von Wirkstoffen dient (entsprechend Vaselin)
- chronische Dermatosen
- atopische Dermatitis

Warnhinweise und Inkompatibilitäten:
verliert irreversibel an Konsistenz bei Erwärmung auf über 60 °C
- bei langer Lagerung (harmloses) „Ausölen" kleiner Mengen des dickflüssigen Paraffins möglich

Anwendungshinweise:
- nicht abwaschbare Grundlage
- zieht nicht in die Haut ein
- bildet einen Fettfilm
- Aufbrauchfrist: 1 Jahr

Kosten (€) mit Verpackung und MwSt. (Stand 1/2017):

m \ Modus	aus Bulk
50 g	3,87
100 g	7,02
200 g	13,57
500 g	32,92

10.1.7 Hypromellose-Haftpaste 40 % (NRF-Stammzubereitung S.42.)

Zusammensetzung (Angaben in g für 100 g):

Substanz	Menge
Hypromellose 4 000	40,0
Hydrophobes Basisgel DAC	60,0

Kommentar:
Fast weiße, makroskopisch gleichmäßige, aber nicht gut flächig streichbare, weiche Paste mit an Marzipan oder Grießbrei erinnerndem Aussehen. Die hydrophobe Matrix enthält das wasserlösliche Quellmittel Hypromellose 4 000 hochkonzentriert als Feststoffpartikel. Diese quellen bei Kontakt mit feuchter Haut- oder Schleimhaut und führen zu starker Adhäsion der Haftpaste. Der Paraffinanteil verzögert den Wasserzutritt und die Erosion der Paste. Haftpasten dieses äußerlich hydrophoben Typs haben deshalb in der Mundhöhle eine sehr viel längere Verweildauer als Hydrogele. Das Lösevermögen der wasserfreien Paste ist gering, zusätzlich rezeptierte Wirkstoffe sollen in mikrofein oder sehr fein gepulverter Form dispergiert werden; Wasser soll nicht eingearbeitet werden, da es dann bereits zur Quellung der Hypromellose kommt. Geschmacks- bzw. Geruchskorrigenzien können bei Bedarf zugefügt werden. Kann noch nicht vorgefertigt als Grundlage im Großhandel bezogen werden.

Anwendungsgebiete:
- Protektivum für Haut und Schleimhaut, insbesondere in der Mundhöhle und im Anogenitalbereich
- Haftpastengrundlage zur Einarbeitung von Wirkstoffen (z. B. Kortikosteroide, Tretinoin, Zinkoxid) oder Antimykotika (siehe Kap. 10.7.10, Kap. 10.7.14 und Kap. 10.18.7)
- unter Zusatz von Salicylsäure als Ersatz für Bleipflastersalbe

Warnhinweise und Inkompatibilitäten:
- Unverträglich mit Tannin und gleichzeitig angewendeten gerbstoffhaltigen Zubereitungen (z. B. Hamamelisextrakt oder Tormentilltinktur)

Anwendungshinweise:
- schwer abwaschbare Haftpaste
- sorgfältige, zielgenaue Applikation in der Mundhöhle, um die Übertragung auf Zunge, Zähne und andere Stellen zu vermeiden
- Aufbrauchfrist: 1 Jahr

Kosten (€) mit Verpackung und MwSt. (Stand 1/2017):

m \ Modus	rezeptiert
10 g	19,87
20 g	21,91
50 g	28,04
100 g	38,32
200 g	59,56

10.2 Cremes und Emulsionsgrundlagen (geordnet nach Emulsionstyp und steigendem Wassergehalt)

10.2.1 Weiche Creme DAC (ehemals: Weiche Salbe DAC; Unguentum molle)

Zusammensetzung (Angaben in g für 100 g):

Substanz	Menge
Dickflüssiges Paraffin	7,5
Gereinigtes Wasser	10,0
Wollwachs	32,5
Gelbes Vaselin	50,0

Kommentar:
Hell- bis bräunlichgelbe, weiche, hydrophobe Creme mit schwachem Geruch nach Wollwachs. Entspricht einer Mischung aus Lanolin DAB und Gelbem Vaselin zu gleichen Teilen. Wegen des nur geringen Anteils dispers verteilten Wassers mikrobiell kaum anfällig und kein Konservierungsmittelzusatz vorgesehen. Aber auch bei hygienisch einwandfrei hergestellter oder vorgefertigt bezogener Creme kann durch Sekundärkontamination Schimmelbefall auftreten, sodass Verwendung der auf Vorrat hergestellten Grundlage in der Apotheke auf 6 Monate und der Creme beim Patienten auf 4 Wochen begrenzt wird (siehe Kap. 8). Weiche Salbe DAB 6, nicht weiter im DAB monografiert, behielt als Vorschrift der Standardrezepturen und des Arzneibuchs der DDR Bedeutung. Sie wurde in unveränderter Zusammensetzung in den DAC aufgenommen und 2016 zur Umbenennung in Weiche Creme DAC diskutiert. Möglicherweise spielen bei der subjektiven Wertschätzung der Creme der „natürliche" Geruch und das gelbe Aussehen eine Rolle. wirkstoffhaltige Zusätze sind neben Salicylsäure und Harnstoff kaum bekannt.

Indikationen:
- Cetylstearylalkohol-Überempfindlichkeit
- trockene Haut

Warnhinweise und Inkompatibilitäten:
- Sensibilisierungsgefahr: Wollwachs

Anwendungshinweise:
- 1- bis mehrmals täglich auftragen
- zieht schwer in die Haut ein und verbleibt als Fettfilm
- schlecht abwaschbar
- Aufbrauchfrist: 4 Wochen

Kosten (€) mit Verpackung und MwSt. (Stand 1/2017):

m \ Modus	aus Bulk (Hilfstaxe)
50 g	3,73
100 g	6,74
200 g	13,00
500 g	31,51

10.2.2 Kühlcreme DAB (Unguentum leniens; ehemals: Kühlsalbe DAB)

Zusammensetzung (Angaben in g für 100 g):

Substanz	Menge
Gelbes Wachs	7,0
Cetylpalmitat	8,0
Raffiniertes Erdnussöl	60,0
Gereinigtes Wasser	25,0

Kommentar:
Gelblichweiße, bei Raumtemperatur weiche Salbe von schwachem Geruch nach Bienenwachs und Erdnüssen. Die Salbe ist dem galenischen Konzept nach instabil und setzt Wasser frei. Dadurch entsteht die Kühlwirkung. Über den pharmazeutischen Großhandel ohne Konservierungsstoffe erhältlich. Praktisch nicht geeignet für die Einarbeitung von Wirkstoffen. Neben der aktuellen DAB-Rezeptur sind „Kühlsalben" (Cold Creams) ähnlicher Zusammensetzung, zum Teil aber mit markanten Unterschieden (bis hin zu Vaselin als Hauptbestandteil), in älteren und anderen nationalen Arzneibüchern und Formularien sowie als kosmetische Fertigpräparate bekannt.

Indikationen:
- weniger geeignet als Vehikel für Wirkstoffe, bei Bedarf ersatzweise wasserfreie „Wachssalbe" aus gelbem Wachs und raffiniertem Erdnussöl rezeptieren
- akute bis subakute Dermatitiden

- Pruritus bei Xerosis
- atopische Dermatitis

Warnhinweise und Inkompatibilitäten:
- Brechen der Emulsion: mit fast allen Wirkstoffen außer Pigmenten (Eisenoxid, Zinkoxid, Titandioxid)
- Verfärbung: Oxytetracyclinhydrochlorid, Tetracyclinhydrochlorid

Anwendungshinweise:
- mehrfach täglich anwenden
- nur begrenzt haltbar, wird ranzig
- W/O-Emulsion, relativ feste Konsistenz
- schlecht abwaschbar
- okklusive Wirkung
- Aufbrauchfrist: 4 Wochen

Kosten (€) mit Verpackung (Tube) und MwSt. (Stand 1/2017):

m \ Modus	aus Bulk (Hilfstaxe)
50 g	3,96
100 g	7,21
200 g	13,94
500 g	33,84

10.2.3 Wollwachsalkoholcreme DAB (Lanae alcoholum unguentum aquosum, Eucerinum cum aqua; ehemals: Wasserhaltige Wollwachsalkoholsalbe DAB)

Zusammensetzung (Angaben in g für 100 g):

Substanz	Menge
Cetylstearylalkohol	0,25
Wollwachsalkohole	3,00
Weißes Vaselin	46,75
Gereinigtes Wasser	50,00

Kommentar:
Weiße, bei Raumtemperatur weiche Zubereitung vom Typ „lipophile Creme“ bzw. „hydrophobe Creme“ mit charakteristischem Geruch. Die preiswerte Grundlage aus gleichen Teilen Wollwachsalkoholsalbe DAB und Wasser ist auch unter der Bezeichnung „Eucerin cum aqua“ bekannt. Wichtige Grundlage zum Einarbeiten von Wirkstoffen (siehe Kap. 5.2.1). Konservierungsstoffe sind für die maschinell hergestellte Grundlage weniger dringend notwendig, da in der dispersen Wasserphase kein Bakterienwachstum möglich ist. Bei Einarbeitung von Wirkstoffen kann die mikrobielle Haltbarkeit verschlechtert sein. Haltbarkeitsprobleme aufgrund schlechter und schwankender Qualität der Wollwachsalkohole schränken die Verwendung als Rezepturgrundlage für Wirkstoffe zunehmend ein. Bei Einarbeitung hydrophiler Rezepturbestandteile (Harnstoff, Ethanol) ist es oft einfacher, die Creme aus der wirkstoffhaltigen Wasserphase und Wollwachsalkoholsalbe DAB ad hoc herzustellen. Die Stabilität der kalt gerührten Creme ist meist nicht schlechter als die der gemäß Arzneibuch unter Wärmeanwendung hergestellten. Bessere Stabilität haben die analog aus Wollwachsalkoholsalbe SR DAC (siehe Kap. 10.1.4) hergestellten Wollwachsalkoholcremes SR DAC mit Weißem Vaselin bzw. mit Gelbem Vaselin.

Eigenschaften und Indikationen:
- W/O-Emulsion für eine schonende Fettung
- chronische Dermatitiden
- pflegende Behandlung bei atopischer Dermatitis
- Altersxerosis
- pflegende Behandlung bei sich regenerierender Haut nach entzündlichen Dermatosen

Warnhinweise und Inkompatibilitäten:
- cave: Verwechselung mit wasserhaltiger Wollwachsalkoholsalbe SR DAC (siehe Kap. 10.1.4)
- Verfärbung: Oxytetracyclinhydrochlorid, Silbernitrat
- Brechen der Emulsion möglich: Aluminiumchlorid, Ammoniumbituminosulfonat (Ichthyol), Salicylsäure, Steinkohlenteerlösung, Tetracyclinhydrochlorid, Lauromacrogol 400 (Thesit)
- Sensibilisierungsgefahr: Wollwachsalkohole, selten auch Cetylstearylalkohol

Anwendungshinweise:
- gut dosierbar, Fett und Feuchtigkeit werden zugleich zugeführt
- schlecht abwaschbar
- hinterlässt Fettglanz auf der Haut (typische Nachtcreme)
- Aufbrauchfrist: unkonserviert 4 Wochen, konserviert 1 Jahr, in Spenderdose 6 Monate

Kosten (€) mit Verpackung und MwSt. (Stand 1/2017):

m \ Modus	aus Bulk
50 g	2,68
100 g	4,65
200 g	8,83
500 g	21,07

Bei Verwendung des Markenproduktes Eucerinum anhydricum zur Herstellung sind die Preise etwas höher.

10.2.4 Hydrophobe Basiscreme DAC

Zusammensetzung (Angaben in g für 100 g):

Substanz	Menge
Triglyceroldiisostearat	3,0
Isopropylpalmitat	2,4
Hydrophobes Basisgel DAC	24,6
Kaliumsorbat	0,14
Wasserfreie Citronensäure	0,07
Magnesiumsulfat-Heptahydrat	0,5
Glycerol 85 %	5,0
Gereinigtes Wasser	64,29

Kommentar:
Fast weiße, weiche Creme vom W/O-Typ mit hohem Wasseranteil.. Schließt bei den offizinellen Rezepturen die Lücke zwischen stärker okkludierend wirkenden hydrophoben Cremes auf Vaselinbasis und den für trockene Haut wenig geeigneten hydrophilen Cremes und kann die zunehmend durch Instabilitäten auffällige Wasserhaltige Wollwachsalkoholsalbe DAB ersetzen. Feste Paraffine, Wollwachsprodukte und Cetyl- oder Stearylalkohol sind nicht enthalten. Enthält neben Dickflüssigem Paraffin (Hauptbestandteil des Hydrophoben Basisgels DAC) Isopropylpalmitat als weniger hydrophobes, gut in die Haut einziehendes flüssiges Wachs und oxidationsstabilen, flüssigen Emulgator, der die Stabilität beim Phasen-Volumen-Verhältnis von 70/30 sicherstellt. Der trotzdem lipophile Charakter und die gute Akzeptanz beim Patienten prädestinieren zur Wirkstoffeinarbeitung bei trockener Haut.
Indikationen:

- Dermatikum bei trockener Haut, insbesondere zur Stufen- und Intervalltherapie
- Cetylstearylalkohol-Überempfindlichkeit
- Vaselinüberempfindlichkeit
- Grundlage zur Einarbeitung von Wirkstoffen

Warnhinweise und Inkompatibilitäten:
- Sensibilisierungsgefahr: Sorbinsäure
- nur geringes weiteres Wasseraufnahmevermögen und Instabilität bei Einarbeitung größerer Anteile alkoholischer Lösung oder grenzflächenaktiver Stoffe, z. B. Ammoniumbituminosulfonat oder Lauromacrogol 400 (Reduktion des Wasseranteils erforderlich)

Anwendungshinweise:
- 1- bis mehrmals täglich dünn auftragen
- zieht gut in die Haut ein
- schlecht abwaschbar
- Aufbrauchfrist: 1 Jahr, in Spenderdose 6 Monate; unkonserviert 4 Wochen

Kosten (€) mit Verpackung und MwSt. (Stand 1/2017):

m \ Modus	aus Bulk
50 g	4,22
100 g	7,72
200 g	14,97
500 g	36,43

10.2.5 Basiscreme DAC (Cremor basalis, ambiphile Creme)

Zusammensetzung (Angaben in g für 100 g):

Substanz	Menge
Glycerolmonostearat 60	4,0
Cetylalkohol	6,0
Mittelkettige Triglyceride	7,5
Weißes Vaselin	26,5
Macrogol-20-glycerolmonostearat	7,0
Propylenglycol	10,0
Gereinigtes Wasser	40,0

Kommentar:
Weiße, weiche, mit Wasser von der Haut abwaschbare Creme, fast ohne Geruch. Basiscreme DAC ist für die Einarbeitung von zahlreichen kationischen, anionischen und nichtionischen Wirkstoffen ge-

eignet (universelle robuste Grundlage über einen weiten pH-Bereich). Basiscreme DAC ist mit Wasser und Fett bzw. lipophilen und hydrophilen Substanzen mischbar. Sie hat Charakteristika einer O/W- sowie einer W/O-Emulsion. Erhältlich über den pharmazeutischen Großhandel ohne Konservierungsmittel. Die Creme ist durch ihre Zusammensetzung (20 % Propylenglycol in der Wasserphase) sicher vor mikrobiellem Verderb geschützt.

Indikationen:
- geeignet für die Einarbeitung zahlreicher Wirkstoffe (z. B. Antiinfektiosa, Kortikosteroide)
- Intervalltherapie im Wechsel mit wirkstoffhaltigen Cremes
- subakute-chronische Dermatitiden
- atopische Dermatitis
- Grundlage für pflegende Behandlung
- Xerosis
- Pruritus bei Xerosis
- Überempfindlichkeit auf Wollwachsalkohole

Warnhinweise und Inkompatibilitäten:
- unverträglich mit Tannin, nicht langfristig stabil mit Triclosan, Salicylsäure und bestimmten anderen phenolischen Wirkstoffen
- mikrobielle Anfälligkeit bei Verdünnung mit Wasser; eventuell Propylenglycol-Wasser-Gemisch (20/80) der hydrophilen Phase zur Verdünnung verwenden
- durch Verdünnung (etwa 1 ad 5) erhaltene flüssige O/W-Emulsionen können Aufrahmung zeigen und müssen vor Gebrauch umgeschüttelt werden
- Sensibilisierungsgefahr: Cetylalkohol, Propylenglycol

Anwendungshinweise:
- fettende Cremegrundlage
- bedingt abwaschbar
- zieht gut in die Haut ein
- Aufbrauchfrist: 1 Jahr, in Spenderdose 6 Monate

Kosten (€) mit Verpackung und MwSt. (Stand 1/2017):

m \ Modus	aus Bulk (Hilfstaxe)
50 g	3,47
100 g	6,22
200 g	11,96
500 g	28,89

10.2.6 Nichtionische hydrophile Creme DAB (Unguentum emulsificans nonionicum aquosum)

Zusammensetzung (Angaben in g für 100 g):

Substanz	Menge
Polysorbat 60	5,0
Cetylstearylalkohol	10,0
Glycerol 85 %	10,0
Weißes Vaselin	25,0
Sorbinsäure	0,1
Gereinigtes Wasser	49,9

Kommentar:
Weiße, fast geruchlose Creme. Nicht mischbar mit lipophilen Salben (Wollwachsalkoholsalbe) oder lipophilen Cremes (Wollwachsalkoholcreme und vergleichbare Fertigarzneimittel). Über den pharmazeutischen Großhandel als Grundlage mit Vorkonservierung durch 0,1 % Sorbinsäure erhältlich (zum Teil auch 0,05 % Sorbinsäure und 0,067 % Kaliumsorbat). Die unkonservierte Nichtionische hydrophile Creme DAB ist nur wenige Tage haltbar (Richtwert: 1 Woche) und muss bei Bedarf frisch hergestellt werden. Geeignete Konservierungsmittel alternativ zur Sorbinsäure sind 0,06 % Methyl-4-hydroxybenzoat und 0,04 % Propyl-4-hydroxybenzoat. Anwendung vor allem zur Einarbeitung kationischer Wirkstoffe (Ethacridinlactat, Gentamicinsulfat, Polihexanid). Die Nichtionische hydrophile Creme DAB unterscheidet sich vor allem durch den Emulgator von der Anionischen hydrophilen Creme DAB. Letztere enthält Natriumcetylstearylsulfat, das Inkompatibilitäten mit zahlreichen kationischen Wirkstoffen zeigt. Es ist in der Nichtionischen hydrophilen Creme DAB durch Polysorbat ersetzt.

Eigenschaften und Indikationen:
- wenige Anwendungsindikationen als Grundlage allein
- Anwendungsindikationen als Grundlage allein wie bei Anionischer hydrophiler Creme DAB
- Einarbeitung von kationischen und nichtionischen Wirkstoffen
- gering fettend, feuchtigkeitshaltig, kühlend, schonend austrocknend
- akute bis subakute Dermatitiden

Warnhinweise und Inkompatibilitäten:
- cave: Verwechselung mit Nichtionischer hydrophiler Creme SR DAC (siehe Kap. 10.2.7)
- ohne Konservierung mikrobiell anfällig
- pH etwa 3,9 bei Sorbinsäurekonservierung, antimikrobieller Schutz geht bei pH-Werten von mehr als 5,5–6 verloren, deshalb Vorsicht bei basisch reagierenden Wirkstoffen (z. B. Erythromycin)
- Brechen der Emulsion vor allem bei phenolischen Wirkstoffen (Tannin)
- Verfärbung: Dithranol, Oxytetracyclin, Silbernitrat, Tetracyclin, Chlorhexidinsalze bei der üblichen Sorbinsäurekonservierung
- Sensibilisierungsgefahr: Cetylstearylalkohol, Sorbinsäure

Anwendungshinweise:
- zieht sehr gut in die Haut ein
- kein sichtbarer Fettfilm
- Tagescreme, leicht abwaschbar
- Aufbrauchfrist: 1 Jahr, in Spenderdose 6 Monate; unkonserviert 1 Woche

Kosten (€) mit Verpackung und MwSt. (Stand 1/2017):

m \ Modus	aus Bulk (Hilfstaxe)
50 g	5,43
100 g	10,14
200 g	19,80
500 g	48,50

10.2.7 Nichtionische hydrophile Creme SR DAC

Zusammensetzung (Angaben in g für 100 g):

Substanz	Menge
2-Ethylhexyllaurat	10,0
Nichtionische emulgierende Alkohole	21,0
Glycerol 85 %	5,0
Wasserfreie Citronensäure	0,07
Kaliumsorbat	0,14
Gereinigtes Wasser	63,79

Kommentar:
Weiße, weiche, leicht mit Wasser abwaschbare Creme. War in der DDR als „Unguentum emulsificans aquosum N SR" gebräuchlich und wurde als NRF-Stammzubereitung S.26. sowie in den DAC übernommen. Die früher übliche Konservierung mit PHB-Estern ist unzureichend, da sich diese Konservierungsstoffe aus der Wasserphase heraus in die Lipidphase hinein verteilen. Diese besteht aus einem verzweigtkettigen flüssigen Wachs mit sehr viel höherem Lösevermögen, als es etwa Dickflüssiges Paraffin hat. Dies stellt einen wesentlichen Unterschied zu der ansonsten ähnlich zusammengesetzten Nichtionischen hydrophilen Creme DAB dar.

Eigenschaften und Indikationen:
- Einarbeitung von Wirkstoffen
- gering fettend, feuchtigkeitshaltig, kühlend, schonend austrocknend
- akute bis subakute Dermatitiden
- Vaselinüberempfindlichkeit

Warnhinweise und Inkompatibilitäten:
- cave: Verwechselung mit Nichtionischer hydrophiler Creme DAB oder Unguentum emulsificans aquosum DAB (siehe Kap. 10.2.6 und Kap. 10.2.9)
- Sensibilisierungsgefahr: Cetylstearylalkohol und Sorbinsäure
- nicht einarbeiten: Chlorhexidinsalze (Graufärbung in Anwesenheit von Sorbinsäure/Kaliumsorbat, ggf. eine unkonservierte Grundlage verwenden), Tannin (unverträglich mit dem nichtionischen Emulgator)
- Inaktivierung der Sorbinsäurekonservierung bei pH-Erhöhung (hat etwa pH 4,5)

Anwendungshinweise:
- 1- bis mehrmals täglich dünn auftragen
- zieht gut in die Haut ein und verbleibt als Fettfilm
- leicht abwaschbar
- Aufbrauchfrist: 1 Jahr, in Spenderdose 6 Monate; unkonserviert 1 Woche

Kosten (€) mit Verpackung und MwSt. (Stand 1/2017):

m \ Modus	aus Bulk
50 g	2,42
100 g	4,12
200 g	7,76
500 g	18,41

10.2.8 Anionische hydrophile Creme SR DAC

Zusammensetzung (Angaben in g für 100 g):

Substanz	Menge
2-Ethylhexyllaurat	10,0
Emulgierender Cetylstearylalkohol Typ A	21,0
Glycerol 85 %	5,0
Wasserfreie Citronensäure	0,07
Kaliumsorbat	0,14
Gereinigtes Wasser	63,79

Kommentar:
Weiße, weiche, leicht mit Wasser abwaschbare Creme. War in der DDR als „Unguentum emulsificans aquosum SR" gebräuchlich und wurde als NRF-Stammzubereitung S.27. sowie in den DAC übernommen. Die früher übliche Konservierung mit PHB-Estern ist unzureichend, da sich diese Konservierungsstoffe aus der Wasserphase heraus in die Lipidphase hinein verteilen. Diese besteht aus einem verzweigtkettigen flüssigen Wachs mit sehr viel höherem Lösevermögen, als es etwa dickflüssiges Paraffin hat. Dies stellt einen wesentlichen Unterschied zu der ansonsten ähnlich zusammengesetzten Anionischen hydrophilen Creme DAB dar.

Eigenschaften und Indikationen:
- Einarbeitung von Wirkstoffen
- gering fettend, feuchtigkeitshaltig, kühlend, schonend austrocknend
- akute bis subakute Dermatitiden
- Vaselinüberempfindlichkeit

Warnhinweise und Inkompatibilitäten:
- cave: Verwechselung mit Unguentum emulsificans aquosum DAB (siehe Kap. 10.2.9)
- Sensibilisierungsgefahr: Cetylstearylalkohol und Sorbinsäure
- nicht einarbeiten: mit anionischem Emulgator unverträgliche, kationische Arznei- und Hilfsstoffe wie Chlorhexidinsalze (zusätzlich: Graufärbung in Anwesenheit von Sorbinsäure/Kaliumsorbat), Gentamicinsulfat, Clotrimazol, Tetracyclinhydrochlorid, Octenidindihydrochlorid und andere (siehe Angaben unter 10.2.9, Anionische hydrophile Creme DAB)
- Inaktivierung der Sorbinsäurekonservierung bei pH-Erhöhung (hat etwa pH 4,5)

Anwendungshinweise:
- 1- bis mehrmals täglich dünn auftragen
- zieht gut in die Haut ein und verbleibt als Fettfilm
- leicht abwaschbar
- Aufbrauchfrist: 1 Jahr, in Spenderdose 6 Monate; unkonserviert 1 Woche

Kosten (€) mit Verpackung und MwSt. (Stand 1/2017):

m \ Modus	aus Bulk
50 g	2,20
100 g	3,69
200 g	6,91
500 g	16,27

10.2.9 Anionische hydrophile Creme DAB (Unguentum emulsificans aquosum)

Zusammensetzung (Angaben in g für 100 g):

Substanz	Menge
Emulgierender Cetylstearylalkohol Typ A	9,0
Dickflüssiges Paraffin	10,5
Weißes Vaselin	10,5
Sorbinsäure	0,1
Gereinigtes Wasser	69,9

Kommentar:
Weiche, fast weiße, anionische Creme, nahezu geruchlos. Nicht mischbar mit lipophilen Cremes (Wollwachsalkoholsalbe und vergleichbare Fertigarzneimittel). Über den pharmazeutischen Großhandel mit Vorkonservierung mit Sorbinsäure 0,1 % (zum Teil auch 0,05 % Sorbinsäure und 0,067 % Kaliumsorbat) erhältlich. Wird zur Einarbeitung von Wirkstoffen benutzt. Kann bis zum etwa 5-fachen mit Wasser in allmählichem Übergang zu einer anionischen Emulsion verdünnt werden. Die unkonservierte Creme ist nur wenige Tage haltbar.

Eigenschaften und Indikationen:
- Einarbeitung von Wirkstoffen
- gering fettend, feuchtigkeitshaltig, kühlend, schonend austrocknend
- akute bis subakute Dermatitiden

Warnhinweise und Inkompatibilitäten:
- cave: Verwechselung mit Unguentum emulsificans aquosum N SR oder Unguentum emulsificans aquosum SR (siehe Kap. 10.2.7 und Kap. 10.2.8)
- Stabilität: ohne Konservierung mikrobiell anfällig
- pH etwa 3,5 bei alleiniger Sorbinsäurekonservierung, pH 4,7 bei Sorbinsäure-Kaliumsorbat-Konservierung, antimikrobieller Schutz geht oberhalb etwa pH 5,5–6 verloren, deshalb Vorsicht bei basisch reagierenden Wirkstoffen (z. B. Erythromycin).
- Verfärbung: Dithranol, Silbernitrat, Chlorhexidinsalze bei Sorbinsäurekonservierung (eventuell unkonservierte Grundlage verwenden)
- Inaktivierung und/oder Brechen der Emulsion durch ionische Unverträglichkeit: Aluminiumchlorid, Benzalkoniumchlorid, Calciumchlorid, Chlorhexidinsalze, Chlortetracyclinhydrochlorid, Tetracyclinhydrochlorid, Octenidindihydrochlorid, Oxytetracyclinhydrochlorid, Diphenhydraminhydrochlorid, Diltiazemhydrochlorid, Ethacridinlactat, Gentamicinsulfat, Clotrimazol im Sauren, Methylrosaniliniumchlorid, Polihexanid und viele andere kationaktive Wirkstoffe
- Sensibilisierungsgefahr: Cetylstearylalkohol

Anwendungshinweise:
- zieht sehr gut in die Haut ein
- kein sichtbarer Fettfilm
- Tagescreme, leicht abwaschbar
- Aufbrauchfrist: 1 Jahr, in Spenderdose 6 Monate; unkonserviert 1 Woche

Kosten (€) mit Verpackung und MwSt. (Stand 1/2017):

m \ Modus	aus Bulk
50 g	2,30
100 g	3,88
200 g	7,28
500 g	17,21

10.2.10 Nichtionisches wasserhaltiges Liniment DAC

Zusammensetzung (Angaben in g für 100 g):

Substanz	Menge
2-Ethylhexyllaurat	5,0
Nichtionische emulgierende Alkohole	10,5
Glycerol 85 %	2,5
Kaliumsorbat	0,14
Wasserfreie Citronensäure	0,07
Gereinigtes Wasser	81,79

Kommentar:
Weiße, sehr weiche, leicht mit Wasser abwaschbare Zubereitung, eher weiche Creme als flüssige Hautemulsion. War in der DDR als „Linimentum aquosum N“ gebräuchlich und wurde als NRF-Stammzubereitung S.39. sowie in den DAC übernommen. Die früher übliche Konservierung mit PHB-Estern ist unzureichend, da sich diese Konservierungsstoffe aus der Wasserphase heraus in die Lipidphase hinein verteilen. Diese besteht aus einem verzweigtkettigen flüssigen Wachs mit sehr viel höherem Lösevermögen, als es etwa dickflüssiges Paraffin hat. Die Zubereitung kann als 1:1-Verdünnung der qualitativ gleich zusammengesetzten Nichtionischen hydrophilen Creme SR DAC aufgefasst werden (siehe Kap. 10.2.7).

Indikationen:
- Intervallbehandlung
- Einarbeitung von Wirkstoffen, bekannt sind z. B. Metronidazolrezepturen (NRF 11.91.)

Warnhinweise und Inkompatibilitäten:
- Sensibilisierungsgefahr: Sorbinsäure
- nicht einarbeiten: Chlorhexidinsalze (Graufärbung in Anwesenheit von Sorbinsäure/Kaliumsorbat – eventuell unkonservierte Grundlage verwenden), Tannin (unverträglich mit dem nichtionischen Emulgator)
- Inaktivierung der Sorbinsäurekonservierung bei pH-Erhöhung (hat etwa pH 4,5)

Anwendungshinweise:
- 1- bis mehrmals täglich dünn auftragen
- zieht schnell in die Haut ein
- leicht abwaschbar
- Aufbrauchfrist: 1 Jahr, in Spenderdose 6 Monate; unkonserviert 1 Woche

Kosten (€) mit Verpackung und MwSt. (Stand 1/2017):

m \ Modus	aus Bulk
50 g	2,26
100 g	3,80
200 g	7,13
500 g	16,83

10.2.11 Wasserhaltiges Liniment SR DAC

Zusammensetzung (Angaben in g für 100 g):

Substanz	Menge
2-Ethylhexyllaurat	5,0
Emulgierender Cetylstearylalkohol Typ A	10,5
Glycerol 85 %	2,5
Kaliumsorbat	0,14
Wasserfreie Citronensäure	0,07
Gereinigtes Wasser	81,79

Kommentar:
Weiße, sehr weiche, leicht mit Wasser abwaschbare Zubereitung, eher weiche Creme als flüssige Hautemulsion. War in der DDR als „Linimentum aquosum SR" offizinell und wurde als NRF 11.93. sowie in den DAC übernommen. Die früher übliche Konservierung mit PHB-Estern ist unzureichend, da sich diese Konservierungsstoffe aus der Wasserphase heraus in die Lipidphase hinein verteilen. Diese besteht aus einem verzweigtkettigen flüssigen Wachs mit sehr viel höherem Lösevermögen, als es etwa Dickflüssiges Paraffin hat. Die Zubereitung kann als 1:1-Verdünnung der qualitativ gleich zusammengesetzten Anionischen hydrophilen Creme SR DAC aufgefasst werden (siehe Kap. 10.2.8). Für Rezepturzwecke vorgefertigt im Pharmagroßhandel erhältlich.
Indikationen:
- Intervallbehandlung
- Einarbeitung von Wirkstoffen

Warnhinweise und Inkompatibilitäten:
- Sensibilisierungsgefahr: Cetylstearylalkohol, Sorbinsäure
- nicht einarbeiten: mit anionischem Emulgator unverträgliche, kationische Arznei- und Hilfsstoffe wie Chlorhexidinsalze (zusätzlich: Graufärbung in Anwesenheit von Sorbinsäure/Kaliumsorbat), Clotrimazol, Tetracyclinhydrochlorid und andere (siehe analoge Angaben unter Kap. 10.2.9, Anionische hydrophile Creme DAB)

Anwendungshinweise:
- 1- bis mehrmals täglich dünn auftragen
- zieht schnell in die Haut ein und verbleibt als Fettfilm
- leicht abwaschbar
- Aufbrauchfrist: 1 Jahr, in Spenderdose 6 Monate; unkonserviert 1 Woche

Kosten (€) mit Verpackung und MwSt. (Stand 1/2017):

m \ Modus	aus Bulk
50 g	2,22
100 g	3,73
200 g	6,98
500 g	16,45

10.2.12 Hydrophile Basisemulsion DAC (NRF-Stammzubereitung S.25.)

Zusammensetzung (Angaben in g für 100 g):

Substanz	Menge
Mittelkettige Triglyceride	5,0
Sorbitanmonostearat 60	2,0
Macrogol-8-stearat	2,0
Glycerol 85 %	5,0
Wasserfreie Citronensäure	0,07
Kaliumsorbat	0,14
Gereinigtes Wasser	85,79

Kommentar:
Sehr fettarme, dickflüssige Emulsionsgrundlage. Gut geeignet zur Einarbeitung von Wirkstoffen (Kortikosteroide, Antimykotika, Harnstoff). Suspendierte Wirkstoffe sedimentieren nicht.
Indikationen:
- Einarbeitung von Wirkstoffen
- besonders geeignet für die Anwendung an der behaarten Kopfhaut
- Alternative zu alkoholischen Lösungen
- akute bis subakute Dermatitiden

Warnhinweise und Inkompatibilitäten:
- nicht für die Einarbeitung von Prednisolon geeignet, kristallisiert aus

- Sensibilisierungsgefahr: Sorbinsäure
- nicht einarbeiten: Chlorhexidinsalze (Graufärbung in Anwesenheit von Sorbinsäure/Kaliumsorbat), Tannin (unverträglich mit dem nichtionischen Emulgator)

Anwendungshinweise:
- vor Anwendung aufschütteln
- gut abwaschbar
- Aufbrauchfrist: 6 Monate, unkonserviert 1 Woche

Kosten (€) mit Verpackung und MwSt. (Stand 1/2017):

m \ Modus	aus Bulk
50 g	3,46
100 g	6,21
200 g	11,95
500 g	28,87

10.3 Fettfreie Dermatika-Grundlagen

10.3.1 Macrogolsalbe DAC

Zusammensetzung (Angaben in g für 100 g):

Substanz	Menge
Macrogol 300	50,0
Macrogol 1500	50,0

Kommentar:
Weiße bis fast weiße, geruchlose Salbe aus flüssigem und festem Macrogol (Polyethylenglycol). Sehr leicht löslich in Wasser, Aceton, Ethanol und Chloroform, praktisch unlöslich in und nicht mischbar mit Ether, Fetten, fetten Ölen und flüssigen Paraffinen. Gut abwaschbar. Hohes Lösevermögen, z. B. für Lokalanästhetika (Basenform), Antimykotika, Salicylsäure und Kortikosteroide. Macrogolsalbe trocknet die Haut durch ihre osmotische Aktivität aus, und die Penetration enthaltener Wirkstoffe ist meist geringer als bei hydrophoben Salben sowie Cremes. Pharmazeutische Wirkstoffe können gut eingearbeitet werden, Clotrimazol bis 2 %, Dithranol bis 4 % (NRF 11.53.), Povidon-Iod bis 10 %, Salicylsäure bis 5 %. Lidocain oder Tetracain als Lokalanästhetika lösen sich in Macrogolsalbe bis 5 %; diese Rezeptur kann zur Präanästhesie eingesetzt werden. Anwendung mit Polihexanid als Wundsalbe (NRF 11.137.).

Eigenschaften und Indikationen:
- wasserfreie Grundlage, gut wasserlöslich, gut streichbar
- Anwendung im behaarten Bereich, wo die Salbe ausgewaschen werden soll
- Grundlage für die Einarbeitung von Antiinfektiosa oder Kortikosteroiden
- osmotisch aktive Grundlage für die Wundbehandlung bei Zusatz von Zuckerstoffen, Povidon-Iod und Polihexanid
- bei Kontamination der Haut mit phenolischen Substanzen großflächige Anwendung zur Absorption dieser Verbindungen (vorrangig als flüssiges Antidot: Macrogol 400)

Warnhinweise und Inkompatibilitäten:
- Verflüssigung durch Wasserzusatz
- Verfärbungen: Silbernitrat, Tannin
- beschleunigt die Zersetzung von Dithranol, wenn nicht durch Salicylsäure stabilisiert
- schlechte Penetration: Salicylsäure, Kortikosteroide
- Sensibilisierungsgefahr: Polyethylenglycole (Macrogole)

Anwendungshinweise:
- bindet Wasser und trocknet die Haut aus
- Aufbrauchfrist: 1 Jahr

Kosten (€) mit Verpackung und MwSt. (Stand 1/2017):

m \ Modus	aus Bulk
50 g	4,90
100 g	9,09
200 g	17,71

10.3.2 Hydroxyethylcellulosegel DAB (Hydroxyethylcellulosi mucilago)

Zusammensetzung (Angaben in g für 100 g):

Substanz	Menge
Hydroxyethylcellulose 10 000	2,5
Glycerol 85 %	10,0
Sorbinsäure	0,1
Kaliumsorbat	0,1
Gereinigtes Wasser	87,3

Kommentar:
Transparentes, fast geruchloses Gel. Wird in der Regel mit einer Sorbinsäure-Kaliumsorbat-Kombination konserviert für Rezepturzwecke angeboten. Hierdurch ist der pH-Wert mit etwa pH 4,6 etwa eine Einheit höher als für Sorbinsäure allein, und die Stabilität des oxidationsempfindlichen Konservierungsmittels ist verbessert. Kann bei Bedarf rezepturmäßig auch unkonserviert oder mit 4-Hydroxybenzoesäure-Estern hergestellt werden. Zur Einarbeitung von wasserlöslichen und suspendierbaren Wirkstoffen über einen großen pH-Bereich geeignet.

Indikationen:
- keine Anwendungsindikationen als Grundlage allein
- Einarbeitung von Wirkstoffen: kompatibel mit hohen Salzkonzentrationen, kationischen, anionischen und nichtionischen Stoffen
- Behandlungen an Schleimhäuten und Übergangsschleimhäuten
- Mundgel
- Anwendungen im Vaginal- und Analbereich (NRF 5.7.)

Warnhinweise und Inkompatibilitäten:
- wirkt austrocknend auf die Haut
- verträgt sich nur bedingt mit alkoholischen Lösungen
- Sensibilisierungsgefahr: Sorbinsäure
- Fällung mit Tannin, Tormentilltinktur und unter Umständen mit Lauromacrogol 400
- Inaktivierung der Sorbinsäurekonservierung bei pH-Erhöhung über etwa pH 5,5
- Verfärbung mit Chlorhexidinsalzen bei Sorbinsäure-Kaliumsorbat-Konservierung (eventuell unkonserviertes Gel verwenden)

Anwendungshinweise:
- befeuchtet die Haut und wirkt auf der Haut austrocknend
- Aufbrauchfrist: 1 Jahr, in Spenderdose 6 Monate; unkonserviert 1 Woche

Kosten (€) mit Verpackung und MwSt. (Stand 1/2017):

m \ Modus	aus Bulk
50 g	3,71
100 g	6,71
200 g	12,95
500 g	31,37

10.3.3 Carbomergel pH 6,5 (NRF Stammzubereitung S.43.)

Zusammensetzung (Angaben in g für 100 g):

Substanz	Menge
Carbomer 50 000 (Polyacrylsäure)	0,5
Natriumhydroxid-Lösung 5 %	3,0
Sorbinsäure	0,1
Kaliumsorbat	0,1
Gereinigtes Wasser	96,5

Kommentar:
Transparentes, fast geruchloses anionisches Gel. Reagiert schwach sauer und wird in der Regel mit einer Sorbinsäure-Kaliumsorbat-Kombination konserviert. Kann aber auch unkonserviert oder mit 4-Hydroxybenzoesäure-Estern rezeptiert werden. Zurzeit im Pharmagroßhandel für Rezepturzwecke nicht vorgefertigt erhältlich. Zur Einarbeitung von wasserlöslichen und suspendierbaren Wirkstoffen geeignet, allerdings elektrolytempfindlich, unverträglich mit bestimmten Kationen und außerhalb des schwach sauren und neutralen pH-Bereichs in der Konsistenz beeinträchtigt. Teilweise ist Kompensation durch Erhöhung der Carbomer-Konzentration und/oder Anpassung der Natriumhydroxid-Menge möglich. Auch als alkoholisches Gel herstellbar: 2-Propanolhaltiges Carbomergel DAB. Der vorgeschriebene Carbomer-Typ 50 000 ist nur für die äußerliche Anwendung bestimmt. Für die Anwendung in der Mundhöhle sowie im Vaginal- und Analbereich kann er durch den Typ 30 000 ersetzt werden. Rezepturtechnisch am einfachsten ist dann die Verwendung einer fixen Mischung von Carbomer-Gelbildner und Trometamol als Neutralisati-

onsbase: Die Pulververreibung mit den Masseanteilen (1:1) reagiert pH-neutral, mit den Anteilen (5:3) schwach sauer. Einrühren in wässrige Lösung führt sofort zur Gelbildung.

Indikationen:
- Verwendung als Ultraschallkontaktgel
- keine weiteren Anwendungsindikationen als Grundlage allein
- Einarbeitung von Wirkstoffen in gelöster, suspendierter oder emulgierter Form (Rezepturen mit Feststoffen [Benzoylperoxid] oder dispersen flüssigen Wirkstoffen [Levomenthol-Lokalanästhetika-Gemische] imponieren durch Trübung bzw. Weißfärbung nicht mehr als transparentes Gel)
- bei Behandlungen an Schleimhäuten und Übergangsschleimhäuten Carbomer-Typ ersetzen
- Konsistenzerhöhung und Stabilisierung bei hydrophilen Emulsionen und Cremes (darunter auch lokalanästhetische Lidocain-Prilocain- und/ oder -Levomenthol-Rezepturen)

Warnhinweise und Inkompatibilitäten:
- wirkt austrocknend auf die Haut
- mit bestimmten Kationen unverträglich (z. B. Oxytetracyclinhydrochlorid, Tetracyclinhydrochlorid, Gentamicinsulfat, Diltiazemhydrochlorid, Ethacridinlactat, Chlorhexidinsalze)
- Konsistenzbeeinträchtigung bei Einarbeitung salzartiger Wirkstoffe in höheren Konzentrationen (z. B. Lidocainhydrochlorid, Zinksulfat)
- Konsistenzbeeinträchtigung außerhalb des pH-Bereiches von etwa 4–7 (z. B. Erythromycin erfordert pH 8,5)
- Sensibilisierungsgefahr: Sorbinsäure oder andere rezeptierte Konservierungsstoffe

Anwendungshinweise:
- befeuchtet die Haut und wirkt auf der Haut austrocknend
- Aufbrauchfrist: 1 Jahr, in Spenderdose 6 Monate; unkonserviert 1 Woche

Kosten (€) mit Verpackung und MwSt. (Stand 1/2017):

m \ Modus	aus Bulk
50 g	6,90
100 g	13,09
200 g	25,70
500 g	63,26

10.4 Zinkoxidhaltige Grundlagen und Zubereitungen

10.4.1 Zinkoxid-Talkum-Puder 50 %, weiß oder hautfarben (NRF 11.60.; Zink-Puder, weiß oder hautfarben)

Zusammensetzung (Angaben in g für 100 g):

Substanz	weiß	hautfarben
Zinkoxid	50,0	50,0
Rotes Eisenoxid	-	0,60
Gelbes Eisenoxid	-	2,10
Schwarzes Eisenoxid	-	0,30
Talkum	50,0	47,0

Kommentar:
Zinkoxid wirkt schwach adstringierend und schwach antimikrobiell. Die Wirkung ist aber wesentlich auch auf die physikalischen Eigenschaften des Streupuders zurückzuführen. Zinkoxid deckt gut und okkludiert nicht. Im Gegensatz zu Talkum haftet es aber nur unzureichend auf der Haut. Falls erforderlich, ist eine bessere Abstimmung des hautfarbenen Zink-Puders auf die betreffende Hautfarbe des Patienten durch eine Variation der Buntpigmentkonzentration bzw. der Anteile an unterschiedlichen Eisenoxid-Pigmenten möglich.

Indikationen:
- bei subakuten Dermatitiden zur Kühlung, Entquellung und Trocknung
- Nachbehandlung bei antimikrobieller oder antimykotischer Therapie
- Windeldermatitis
- intertriginöse Dermatosen

Warnhinweise und Inkompatibilitäten:
- nicht oder nur zurückhaltend bei Behandlung nässender Hautstellen, stark geschädigter Haut und in okkludierten Hautfalten anwenden, da es zu Verkrustungen und Haut reizenden Verklumpungen kommen kann
- werden gleichzeitig andere Lokaltherapeutika angewendet, sollte nur weißer Zinkoxid-Puder angewendet werden, da Wechselwirkungen der zur Tönung verwendeten Eisenoxide mit anderen Lokaltherapeutika wenig untersucht sind

- chemische Inkompatibilität: Clioquinol, Perubalsam, Salicylsäure, Dithranol, Tannin
- Talkum kann bei offenen Wunden in sehr seltenen Fällen Granulome hervorrufen

Anwendungshinweise:
- 2–3-mal täglich auf die betroffene Hautstelle aufstreuen
- nicht an offenen Wunden anwenden
- Aufbrauchfrist: 1 Jahr

Kosten (€) mit Verpackung und MwSt. (Stand 1/2017):

m \ Typ	weiß (aus Bulk)	hautfarben (rezeptiert)
20 g	1,99	18,85
50 g	3,42	20,01
100 g	5,81	21,97

10.4.2 Zinkoxidschüttelmixtur DAC (weiß) oder hautfarben (NRF 11.22.; Zinci oxidi lotio/Zinci oxidi lotio rubra, Lotio alba aquosa/ Lotio rubra aquosa)

Zusammensetzung (Angaben in g für 100 g):

Substanz	DAC (weiß)	hautfarben
Eisenoxid-Stammverreibung	-	0,8
Zinkoxid	20,0	20,0
Talkum	20,0	20,0
Glycerol 85 %	30,0	30,0
Gereinigtes Wasser	30,0	29,2

Kommentar:
Zinkoxid wirkt schwach adstringierend und schwach antimikrobiell. Die Wirkung ist aber wesentlich auf die physikalischen Eigenschaften der Schüttelmixtur zurückzuführen. Lotio alba ist aufgrund seiner osmotischen Wirkung und des enthaltenen Zinkoxids nicht mikrobiell anfällig und soll nicht konserviert werden. Die Rezeptur reagiert mit etwa pH 7,5–8 schwach basisch.

Indikationen:
- subakute Dermatitiden zur Kühlung, Entquellung und Trocknung
- Pruritus
- Schwangerschaftsdermatosen
- Arzneimittelexantheme
- periorale Dermatitis (hautfarbene Lotio)

Warnhinweise und Inkompatibilitäten:
- zurückhaltend bei Behandlung nässender Hautstellen einsetzen, da es zu Verkrustungen und Haut reizenden Verklumpungen kommen kann
- Wechselwirkungen der verwendeten Eisenoxide zur Tönung mit anderen Lokaltherapeutika können auftreten, zur Einarbeitung deshalb nur Lotio alba verwenden
- schlechte Freisetzung: alle Wirkstoffe
- chemische Inkompatibilität: Clioquinol, Perubalsam, Salicylsäure, Dithranol, Tannin, Fuchsin, Methylrosaniliniumchlorid
- Zersetzung der im Neutralbereich oxidations- oder hydrolyseempfindlichen Wirkstoffe: z. B. Dithranol, Clioquinol, Kortikosteroide (in unterschiedlichem Ausmaß, relativ stabil: Triamcinolonacetonid)

Anwendungshinweise:
- vor Gebrauch schütteln
- 2–3-mal täglich auf die erkrankte Hautstelle mit einem Pinsel oder Spatel auftragen
- bei akuten Hautveränderungen möglichst nur die einfache Lotio alba aquosa anwenden, da sie von den meisten Patienten vertragen wird; alkoholhaltige (NRF 11.3.) oder als hydrophile Paste stabilisierte (NRF 11.49.) Schüttelmixturen können die Haut reizen
- Lotio sollte nur bei Bedarf, z. B. bei Lokalbehandlung an unbedeckten Hautstellen, auf die Hautfarbe abgestimmt werden
- Rückstände können durch Abbaden oder mit indifferenten Grundlagen entfernt werden
- Flecken in der Kleidung durch hautfarbene Zinkoxid-Schüttelmixtur können problemlos ausgewaschen werden
- Aufbrauchfrist: 6 Monate

Kosten (€) mit Verpackung und MwSt. (Stand 1/2017):

m \ Typ, Modus	weiß, aus Bulk	hautfarben, rezeptiert
50 g	2,12	19,38
100 g	3,50	20,99
200 g	6,34	24,27
500 g	14,85	41,24

10.4.3 Ethanolhaltige Zinkoxid-schüttelmixtur, weiß oder hautfarben (NRF 11.3.)

Zusammensetzung (Angaben in g für 100 g):

Substanz	weiß	hautfarben
Eisenoxid-Stammverreibung	-	0,8
Zinkoxid	20,0	20,0
Talkum	20,0	20,0
Gylcerol 85 %	20,0	20,0
Ethanol 90 %	20,0	20,0
Gereinigtes Wasser	20,0	19,2

Kommentar:
Zinkoxid wirkt schwach adstringierend und schwach antimikrobiell. Die Wirkung ist aber wesentlich auf die physikalischen Eigenschaften der Lotio zurückzuführen. Schwach basische Reaktion durch Zinkoxid. Ist durch den Ethanolanteil sicher konserviert. Falls erforderlich, ist eine bessere Abstimmung der hautfarbenen Lotio auf die betreffende Hautfarbe des Patienten durch eine Variation der Buntpigmentkonzentration bzw. der Anteile an unterschiedlichen Eisenoxid-Pigmenten möglich.

Indikationen:
- wirkt durch schnellere Verdunstung stärker kühlend und Juckreiz stillend als die wässrige Zinkoxid-Schüttelmixtur (NRF 11.22.).
- Pruritus
- subakute Dermatitiden zur Kühlung, Entquellung und Trocknung
- Arzneimittelexantheme

Warnhinweise und Inkompatibilitäten:
- zurückhaltend bei Behandlung nässender Hautstellen einsetzen, da es zu Verkrustungen und Haut reizenden Verklumpungen kommen kann
- Wechselwirkungen der verwendeten Eisenoxide zur Tönung mit anderen Lokaltherapeutika können auftreten, zur Einarbeitung deshalb nur ethanolhaltige Lotio alba verwenden
- schlechte Freisetzung: Alle Wirkstoffe
- chemische Inkompatibilität: Clioquinol, Perubalsam, Salicylsäure, Dithranol, Kortikosteroide, Tannin, Fuchsin, Methylrosaniliniumchlorid

Anwendungshinweise:
- vor Gebrauch schütteln, 2–3-mal täglich auf die erkrankte Hautstelle mit einem Pinsel oder Spatel auftragen
- bei akuten Hautveränderungen möglichst nur die einfache Lotio alba aquosa anwenden, da sie von den meisten Patienten vertragen wird; alkoholhaltige (NRF 11.3.) oder stabilisierte (NRF 11.49.) Schüttelmixturen können die Haut reizen
- Lotio sollte nur bei Bedarf, z. B. bei Lokalbehandlung an unbedeckten Hautstellen, auf die Hautfarbe abgestimmt werden
- Rückstände können durch Abbaden oder mit indifferenten Grundlagen entfernt werden
- Flecken in der Kleidung durch hautfarbene Zinkoxid-Schüttelmixtur können problemlos ausgewaschen werden
- Aufbrauchfrist: 6 Monate

Kosten (€) mit Verpackung und MwSt. (Stand 1/2017):

m\Typ	weiß, rezeptiert	hautfarben, rezeptiert
50 g	20,05	21,17
100 g	20,58	22,83
200 g	21,70	26,21

10.4.4 Ethanolhaltige hydrophile Zinkoxid-Paste 18 % (NRF 11.49; 18er-Lotio)

Zusammensetzung (Angaben in g für 100 g):

Substanz	Menge
Emulgierender Cetylstearylalkohol Typ A	3,0
Zinkoxid	18,0
Talkum	18,0
Glycerol 85 %	18,0
Ethanol 70 % (V/V)	18,0
Gereinigtes Wasser	25,0

Kommentar:
Die Zinkoxid-Emulsionsschüttelmixtur stellt entgegen der irreführenden Bezeichnung eine durch Zusatz eines strukturbildenden anionischen Emulgatorkomplexes pastenartig stabilisierte Form der ethanolhaltigen Zinkoxid-Schüttelmixtur (NRF 11.3.) dar; sie muss vor der Anwendung nicht

mehr aufgeschüttelt werden. Die Wirkung ist vorwiegend auf die physikalischen Eigenschaften der ethanolhaltigen Schüttelmixtur zurückzuführen.

Indikationen:
- bei subakuten Dermatitiden zur Kühlung, Entquellung und Trocknung
- Pruritus
- Arzneimittelexantheme

Warnhinweise und Inkompatibilitäten:
- zurückhaltend bei Behandlung nässender Hautstellen einsetzen, da es zu Verkrustungen und Haut reizenden Verklumpungen kommen kann
- schlechte Freisetzung: Alle Wirkstoffe
- chemische Inkompatibilität aufgrund der schwach basischen Reaktion, des enthaltenen Zinkoxids sowie des anionischen Tensids: Clioquinol, Salicylsäure, Dithranol, Kortikosteroide, Tannin, kationische Wirkstoffe
- Sensibilisierungsgefahr: Cetylstearylalkohol

Anwendungshinweise:
- 1–3-mal täglich auf die erkrankte Hautstelle mit einem Pinsel oder Spatel auftragen
- bei akuten Hautveränderungen möglichst nur die einfache Lotio alba aquosa anwenden, da sie von den meisten Patienten vertragen wird; alkoholhaltige (NRF 11.3.) oder stabilisierte (NRF 11.49.) Schüttelmixturen können die Haut reizen
- Rückstände können durch Abbaden oder mit indifferenten Grundlagen entfernt werden
- Aufbrauchfrist: 1 Jahr, in Spenderdose 6 Monate

Kosten (€) mit Verpackung und MwSt. (Stand 1/2017):

m \ Modus	rezeptiert
50 g	20,47
100 g	21,44
200 g	24,07

10.4.5 Zinkpaste DAB (Zinci pasta, Pasta zinci)

Zusammensetzung (Angaben in g für 100 g):

Substanz	Menge
Zinkoxid	25,0
Weizenstärke	25,0
Weißes Vaselin	50,0

Kommentar:
Nicht abwaschbare, schwer streichbare Paste mit hohem Anteil an suspendiertem Puder und sehr guter Haftfähigkeit. Schlecht geeignet zur Aufnahme von Wirkstoffen, die daraus kaum freigesetzt werden. Hygienerisiko bei Einarbeitung von Wasser wegen der enthaltenen Weizenstärke. Bei Eigenherstellung in der Apotheke sind Hygienemaßnahmen erforderlich, da Stärken für die Anwendung als Dermatikum unzulässig hohe Keimbelastungen haben können.

Indikationen:
- Schutz von Hautarealen vor äußeren Einwirkungen und mikrobiellen Infektionen, Anwendung vorzugsweise in Intertrigines
- Abdeckung nicht beteiligter Hautareale bei Durchführung spezifischer Behandlungen (z. B. bei Ulzera, Warzen)
- Windeldermatitis

Warnhinweise und Inkompatibilitäten:
- führt bei mehrfacher Anwendung zur Krustenbildung
- kann Wärmestau verursachen
- Sensibilisierungen kommen praktisch nicht vor
- kaum geeignet zur Einarbeitung von Wirkstoffen: schlechte Freisetzung und chemische Inkompatibilitäten mit Zinkoxid oder Weizenstärke: Clioquinol, Perubalsam, Salicylsäure, Dithranol, Tannin, Kortikosteroide
- cave: Verwechselung mit Pasta zinci oxidati SR (siehe Kap. 5.5.1)

Anwendungshinweise:
- Auftragen mit einem Holzspatel
- 1- bis mehrmals täglich auf die betroffenen Hautstellen auftragen und mit Mull abdecken
- vor der Anwendung anderer Externa vollständig entfernen (eingeschränkte Wirkung weiterer Externa)

- mit Dickflüssigem Paraffin, fetten Ölen (Olivenöl, Raffiniertem Erdnussöl) oder anderen flüssigen Lipiden entfernen und mit Zellstoff abwischen
- Aufbrauchfrist: 1 Jahr

Kosten (€) mit Verpackung und MwSt. (Stand 1/2017):

m \ Modus	aus Bulk
50 g	3,21
100 g	5,71
200 g	10,95

10.4.6 Weiche Zinkpaste DAB (NRF 11.21.; Pasta zinci mollis DAB)

Zusammensetzung (Angaben in g für 100 g):

Substanz	Menge
Zinkoxid	30,0
Dickflüssiges Paraffin	40,0
Weißes Vaselin	20,0
Gebleichtes Wachs	10,0

Kommentar:
Die Zusammensetzung wurde 1994 im DAB umgestellt. Wollwachs-Produkte wurden aus der Paste völlig herausgenommen (zuvor Pasta zinci mollis DAB 9: Zinkoxid 15,0 g, Mittelkettige Triglyceride 10,0 g, Wollwachsalkoholsalbe 25,0 g). Überempfindlichkeiten gegen Wollwachs-Produkte oder Cetylstearylalkohol sind mit der neuen Grundlage nicht mehr zu erwarten. Gleichzeitig wurde die physikalische Stabilität verbessert, wasserhaltige Zusätze sind mangels Emulgators jedoch nur in sehr geringer Menge möglich. Hautfarbene Variante: Zusatz von 1,5 % Eisenoxid-Pigmenten (siehe Kap. 10.4.1).

Indikationen:
- mildes Adstringens zur Hautbehandlung
- Schutz von Hautarealen vor äußeren Einwirkungen und mikrobiellen Infektionen, Anwendung vorzugsweise in Intertrigines
- Windeldermatitis: statt Zinkpaste DAB auf bereits feuchter, sezernierender Haut anwenden

Warnhinweise und Inkompatibilitäten:
- chemische Instabilität bzw. Inkompatibilitäten mit Zinkoxid: Clioquinol, Salicylsäure, Dithranol, Tannin, Kortikosteroide
- herabgesetzte Wirkung durch schlechte Freisetzung: viele Wirkstoffe, vielleicht mit Ausnahme von Nystatin, Clotrimazol und einigen Antiseptika

Anwendungshinweise:
- vor der Anwendung anderer Externa vollständig entfernen (eingeschränkte Wirkung weiterer Externa)
- 1- bis mehrmals täglich auf die betroffenen Hautstellen auftragen und mit Mull abdecken
- mit Dickflüssigem Paraffin, fetten Ölen (Olivenöl, Erdnussöl) oder anderen flüssigen Lipiden entfernen und mit Zellstoff abwischen
- Aufbrauchfrist: 1 Jahr

Kosten (€) mit Verpackung und MwSt. (Stand 1/2017):

m \ Modus	aus Bulk
50 g	3,43
100 g	6,15
200 g	11,83

10.4.7 Zinkoxidöl DAC (NRF 11.20.; Zinci oleum, Oleum zinci)

Zusammensetzung (Angaben in g für 100 g):

Substanz	Menge
Zinkoxid	50,0
Natives Olivenöl	50,0

Kommentar:
Dickflüssige ölige Zubereitung. Kalt gelagert kann Zinköl durch auskristallisierte Bestandteile des Olivenöls in seiner Homogenität beeinträchtigt sein; es ist vor der Anwendung auf Raumtemperatur zu erwärmen. Autooxidation des Olivenöls begrenzt die Haltbarkeit. Eine Stabilisierung durch Antioxidantien ist im NRF ohne Rücksprache mit dem verschreibenden Arzt nicht vorgesehen und nicht überprüft.

Indikationen:
- prinzipiell wie Zinkoxid-Schüttelmixtur, aber durch Ersetzen des Wasseranteils durch Olivenöl weniger austrocknend
- mildes Adstringens und Exsikkans
- Dermatitiden in den intertriginösen Bereichen
- Windeldermatitis
- fettendes Öl zum Abdecken gesunder Hautbezirke

Warnhinweise und Inkompatibilitäten:
- Wirkstoffzusätze problematisch, allenfalls Nystatin oder Clotrimazol
- chemische Inkompatibilität bzw. Instabilität oder Wirkungseinschränkung: Clioquinol, Salicylsäure, Dithranol, Kortikosteroide, Tannin und viele andere Wirkstoffe

Anwendungshinweise:
- vor Gebrauch schütteln, da Zinkoxid sedimentiert und sich an der Oberfläche Öl abscheidet
- 1- bis mehrmals täglich auf die betroffenen Hautstellen auftragen und mit Mull abdecken
- vor der Anwendung anderer Externa vollständig entfernen (eingeschränkte Wirkung weiterer Externa).
- mit Dickflüssigem Paraffin, fetten Ölen (Olivenöl, Erdnussöl) oder anderen flüssigen Lipiden entfernen und mit Zellstoff abwischen
- bei Raumtemperatur aufbewahren
- Aufbrauchfrist: 6 Monate, im Kühlschrank 1 Jahr

Kosten (€) mit Verpackung und MwSt. (Stand 1/2017):

m \ Modus	aus Bulk	rezeptiert
50 g	2,63	18,80
100 g	4,52	19,83
200 g	8,38	21,95

10.5 Salicylsäurehaltige Rezepturen

10.5.1 Salicylsäure-Salbe 1 % / 2 % / 3 % / 5 % / 10 % / 20 % (NRF 11.43.)

Zusammensetzung (Angaben in g für 100 g):

Substanz	1 %	2 %	3 %	5 %	10 %	20 %
Salicylsäure-Verreibung 50 % mit Weißem Vaselin	2,0	4,0	6,0	10,0	20,0	40,0
Weißes Vaselin	98,0	96,0	94,0	90,0	80,0	60,0

Kommentar:
Der Wirkstoff liegt fast ausschließlich suspendiert vor. Herstellung aus Rezepturkonzentrat oder mikrofein gepulverter Salicylsäure. Mit steigender Salicylsäure-Konzentration durchscheinende bis fast weiße Salbe. Sehr gut haltbar.

Indikationen:
- Keratolytikum
- Psoriasis
- Ichthyosis vulgaris
- kongenitale Ichthyosisformen
- Morbus Darier
- Keratoderma palmoplantare

Warnhinweise und Inkompatibilitäten:
- Vorsicht bei Kindern: mögliche systemische Wirkung nach perkutaner Resorption (Salizylismus)
- Vorsicht in der Schwangerschaft
- Vorsicht bei Patienten mit Niereninsuffizienz

Anwendungshinweise:
- 3–5 %: als Keratolytikum zur flächigen Applikation
- 10 und 20 %: an umschriebenen hyperkeratotischen Arealen, z. B. Palmae und Plantae
- bei Kindern nur kleinflächig anwenden
- Aufbrauchfrist: 1 Jahr

10

Kosten (€) mit Verpackung und MwSt. (Stand 1/2017):

m \ c	1 %	2 %	3 %	5 %	10 %	20 %
50 g	18,91	19,01	19,12	19,33	19,85	20,89
100 g	20,06	20,27	20,48	20,90	21,94	24,03
200 g	23,05	23,47	23,89	24,72	26,80	30,97
500 g	35,88	38,12	39,16	41,24	46,46	56,88

10.5.2 Salicylsäure-Öl 2 % / 5 % / 10 % (NRF 11.44.)

Zusammensetzung (Angaben in g für 100 g):

Substanz	2 %	5 %	10 %
Salicylsäure	2,0	5,0	10,0
Raffiniertes Rizinusöl			60,0
Octyldodecanol	98,0	95,0	30,0

Kommentar:
Zum Teil wird auch Olivenöl fälschlich rezeptiert, darin kann aber nur bis zu 2,5 % Salicylsäure gelöst werden. Die Salicylsäure liegt hier in gelöster Form vor. In den vorliegenden Rezepturen ist das Lösevermögen des flüssigen Trägers auf die Salicylsäure-Konzentration abgestimmt. Oxidations- und hydrolyseempfindliche Triglyceride werden weitgehend vermieden. Unter 10- bis 15-%igem Zusatz eines mit dem Salicylsäure-Öl mischbaren Solubilisators, z. B. Macrogol-4-laurylether, kann ein mit Wasser abwaschbares Öl rezeptiert werden (siehe Kap. 10.5.3).

Indikationen:
- Keratolytikum, besonders geeignet für Anwendung als Ölkappe (siehe unten)
- Psoriasis, insbesondere am behaarten Kopf
- Ichthyosis vulgaris
- kongenitale Ichthyosisformen
- Morbus Darier

Warnhinweise und Inkompatibilitäten:
- Vorsicht bei Kindern: mögliche systemische Wirkung nach perkutaner Resorption (Salizylismus)
- Vorsicht in der Schwangerschaft
- Vorsicht bei Patienten mit Niereninsuffizienz

Anwendungshinweise:
- 1–3-mal täglich auf erkrankten Hautstellen auftragen
- 10 %: über Nacht okklusiv im Kopfhaarbereich bei stark fest haftender Schuppenbildung
- Ölkappe: Haar scheiteln, Öl regelmäßig auftragen und einmassieren, dann eine Einmal-Duschhaube aufsetzen und eventuell anschließend einen Tg-Strumpf überziehen, am nächsten Morgen das Haar mit Shampoo auswaschen
- Aufbrauchfrist: 6 Monate

Kosten (€) mit Verpackung und MwSt. (Stand 1/2017):

m \ c	2 %	5 %	10 %
50 g	21,09	21,13	19,68
100 g	24,40	24,49	21,59
200 g	31,09	31,28	25,47
500 g	54,72	55,19	40,67

10.5.3 Abwaschbares Salicylsäure-Öl 2 % / 5 % / 10 % (NRF 11.85.)

Zusammensetzung (Angaben in g für 100 g):

Substanz	2 %	5 %	10 %
Salicylsäure	2,0	5,0	10,0
Macrogol-4-laurylether	10,0	10,0	15,0
Octyldodecanol	88,0	85,0	75,0

Kommentar:
Die Salicylsäure liegt in gelöster Form vor. Oxidations- und hydrolyseempfindliche Triglyceride werden vermieden. Wegen des mit dem Salicylsäure-Öl mischbaren Solubilisators, Macrogol-4-laurylether, kann ein mit Wasser leichter abwaschbares Öl rezeptiert werden.

Indikationen:
- Keratolytikum, besonders geeignet für Anwendung als Ölkappe (siehe unten)
- Psoriasis, insbesondere am behaarten Kopf
- Ichthyosis vulgaris
- kongenitale Ichthyosisformen
- Morbus Darier

Warnhinweise und Inkompatibilitäten:
- Vorsicht bei Kindern: mögliche systemische Wirkung nach perkutaner Resorption (Salizylismus)
- Vorsicht in der Schwangerschaft
- Vorsicht bei Patienten mit Niereninsuffizienz
- nicht unter 15 °C aufbewahren (Salicylsäure-Löslichkeit)

Anwendungshinweise:
- 1–3-mal täglich auf erkrankten Hautstellen auftragen
- 10 %: über Nacht okklusiv im Kopfhaarbereich bei stark festhaftender Schuppenbildung
- Ölkappe: Haar scheiteln, Öl regelmäßig auftragen und einmassieren, dann eine Einmal-Duschhaube aufsetzen und eventuell anschließend ei-

nen Tg-Strumpf überziehen, am nächsten Morgen das Haar mit Shampoo auswaschen
- Aufbrauchfrist: 6 Monate

Kosten (€) mit Verpackung und MwSt. (Stand 1/2017):

m \ c	2 %	5 %	10 %
50 g	21,22	21,27	21,42
100 g	24,67	24,76	25,06
200 g	31,63	31,82	32,41
500 g	45,37	45,84	47,31

10.5.4 Hydrophile Salicylsäure-Creme 5 % (NRF 11.106.)

Zusammensetzung (Angaben in g für 100 g):

Substanz	Menge
Salicylsäure	5,0
Nichtionische hydrophile Creme SR DAC	95,0

Kommentar:
Salicylsäure liegt in dieser aus den Standardrezepturen der DDR übernommenen Rezeptur überwiegend suspendiert vor. Ein gelöster Anteil ist jedoch aufgrund des Emulgators und vor allem der Lipidkomponente der Creme enthalten (Zusammensetzung siehe Kap. 10.2.7), sodass die Haltbarkeit wegen allmählichen Kristallwachstums auf 1 Jahr begrenzt ist. Salicylsäure muss mikrofein gepulvert verwendet werden, oder die Herstellung wird unter Verwendung einer hydrophilen Salicylsäure-Verreibung 50 % auf der Basis derselben Grundlage vorgenommen.

Indikationen:
- Keratolytikum
- Psoriasis, insbesondere am behaarten Kopf
- Ichthyosis vulgaris
- kongenitale Ichthyosisformen
- Morbus Darier

Warnhinweise und Inkompatibilitäten:
- Vorsicht bei Kindern: mögliche systemische Wirkung nach perkutaner Resorption (Salizylismus)
- Vorsicht in der Schwangerschaft
- Vorsicht bei Patienten mit Niereninsuffizienz
- Sensibilisierungsgefahr: Cetylstearylalkohol, Sorbinsäure

Anwendungshinweise:
- 1–3-mal täglich auf erkrankte Hautstellen auftragen
- Aufbrauchfrist: 1 Jahr, in Spenderdose 6 Monate

Kosten (€) mit Verpackung und MwSt. (Stand 1/2017):

m \ Modus	rezeptiert
50 g	19,87
100 g	21,99
200 g	26,91
500 g	46,72

10.5.5 Ethanolhaltiges Salicylsäure-Gel 6 % (NRF 11.54.)

Zusammensetzung (Angaben in g für 100 g):

Substanz	Menge
Salicylsäure	6,0
Ethanol 96 %	16,0
Hypromellose 4 000	2,0
Natriumdihydrogenphosphat-Dihydrat	0,1
Propylenglycol	60,0
Gereinigtes Wasser	15,9

Kommentar:
Es handelt sich im Prinzip um gelierten Salicylspiritus. Die Salicylsäure liegt gelöst in dem klaren Gel vor. Als Hydrogelbildner dient Hydroxypropylcellulose, die mit Alkohol verträglich ist, mehrstündige Quellungszeit. Der Phosphatzusatz soll Spuren von Eisen binden, um Verfärbungen zu vermeiden.

Indikationen:
- Keratolytikum bei hyperkeratotischen Hauterkrankungen, Kombination mit Bädern (z. B. Schmierseife)
- entschuppende Behandlung am behaarten Kopf
- hyperkeratotisches Handekzem
- Ichthyosis

Warnhinweise und Inkompatibilitäten:
- Vorsicht bei Kindern: mögliche systemische Wirkung nach perkutaner Resorption (Salizylismus)
- Vorsicht in der Schwangerschaft
- Vorsicht bei Patienten mit Niereninsuffizienz

- Vorsicht bei Anwendung in Gesicht und Schleimhautnähe, kann reizen und brennen
- Sensibilisierungsgefahr: Propylenglycol

Anwendungshinweise:
- gut abwaschbar
- nach warmem Hand- oder Fußbad gut abtrocknen und dann Gel auftragen
- kann auch unter Okklusion appliziert werden, jedoch vor dem Abdecken Ethanol erst abdunsten lassen
- Aufbrauchfrist: 1 Jahr, in Spenderdose 6 Monate

Kosten (€) mit Verpackung und MwSt. (Stand 1/2017):

m \ Modus	rezeptiert
20 g	20,65
50 g	22,27
100 g	25,05
200 g	31,28

10.5.6 Fettender Salicylsäure-Hautspiritus 1 % / 2 % / 3 % / 5 % (NRF 11.45.)

Zusammensetzung (Angaben in g für 100 g):

Substanz	1 %	2 %	3 %	5 %
Salicylsäure	1,0	2,0	3,0	5,0
Octyldodecanol	18,8	18,6	18,4	18,1
Gereinigtes Wasser	10,8	10,8	10,7	10,4
2-Propanol	69,3	68,6	67,9	66,5

Kommentar:
Mittelding zwischen Salicylsäure-Spiritus und Salicylsäure-Öl bzw. rückfettender Spiritus. Allen Konzentrationen liegt der gleiche flüssige Träger zugrunde. Die Salicylsäure liegt in gelöster Form und als klare Lösung vor. Die Standardabgabemenge von 40 g entspricht nahezu 50 ml.

Indikationen:
- Keratolytikum
- Haarspiritus bei Kopfschuppen und Seborrhö
- meist als 3-%iger Hautspiritus zu verwenden

Warnhinweise und Inkompatibilitäten:
- Vorsicht bei Kindern: mögliche systemische Wirkung nach perkutaner Resorption (Salizylismus)
- in Schwangerschaft und Stillzeit großflächigen Einsatz und höherprozentige Zubereitungen (> 2 %) vermeiden
- bei Patienten mit Niereninsuffizienz großflächigen Einsatz und höherprozentige Zubereitungen (> 2 %) vermeiden

Anwendungshinweise:
- 1–3-mal täglich anwenden
- Kontakt mit Schleimhäuten vermeiden
- Aufbrauchfrist: 6 Monate

Kosten (€) mit Verpackung und MwSt. (Stand 1/2017):

m \ c	1 %	2 %	3 %	5 %
50 g	17,80	17,91	18,01	18,23
100 g	19,00	19,21	19,42	19,83
200 g	21,32	21,70	22,08	22,84
500 g	30,77	31,47	32,17	33,57

10.5.7 2-Propanolhaltiger Salicylsäure-Hautspiritus 1 % / 2 % / 3 % / 5 % / 10 % (NRF 11.55.)

Zusammensetzung (Angaben in g für 100 g):

Substanz	1 %	2 %	3 %	5 %	10 %
Salicylsäure	1,0	2,0	3,0	5,0	10,0
Gereinigtes Wasser	36,8	36,5	36,1	35,3	33,5
2-Propanol	62,2	61,5	60,9	59,7	56,5

Kommentar:
Lösemittel ist in allen Fällen 2-Propanol 70 % (V/V). Rezepturfähige Wirkstoffe können noch eingearbeitet werden (z. B. Antimykotika, Kortikosteroide). Alle Stoffe liegen dann in gelöster Form vor. Vorsicht in der freien Rezeptur: Fette lassen sich nur begrenzt einarbeiten, dafür Rezepturformel NRF 11.45. verwenden.

Indikationen:
- Keratolytikum
- Haarspiritus bei Kopfschuppen und Seborrhö
- meist als 3-%iger Hautspiritus zu verwenden
- rezepturfähige Wirkstoffe können eingearbeitet werden

Warnhinweise und Inkompatibilitäten:
- Vorsicht bei Kindern: mögliche systemische Wirkung nach perkutaner Resorption (Salizylismus)
- in Schwangerschaft und Stillzeit großflächigen Einsatz und höherprozentige Zubereitungen (> 2 %) vermeiden
- Bei Patienten mit Niereninsuffizienz großflächigen Einsatz und höherprozentige Zubereitungen (> 2 %) vermeiden

Anwendungshinweise:
- 1–3-mal täglich anwenden
- Kontakt mit Schleimhäuten vermeiden
- Aufbrauchfrist: 6 Monate

Kosten (€) mit Verpackung und MwSt. (Stand 1/2017):

m \ c	1 %	2 %	3 %	5 %	10 %
50 g	17,19	17,30	17,42	17,64	18,19
100 g	17,80	18,02	18,24	18,67	19,77
200 g	18,93	19,36	19,79	20,64	22,79
500 g	24,99	25,99	27,00	29,01	34,02

10.6 Harnstoffhaltige Rezepturen

10.6.1 Lipophile Harnstoff-Creme 5 % / 10 % (NRF 11.129.)

Zusammensetzung (Angaben in g für 100 g):

Substanz	5 %	10 %
Harnstoff	5,0	10,0
Milchsäure 90 %	1,0	1,0
Natriumlactat-Lösung 50 %	4,0	4,0
Hydrophobe Basiscreme DAC (NRF-Stammzubereitung S.41.)	90,0	85,0

Kommentar:
Hydrophobe Basiscreme DAC ist üblicherweise mit Kaliumsorbat konserviert (siehe Kap. 10.2.4). Obgleich die äußere Phase lipophil ist, kann der Harnstoff wegen des hohen Wasseranteils direkt kristallin in die Creme eingearbeitet werden und liegt dann gelöst vor.

Indikationen:
- hyperkeratotische Hautkrankheiten
- hyperkeratotisches und rhagadiformes Handekzem
- Ichthyosis vulgaris, kongenitale Ichthyosisformen
- Keratoderma palmoplantare
- Morbus Darier

Warnhinweise und Inkompatibilitäten:
- bei Kindern wird meist die 5-%ige Konzentration empfohlen
- mögliche Irritation durch Harnstoff und Lactatpuffer, Ersatz durch Glycerol bei Säuglingen und Kleinkindern
- Sensibilisierungsgefahr: Sorbinsäure
- hohe Milchsäurekonzentration kann bei empfindlicher Haut zu Reizungen führen

Anwendungshinweise:
- 1–2-mal täglich auf die betroffenen Hautstellen auftragen
- Aufbrauchfrist: 1 Jahr, in Spenderdose 6 Monate

Kosten (€) mit Verpackung und MwSt. (Stand 1/2017):

m \ c	5 %	10 %
50 g	21,12	21,06
100 g	24,48	24,36
200 g	31,89	31,65
500 g	59,18	58,56
1000 g	101,27	100,05

10.6.2 Hydrophile Harnstoff-Creme 5 % / 10 % (NRF 11.71.)

Zusammensetzung (Angaben in g für 100 g):

Substanz	5 %	10 %
Harnstoff	5,0	10,0
Milchsäure 90 %	1,0	1,0
Natriumlactat-Lösung 50 %	4,0	4,0
Anionische hydrophile Creme DAB, konserviert mit Sorbinsäure	90,0	85,0

Kommentar:
In dieser Rezeptur werden Harnstoff und Milchsäure in Anionische hydrophile Creme DAB eingearbeitet. Diese Rezepturgrundlage ist in der Regel mit 0,1 % Sorbinsäure vorkonserviert (siehe Kap. 10.2.9). Der Milchsäure-Lactat-Puffer stabilisiert den pH-Wert im schwach sauren Bereich. Es ist unsicher, ob für harnstoffhaltige Rezepturen überhaupt ein Konservierungsmittel erforderlich ist. Eine mikrobizide Wirkung gegen Schimmelpilze

besteht nur bei etwa 20-%iger Konzentration. Hierbei kommt es immer auf die Harnstoff-Konzentration in der Wasserphase an.

Indikationen:
- Dermatoxerose (Altershaut)
- atopische Dermatitis (günstig: Kombination von 5 % Harnstoff mit 1 % Hydrocortisonacetat)
- Ichthyosis vulgaris (hier sind 10- bis 15-%ige Harnstoff-Zubereitungen verwendbar)

Warnhinweise und Inkompatibilitäten:
- bei Kindern wird meist die 5-%ige Harnstoff-Konzentration empfohlen
- mögliche Irritation durch Harnstoff und Lactatpuffer, Ersatz durch Glycerol bei Säuglingen und Kleinkindern
- Sensibilisierungsgefahr: Cetylstearylalkohol, Sorbinsäure
- Herstellung ohne Konservierungsmittel möglich (bei 5-%iger Harnstoff-Konzentration aber nur eine Woche nach Herstellung verwendbar)

Anwendungshinweise:
- 1- bis mehrmals täglich auf die betroffenen Hautstellen auftragen
- Aufbrauchfrist: 1 Jahr, in Spenderdose 6 Monate

Kosten (€) mit Verpackung und MwSt. (Stand 1/2017):

m \ c	5 %	10 %
50 g	19,48	19,51
100 g	21,20	21,26
200 g	25,32	25,44
500 g	42,74	43,04
1000 g	68,41	69,01

10.6.3 Hydrophile Harnstoff-Emulsion 5 % / 10 % (NRF 11.72.)

Zusammensetzung (Angaben in g für 100 g):

Substanz	5 %	10 %
Harnstoff	5,0	10,0
Milchsäure 90 %	1,0	1,0
Natriumlactat-Lösung 50 %	4,0	4,0
Hydrophile Basisemulsion DAC (NRF-Stammzubereitung S.25.)	90,0	85,0

Kommentar:
Dickflüssige, fettarme „Milch", Zusammensetzung der Emulsionsgrundlage ist in Kap. 10.2.12 beschrieben. Sie kann vorgefertigt bezogen werden und ist in der Regel mit Kaliumsorbat vorkonserviert. Milchsäure-Lactat-Puffer stabilisiert den pH-Wert im schwach sauren Bereich, damit ausreichend Sorbinsäure im Reaktionsgleichgewicht vorliegt. Es ist unsicher, ob für harnstoffhaltige Rezepturen überhaupt ein Konservierungsmittel erforderlich ist. Eine mikrobizide Wirkung gegen Schimmelpilze besteht nur bei etwa 10-%iger Konzentration. Hierbei kommt es immer auf die Harnstoff-Konzentration in der Wasserphase an.

Indikationen:
- Dermatoxerose (Altershaut)
- atopische Dermatitis (günstig: Kombination von 5 % Harnstoff mit 1 % Hydrocortisonacetat)
- Ichthyosis vulgaris (hier sind 10- bis 15-%ige Harnstoff-Zubereitungen verwendbar)

Warnhinweise und Inkompatibilitäten:
- bei Kindern wird meist die 5-%ige Konzentration empfohlen
- mögliche Irritation durch Harnstoff und Lactatpuffer, Ersatz durch Glycerol bei Säuglingen und Kleinkindern
- Sensibilisierungsgefahr: Sorbinsäure

Anwendungshinweise:
- vor Gebrauch schütteln
- 1- bis mehrmals täglich auf die betroffenen Hautstellen auftragen
- Aufbrauchfrist: 6 Monate

Kosten (€) mit Verpackung und MwSt. (Stand 1/2017):

m \ c	5 %	10 %
50 g	20,20	20,18
100 g	22,63	22,58
200 g	27,54	27,44
500 g	49,44	49,18
1000 g	80,51	80,00

10.6.4 Harnstoff-Cetomacrogolcreme 10 % (NRF 11.73.)

Zusammensetzung (Angaben in g für 100 g):

Substanz	Menge
Harnstoff	10,0
Gereinigtes Wasser	20,0
Nichtionischer emulgierender Cetylstearylalkohol	21,0
Dickflüssiges Paraffin	17,5
Weißes Vaselin	31,5

Kommentar:
In dieser Rezeptur wird gelöster Harnstoff in eine nichtionische hydrophile Absorptionsgrundlage eingearbeitet. Wegen des konzentrierten Harnstoffanteils in der Wasserphase ist keine Konservierung erforderlich. Die Rezeptur ist kaum in die Salbensystematik einzuordnen. Die qualitative Zusammensetzung entspricht einer hydrophilen Creme, jedoch lassen die Herstellung ohne Erwärmen und der sehr geringe Wasseranteil die Ausbildung der typischen Cremestruktur vom W/O-Typ nicht zu.

Indikationen:
- Dermatoxerose (Altershaut)
- atopische Dermatitis (eventuell in Kombination mit 1-%igem Hydrocortisonacetat)
- Ichthyosis vulgaris

Warnhinweise und Inkompatibilitäten:
- Sensibilisierungsgefahr: Cetylstearylalkohol

Anwendungshinweise:
- mäßig fette, gut abwaschbare Salbe
- 1- bis mehrmals täglich auf die betroffenen Hautstellen auftragen
- Aufbrauchfrist: 1 Jahr, in Spenderdose 6 Monate

Kosten (€) mit Verpackung und MwSt. (Stand 1/2017):

m \ Modus	rezeptiert
50 g	22,22
100 g	24,94
200 g	31,07
500 g	54,50
1000 g	90,18

10.6.5 Harnstoff-Wollwachsalkoholcreme 5 % / 10 % (NRF 11.74.)

Zusammensetzung (Angaben in g für 100 g):

Substanz	5 %	10 %
Harnstoff	5,0	10,0
Milchsäure 90 %	1,0	1,0
Natriumlactat-Lösung 50 %	4,0	4,0
Kaliumsorbat	0,14	0,14
Gereinigtes Wasser	39,86	34,86
Wollwachsalkoholsalbe DAB	50,0	50,0

Kommentar:
In dieser Rezeptur sind Harnstoff und Milchsäure in Wasserhaltige Wollwachsalkoholsalbe DAB auf Kosten des Wasseranteils enthalten. Kaliumsorbat wird zusätzlich als Konservans eingearbeitet, bei kurzer Aufbrauchfrist kann darauf verzichtet werden. Es ist unsicher, ab welcher Konzentration für harnstoffhaltige Rezepturen überhaupt ein Konservierungsmittel erforderlich ist. Milchsäure-Lactat-Puffer stabilisiert den pH-Wert im schwach sauren Bereich.

Indikationen:
- Dermatoxerose (Altershaut)
- atopische Dermatitis (günstig die Kombination von 5 % Harnstoff mit 1 % Hydrocortisonacetat)
- Ichthyosis vulgaris (hier sind 10- bis 15-%ige Harnstoff-Zubereitungen verwendbar)

Warnhinweise und Inkompatibilitäten:
- bei Kindern wird meist die 5-%ige Harnstoff-Konzentration empfohlen
- Sensibilisierungsgefahr: Wollwachsalkohole, Sorbinsäure, selten Cetylstearylalkohol
- bei akut entzündlichen Veränderungen kann es zu Reizungen kommen

Anwendungshinweise:
- deutlich fettende, schlecht abwaschbare Salbe
- 1- bis mehrmals täglich auf die betroffenen Hautstellen auftragen
- Herstellung ohne Konservierungsmittel möglich (bei 5-%iger Harnstoff-Konzentration aber nur einen Monat nach Herstellung verwendbar)
- Aufbrauchfrist: 6 Monate

Kosten (€) mit Verpackung und MwSt. (Stand 1/2017):

m \ c	5 %	10 %
50 g	20,84	20,92
100 g	22,18	22,34
200 g	25,54	25,86
500 g	40,67	41,48
1000 g	62,53	64,13

10.6.6 Lipophile Harnstoff-Natriumchlorid-Creme (NRF 11.75.)

Zusammensetzung (Angaben in g für 100 g):

Substanz	Menge
Harnstoff	10,0
Natriumchlorid	10,0
Gereinigtes Wasser	30,0
Wollwachsalkoholsalbe DAB	50,0

Kommentar:
In dieser Rezeptur ist gelöster Harnstoff in wasserhaltiger Wollwachsalkoholsalbe enthalten. Wegen des hohen Salz- und Harnstoff-Anteils in der Wasserphase ist keine Konservierung erforderlich.

Indikationen:
- Krankheiten mit genetischen Verhornungsstörungen
- Ichthyosis vulgaris
- Ichthyosis congenitalis
- Morbus Darier

Warnhinweise und Inkompatibilitäten:
- bei Kindern eventuell niedrigere Harnstoff-Konzentration (5 %)
- Sensibilisierungsgefahr: Wollwachsalkohole, selten Cetylstearylalkohol
- bei akut entzündlichen Veränderungen kann es zu Reizungen kommen

Anwendungshinweise:
- deutlich fettende, schlecht abwaschbare Salbe
- 1- bis mehrmals täglich auf die betroffenen Hautstellen auftragen
- Aufbrauchfrist: 6 Monate

Kosten (€) mit Verpackung und MwSt. (Stand 1/2017):

m \ Modus	rezeptiert
50 g	20,79
100 g	22,08
200 g	25,34
500 g	40,18

10.7 Kortikosteroidhaltige Externa

10.7.1 Hydrophile Hydrocortisonacetat-Creme 0,25 % / 0,5 % / 1 % (NRF 11.15.)

Zusammensetzung (Angaben in g für 100 g):

Substanz	0,25 %	0,5 %	1 %
Hydrocortisonacetat (mikrofein)	0,25	0,5	1,0
Nichtionische hydrophile Creme DAB	99,75	99,5	99,0

Kommentar:
Hydrocortisonacetat liegt überwiegend suspendiert vor; es kann in freier Rezeptur für den baldigen Verbrauch auch in Basiscreme DAC oder in Wollwachsalkoholsalbe eingearbeitet werden. Die Nichtionische hydrophile Creme DAB ist normalerweise mit Sorbinsäure vorkonserviert (siehe Kap. 10.2.6).

Indikationen:
Hautkrankheiten, die eine lokale Behandlung mit einem *schwachen* Kortikosteroid erfordern:
- atopische Dermatitis
- seborrhoisches Ekzem
- Stauungsekzem
- anogenitaler Pruritus

Warnhinweise und Inkompatibilitäten:
- besonders bei länger dauernder und großflächiger Anwendung Nebenwirkungen beachten
- Nebenwirkungen entsprechen denen des Hydrocortisons
- Sensibilisierungsgefahr: Cetylstearylalkohol, Sorbinsäure

Anwendungshinweise:
- 1–2-mal täglich auf die erkrankten Hautstellen auftragen
- Absetzen durch Ausschleichen (Verlängerung der Intervalle auf 2 und 3 Tage)
- Aufbrauchfrist: 1 Jahr, in Spenderdose 6 Monate

Kosten (€) mit Verpackung und MwSt. (Stand 1/2017):

m \ c	0,25 %	0,5 %	1 %
20 g	20,06	20,54	21,49
30 g	21,23	21,94	23,37
50 g	23,42	24,62	27,00
100 g	29,09	31,48	36,25
200 g	41,11	45,88	55,42
500 g	82,22	94,14	117,99
1000 g	147,36	171,21	218,90

10.7.2 Hydrophile Hydrocortison-Creme 0,25 % / 0,5 % / 1 % (NRF 11.36.)

Zusammensetzung (Angaben in g für 100 g):

Substanz	0,25 %	0,5 %	1 %
Hydrocortison (mikrofein)	0,25	0,5	1,0
Basiscreme DAC	99,75	99,5	99,0

Kommentar:
Hydrocortison liegt überwiegend suspendiert vor. Die Creme enthält keine Konservierungsstoffe, ist aber mikrobiell nicht anfällig, weil die hydrophile Komponente der Basiscreme DAC zu 20 % aus Propylenglycol besteht (siehe Kap. 10.2.5).

Indikationen:
Hautkrankheiten, die eine lokale Behandlung mit einem *schwachen* Kortikosteroid erfordern:
- atopische Dermatitis
- seborrhoisches Ekzem
- Stauungsekzem
- anogenitaler Pruritus

Warnhinweise und Inkompatibilitäten:
- besonders bei länger dauernder und großflächiger Anwendung Nebenwirkungen beachten
- Nebenwirkungen entsprechen denen des Hydrocortisons
- Sensibilisierungsgefahr: Cetylalkohol

Anwendungshinweise:
- 1–2-mal täglich auf die erkrankten Hautstellen auftragen
- Absetzen durch Ausschleichen (Verlängerung der Intervalle auf 2 und 3 Tage)
- Aufbrauchfrist: 1 Jahr, in Spenderdose 6 Monate

Kosten (€) mit Verpackung und MwSt. (Stand 1/2017):

m \ c	0,25 %	0,5 %	1 %
20 g	19,32	19,80	20,77
30 g	20,12	20,84	22,29
50 g	21,57	22,78	25,19
100 g	25,39	27,80	32,62
200 g	33,70	38,52	48,15
500 g	63,71	75,75	99,83
1000 g	110,34	134,42	182,58

10.7.3 Lipophile Hydrocortisonacetat-Creme 0,25 % / 0,5 % / 1 % (freie Rezepturformel)

Zusammensetzung (Angaben in g für 100 g):

Substanz	0,25 %	0,5 %	1 %
Hydrocortisonacetat (mikrofein)	0,25	0,5	1,0
Hydrophobe Basiscreme DAC	99,75	99,5	99,0

Kommentar:
Hydrocortisonacetat liegt überwiegend suspendiert vor. Der mikrofein gepulverte Wirkstoff lässt sich aber gleichmäßig leicht in der Grundlage verteilen. Hydrophobe Basiscreme DAC ist mit Kaliumsorbat konserviert und schwach sauer eingestellt. Sie enthält etwas Glycerol und ist frei von Cetylstearylalkohol und Wollwachsprodukten (siehe Kap. 10.2.4).

Indikationen:
Hautkrankheiten, die eine lokale Behandlung mit einem *schwachen* Kortikosteroid erfordern:
- atopische Dermatitis
- seborrhoisches Ekzem
- Stauungsekzem
- anogenitaler Pruritus

Warnhinweise und Inkompatibilitäten:
- besonders bei länger dauernder und großflächiger Anwendung Nebenwirkungen beachten
- Nebenwirkungen entsprechen denen des Hydrocortisons
- Sensibilisierungsgefahr: Sorbinsäure

Anwendungshinweise:
- 1–2-mal täglich auf die erkrankten Hautstellen auftragen
- Absetzen durch Ausschleichen (Verlängerung der Intervalle auf 2 und 3 Tage)
- Aufbrauchfrist: 1 Monat (Richtwert für nicht standardisierte, bei Plausibilitätsprüfung stabil erscheinende Rezepturen)

Kosten (€) mit Verpackung und MwSt. (Stand 1/2017):

m \ c	0,25 %	0,5 %	1 %
20 g	19,61	20,09	21,06
30 g	20,55	21,27	22,72
50 g	22,29	23,50	25,91
100 g	26,83	29,24	34,07
200 g	36,58	41,41	51,06
500 g	70,89	82,96	107,10
1000 g	124,70	148,84	197,12

10.7.4 Hydrophile Prednisolonacetat-Creme 0,25 % / 0,5 % (NRF 11.35.)

Zusammensetzung (Angaben in g für 100 g):

Substanz	0,25 %	0,5 %
Prednisolonacetat (mikrofein)	0,25	0,5
Mittelkettige Triglyceride	1,0	1,0
Basiscreme DAC	98,75	98,5

Kommentar:
Prednisolonacetat liegt überwiegend suspendiert vor. Die Mittelkettigen Triglyceride dienen als herstellungstechnische Hilfe, sind ohnehin in der Basiscreme DAC enthalten und können auch durch diese ersetzt werden. Die Rezeptur enthält keine Konservierungsstoffe, ist aber wegen des hohen Anteils an Propylenglycol mikrobiell nicht anfällig. Einarbeitung von Prednisolon in wasserhaltige pharmazeutische Grundlagen kann problematisch sein: Prednisolon neigt bei Kontakt mit Wasser dazu, sich in das noch schlechter lösliche Prednisolon-Sesquihydrat umzulagern und nadelförmig auszukristallisieren. Die vorliegende Rezeptur enthält Prednisolonacetat, das sich hinsichtlich des Kristallwachstums als relativ unkritisch erweisen. In freier Rezeptur sollte man für Suspensionsrezepturen möglichst immer das etwa gleich stark wirksame Prednisolonacetat anstelle von Prednisolon wählen, für Lösungen umgekehrt.

Indikationen:
Hautkrankheiten, die eine lokale Behandlung mit einem *schwachen* Kortikosteroid erfordern:
- atopische Dermatitis
- seborrhoisches Ekzem
- Stauungsekzem
- anogenitaler Pruritus

Warnhinweise und Inkompatibilitäten:
- besonders bei länger dauernder und großflächiger Anwendung Nebenwirkungen beachten
- Nebenwirkungen entsprechen denen des Hydrocortisons
- Sensibilisierungsgefahr: Cetylalkohol

Anwendungshinweise:
- 1–2-mal täglich auf die erkrankten Hautstellen auftragen
- Absetzen durch Ausschleichen (Verlängerung der Intervalle auf 2 und 3 Tage)
- Aufbrauchfrist: 1 Jahr, in Spenderdose 6 Monate

Kosten (€) mit Verpackung und MwSt. (Stand 1/2017):

m \ c	0,25 %	0,5 %
20 g	19,53	20,22
50 g	22,09	23,81
100 g	26,42	29,87
200 g	35,77	42,66
500 g	68,88	86,09
1000 g	120,68	155,11

10.7.5 Hydrophile Prednicarbat-Creme 0,08 % / 0,15 % / 0,25 % (NRF 11.144.)

Zusammensetzung (Angaben in g für 100 g):

Substanz	0,08 %	0,15 %	0,25 %
Prednicarbat (mikrofein)	0,08	0,15	0,25
Mittelkettige Triglyceride	0,32	0,6	1,0
Basiscreme DAC	50,0	50,0	50,0
Propylenglycol	10,0	10,0	10,0
Gereinigtes Wasser	39,6	39,25	38,75

Kommentar:
Prednicarbat liegt in den meisten Dermatika gelöst vor, muss aber gleichmäßig eingearbeitet werden. Die Mittelkettigen Triglyceride dienen als herstellungstechnische Hilfe, sind ohnehin in der Basiscreme DAC enthalten (siehe Kap. 10.2.5) und können auch durch diese ersetzt werden. Enthält keine Konservierungsstoffe, ist aber wegen des hohen Anteils an Propylenglycol mikrobiell nicht anfällig.

Indikationen:
Hautkrankheiten, die eine lokale Behandlung mit einem *mittelstarken* Kortikosteroid erfordern, das ein besonders günstiges Verhältnis der erwünschten zu den unerwünschten Wirkungen hat und deshalb in niedrigerer Konzentration auch anstelle von schwachen Kortikoiden bei Kleinkindern angewendet werden kann:

- atopische Dermatitis
- seborrhoisches Ekzem
- Stauungsekzem
- anogenitaler Pruritus
- entzündliche, allergische und pruriginöse Dermatosen
- lichenifizierte Ekzeme
- Lichen ruber planus
- Psoriasis (resistente Herde)
- Lichen sclerosus et atrophicans
- diskoider Lupus erythematodes
- Pustulosis palmoplantaris
- Mycosis fungoides (kutanes T-Zell-Lymphom)

Warnhinweise und Inkompatibilitäten:

- besonders bei länger dauernder und großflächiger Anwendung Nebenwirkungen beachten
- bei großflächiger Anwendung, insbesondere bei Kindern, Gefahr von *systemischen* Nebenwirkungen
- Sensibilisierungsgefahr: Cetylalkohol

Anwendungshinweise:

- 1–2-mal täglich auf die erkrankten Hautstellen auftragen
- Absetzen durch Ausschleichen (Verlängerung der Intervalle auf 2 und 3 Tage)
- im Wechsel mit wirkstofffreier Basiscreme DAC anwenden
- Aufbrauchfrist: 3 Monate

Kosten (€) mit Verpackung und MwSt. (Stand 1/2017):

m \ c	0,8 %	0,15 %	0,25 %
20 g	17,69	18,26	19,09
50 g	23,27	24,99	27,44
100 g	27,05	30,48	35,39
200 g	35,28	42,14	51,95
500 g	65,02	82,19	106,72

10.7.6 Hydrophile Prednicarbat-Creme 0,08 % / 0,15 % / 0,25 % mit Octenidindihydrochlorid 0,1 % (NRF 11.145.)

Zusammensetzung (Angaben in g für 100 g):

Substanz	0,08 %	0,15 %	0,25 %
Prednicarbat (mikrofein)	0,08	0,15	0,25
Mittelkettige Triglyceride	0,8	0,6	1,0
Basiscreme DAC	50,0	50,0	50,0
Octenidindihydrochlorid	0,1	0,1	0,1
Propylenglycol	10,0	10,0	10,0
Gereinigtes Wasser	39,02	39,15	38,65

Kommentar:
Prednicarbat liegt in den meisten Dermatika gelöst vor, muss aber gleichmäßig eingearbeitet werden. Die Mittelkettigen Triglyceride dienen als herstellungstechnische Hilfe, sind ohnehin in der Basiscreme DAC enthalten (siehe Kap. 10.2.5) und können auch durch diese ersetzt werden. Enthält keine Konservierungsstoffe, ist aber wegen des hohen Anteils an Propylenglycol mikrobiell nicht anfällig.

Indikationen:
Hautkrankheiten, die eine lokale Behandlung mit der Wirkstoffkombination aus einem besonders gegen grampositive Keime (Staphylokokken) gut wirkenden Antiseptikum und einem *mittelstarken* Kortikosteroid erfordern, das ein besonders günstiges Verhältnis der erwünschten zu den uner-

wünschten Wirkungen hat und deshalb in niedrigerer Konzentration auch anstelle von schwachen Kortikoiden bei Kleinkindern angewendet werden können:
- atopische Dermatitis

Warnhinweise und Inkompatibilitäten:
- besonders bei länger dauernder und großflächiger Anwendung Nebenwirkungen beachten
- bei großflächiger Anwendung, insbesondere bei Kindern, Gefahr von *systemischen* Nebenwirkungen
- Sensibilisierungsgefahr: Cetylalkohol

Anwendungshinweise:
- 1–2-mal täglich auf die erkrankten Hautstellen auftragen
- Absetzen durch Ausschleichen (Verlängerung der Intervalle auf 2 und 3 Tage)
- im Wechsel mit wirkstofffreier Basiscreme DAC anwenden
- Aufbrauchfrist: 3 Monate

Kosten (€) mit Verpackung und MwSt. (Stand 1/2017):

m \ c	0,08 %	0,15 %	0,25 %
20 g	21,51	22,19	23,17
50 g	24,42	26,14	28,59
100 g	29,34	32,77	37,68
200 g	39,86	46,73	56,54
500 g	76,50	93,66	118,19

10.7.7 Hydrophile Triamcinolonacetonid-Creme 0,025 % / 0,05 % / 0,1 % (NRF 11.38.)

Zusammensetzung (Angaben in g für 100 g):

Substanz	0,025 %	0,05 %	0,1 %
Triamcinolonacetonid (mikrofein)	0,025	0,05	0,1
Mittelkettige Triglyceride	0,5	0,5	0,5
Basiscreme DAC	99,475	99,45	99,4

Kommentar:
Triamcinolonacetonid liegt überwiegend suspendiert vor. Die mittelkettigen Triglyceride dienen als herstellungstechnische Hilfe, sind ohnehin in der Basiscreme DAC enthalten (siehe Kap. 10.2.5) und können auch durch diese ersetzt werden. Enthält keine Konservierungsstoffe, ist aber wegen des hohen Anteils an Propylenglycol mikrobiell nicht anfällig.

Indikationen:
Hautkrankheiten, die eine lokale Behandlung mit einem *mittelstarken* Kortikosteroid erfordern:
- entzündliche, allergische und pruriginöse Dermatosen
- lichenifizierte Ekzeme
- Lichen ruber planus
- Psoriasis (resistente Herde)
- Lichen sclerosus et atrophicans
- diskoider Lupus erythematodes
- Pustulosis palmoplantaris
- Mycosis fungoides (kutanes T-Zell-Lymphom)

Warnhinweise und Inkompatibilitäten:
- bei länger dauernder Anwendung sind lokale Nebenwirkungen zu erwarten: Depigmentierung; Atrophie von Kutis und Subkutis, Striae distensae; Rubeosis, Teleangiektasien; steroidinduzierte rosazeaartige Dermatitis; Ekchymosen, Purpura, Hypertrichosis
- bei großflächiger Anwendung, insbesondere bei Kindern, Gefahr von *systemischen* Nebenwirkungen
- Sensibilisierungsgefahr: Triamcinolonacetonid, Cetylalkohol

Anwendungshinweise:
- 1–2-mal täglich auf die erkrankten Hautstellen auftragen
- Absetzen durch Ausschleichen (Verlängerung der Intervalle auf 2 und 3 Tage, Wechsel zu Hydrocortison oder Prednisolon)
- im Wechsel mit wirkstofffreier Basiscreme DAC anwenden
- Aufbrauchfrist: 1 Jahr, in Spenderdose 6 Monate

Kosten (€) mit Verpackung und MwSt. (Stand 1/2017):

m \ c	0,025 %	0,05 %	0,1 %
10 g	18,40	18,47	18,61
20 g	18,98	19,12	19,41
50 g	20,72	21,07	21,78
100 g	23,69	24,39	25,80
200 g	30,30	31,71	34,53
500 g	55,19	58,72	65,77
1000 g	93,31	100,36	114,47

10.7.8 Hydrophile Triamcinolonacetonid-Emulsion 0,025 % / 0,05 % / 0,1 % (NRF 11.90.)

Zusammensetzung (Angaben in g für 100 g):

Substanz	0,025 %	0,05 %	0,1 %
Triamcinolonacetonid (mikrofein)	0,025	0,05	0,1
Hydrophile Basisemulsion DAC (NRF-Stammzubereitung S.25.)	99,975	99,95	99,0

Kommentar:
Triamcinolonacetonid liegt überwiegend suspendiert vor (Grundlage: siehe Kap. 10.2.12).

Indikationen:
Hautkrankheiten, die eine lokale Behandlung mit einem *mittelstarken* Kortikosteroid erfordern:

- entzündliche, allergische und pruriginöse Dermatosen
- lichenifizierte Ekzeme
- Lichen ruber planus
- Psoriasis (resistente Herde)
- Lichen sclerosus et atrophicans
- diskoider Lupus erythematodes
- Pustulosis palmoplantaris
- Mycosis fungoides (kutanes T-Zell-Lymphom)

Warnhinweise und Inkompatibilitäten:

- bei länger dauernder Anwendung sind lokale Nebenwirkungen zu erwarten: Depigmentierung; Atrophie von Kutis und Subkutis, Striae distensae; Rubeosis, Teleangiektasien; steroidinduzierte rosazeaartige Dermatitis; Ekchymosen, Purpura, Hypertrichosis
- bei großflächiger Anwendung, insbesondere bei Kindern, Gefahr von *systemischen* Nebenwirkungen
- Sensibilisierungsgefahr: Triamcinolonacetonid, Sorbinsäure

Anwendungshinweise:

- 1–2-mal täglich auf die erkrankten Hautstellen auftragen
- Absetzen durch Ausschleichen (Verlängerung der Intervalle auf 2 und 3 Tage, Wechsel zu Hydrocortison oder Prednisolon)
- im Wechsel mit wirkstofffreier Basiscreme DAC anwenden
- Aufbrauchfrist: 6 Monate

Kosten (€) mit Verpackung und MwSt. (Stand 1/2017):

m \ c	0,025 %	0,05 %	0,1 %
20 g	18,64	18,78	19,06
50 g	20,45	20,80	21,50
100 g	23,12	23,82	25,23
200 g	28,52	29,93	32,75
500 g	51,88	55,40	62,44
1000 g	85,40	92,44	106,51

10.7.9 Triamcinolonacetonid-Hautspiritus 0,1 % / 0,2 % mit Salicylsäure 2 % (NRF 11.39.)

Zusammensetzung (Angaben in g für 100 g):

Substanz	0,1 %	0,2 %
Triamcinolonacetonid	0,1	0,2
Salicylsäure	2,0	2,0
Ethanol 70 % (V/V)	97,9	97,8

Kommentar:
Triamcinolonacetonid und Salicylsäure liegen gelöst vor. Rezeptur enthält keine zusätzlichen Konservierungsstoffe. Enthält Alkohol als flüchtigen Bestandteil und ist brennbar.

Indikationen:
Hautkrankheiten, die eine lokale Behandlung mit einem *mittelstarken* Kortikosteroid erfordern:

- Pustulosis palmoplantaris
- Psoriasis capillitii
- Kopfhautekzeme

Warnhinweise und Inkompatibilitäten:
- bei länger dauernder Anwendung sind lokale Nebenwirkungen zu erwarten: Depigmentierung; Atrophie von Kutis und Subkutis, Striae distensae; Rubeosis, Teleangiektasien; steroidinduzierte rosazeaartige Dermatitis; Ekchymosen, Purpura, Hypertrichosis
- bei großflächiger Anwendung, insbesondere bei Kindern, Gefahr von *systemischen* Nebenwirkungen
- Sensibilisierungsgefahr: Triamcinolonacetonid

Anwendungshinweise:
- 1–2-mal täglich auf die erkrankten Hautstellen auftragen
- Absetzen durch Ausschleichen (Verlängerung der Intervalle auf 2 und 3 Tage, Wechsel zu Hydrocortison oder Prednisolon)
- Aufbrauchfrist: 3 Monate

Kosten (€) mit Verpackung und MwSt. (Stand 1/2017):

m \ c	0,1 %	0,2 %
20 g	17,07	17,64
50 g	18,38	19,79
100 g	20,22	23,04
200 g	23,96	29,60

10.7.10 Triamcinolonacetonid-Haftpaste 0,1 % (NRF 7.10.)

Zusammensetzung (Angaben in g für 100 g):

Substanz	Menge
Triamcinolonacetonid (mikrofein)	0,1
Hypromellose 4000	40,0
Hydrophobes Basisgel DAC	59,9

Kommentar:
Triamcinolonacetonid liegt fein verteilt suspendiert vor. Die Konzeption der Haftpaste ist unter Kap. 10.1.7 beschrieben. Bei Anwendung in der Mundhöhle ist zu berücksichtigen, dass – anders als bei kutaner Applikation – die gesamte Triamcinolonacetonid-Dosis auch systemisch wirksam werden kann.

Indikationen:
- Haftpasten werden speziell an der Schleimhaut angewandt, insbesondere an der Mundschleimhaut und im Genitalbereich
- Hautkrankheiten, die eine lokale Behandlung mit einem *mittelstarken* Kortikosteroid erfordern, z. B. Lichen ruber mucosae, Aphthen, Gingivitis, Balanitis, Vulvitis

Warnhinweise und Inkompatibilitäten:
- bei länger dauernder Anwendung sind lokale Nebenwirkungen zu erwarten: Atrophie der Schleimhaut, vermehrte Gefäßfragilität

Anwendungshinweise:
- 1–2-mal täglich auf die betroffenen Areale an der Schleimhaut auftragen
- Aufbrauchfrist: 3 Monate

Kosten (€) mit Verpackung und MwSt. (Stand 1/2017):

m \ Modus	rezeptiert
10 g	20,15
20 g	22,47
50 g	29,44
100 g	41,12
200 g	65,16

10.7.11 Abwaschbares Salicylsäure-Öl 2 % / 5 % / 10 % mit Triamcinolonacetonid 0,1 % (NRF 11.140.)

Zusammensetzung (Angaben in g für 100 g):

Substanz	2 %	5 %	10 %
Salicylsäure	2,0	5,0	10,0
Triamcinolonacetonid	0,1	0,1	0,1
Macrogol-4-laurylether	10,0	10,0	15,0
Octyldodecanol	87,9	84,9	74,9

Kommentar:
Triamcinolonacetonid und Salicylsäure liegen in gelöster Form vor. Oxidations- und hydrolyseempfindliche Triglyceride werden vermieden. Unter 10- bis 15-%igem Zusatz eines mit dem Salicylsäure-Öl mischbaren Solubilisators, z. B. Macrogol-4-laurylether, kann ein mit Wasser leichter abwaschbares Öl rezeptiert werden.

Indikationen:
- Keratolytikum in Kombination mit einem mittelstark wirkenden Kortikoid, besonders geeignet für Anwendung als Ölkappe (siehe unten)
- Psoriasis, insbesondere am behaarten Kopf
- Ichthyosis vulgaris
- kongenitale Ichthyosisformen
- Morbus Darier

Warnhinweise und Inkompatibilitäten:
- Vorsicht bei Kindern: mögliche systemische Wirkung nach perkutaner Resorption (Salizylismus)
- Vorsicht in der Schwangerschaft
- Vorsicht bei Patienten mit Niereninsuffizienz
- nicht unter 15 °C aufbewahren (Salicylsäure-Löslichkeit)

Anwendungshinweise:
- 1–3-mal täglich auf erkrankten Hautstellen auftragen
- 10 %: über Nacht okklusiv im Kopfhaarbereich bei stark festhaftender Schuppenbildung
- Ölkappe: Haar scheiteln, Öl regelmäßig auftragen und einmassieren, dann eine Einmal-Duschhaube aufsetzen und eventuell anschließend einen Tg-Strumpf überziehen, am nächsten Morgen das Haar mit Shampoo auswaschen
- Aufbrauchfrist: 6 Monate

Kosten (€) mit Verpackung und MwSt. (Stand 1/2017):

m \ c	2 %	5 %	10 %
50 g	22,63	22,68	22,82
100 g	27,46	27,76	27,76
200 g	36,85	37,04	37,63

10.7.12 Hydrophile Betamethasonvalerat-Creme 0,025 % / 0,05 % / 0,1 % (NRF 11.37.)

Zusammensetzung (Angaben in g für 100 g):

Substanz	0,025 %	0,05 %	0,1 %
Betamethasonvalerat (mikrofein)	0,025	0,05	0,1
Citratpuffer pH 4	5,0	5,0	5,0
Basiscreme DAC	94,975	94,95	94,9

Kommentar:
Betamethasonvalerat liegt überwiegend suspendiert vor. Bei Verwendung vorgefertigt erhältlicher Rezepturkonzentrate ist die Herstellung sicherer, aber bei größeren Mengen deutlich teurer. Betamethason-17-valerat isomerisiert und hydrolisiert im stark Sauren und im Basischen. Da Basiscreme DAC (siehe Kap. 10.2.5) keine pH-aktiven Bestandteile enthält, wird ein sauer reagierender Citratpuffer zur Stabilisierung zugesetzt. Die Rezepturzubereitung enthält keine Konservierungsstoffe, ist aber wegen des hohen Anteils an Propylenglycol mikrobiell nicht anfällig.

Indikationen:
Hautkrankheiten, die eine lokale Behandlung mit einem *starken* Kortikosteroid erfordern:
- lichenifizierte Ekzeme
- Lichen ruber planus
- Psoriasis (resistente Herde)
- diskoider Lupus erythematodes

Warnhinweise und Inkompatibilitäten:
- bei länger dauernder Anwendung sind lokale Nebenwirkungen zu erwarten: Depigmentierung; Atrophie von Kutis und Subkutis, Striae distensae; Rubeosis, Teleangiektasien; steroidinduzierte rosazeaartige Dermatitis; Ekchymosen, Purpura, Hypertrichosis
- bei großflächiger Anwendung, insbesondere bei Kindern, Gefahr von *systemischen* Nebenwirkungen
- Sensibilisierungsgefahr: Betamethasonvalerat, Cetylalkohol

Anwendungshinweise:
- 1–2-mal täglich auf die erkrankten Hautstellen auftragen

- Absetzen durch Ausschleichen (Verlängerung der Intervalle auf 2 und 3 Tage, Wechsel zu Hydrocortison oder Prednisolon)
- im Wechsel mit wirkstofffreier Basiscreme DAC anwenden
- Aufbrauchfrist: 1 Jahr, in Spenderdose 6 Monate

Kosten (€) mit Verpackung und MwSt. (Stand 1/2017):

m \ c	0,025 %	0,05 %	0,1 %
20 g	20,79	21,04	21,53
50 g	22,62	23,24	24,48
100 g	25,75	26,99	29,47
200 g	32,69	35,17	40,12
500 g	58,56	64,75	77,13
1000 g	98,30	110,68	135,45

10.7.13 Hydrophile Betamethasonvalerat-Emulsion 0,025 % / 0,05 % / 0,1 % (NRF 11.47.)

Zusammensetzung (Angaben in g für 100 g):

Substanz	0,025 %	0,05 %	0,1 %
Betamethasonvalerat (mikrofein)	0,025	0,05	0,1
Hydrophile Basisemulsion DAC (NRF-Stammzubereitung S.25.)	99,975	99,95	99,9

Kommentar:
Es handelt sich um eine Emulsion, die sich aufschütteln und gießen lässt, aber in Ruhe fast die Konsistenz einer Creme hat (Zusammensetzung der Emulsionsgrundlage: siehe Kap. 10.2.12). Der Wirkstoff liegt überwiegend suspendiert vor, sedimentiert aber in der dickflüssigen Grundlage nicht. Als Konservans ist Sorbinsäure enthalten.

Indikationen:
Hautkrankheiten, die eine lokale Behandlung mit einem *starken* Kortikosteroid ohne fettende Wirkung der Grundlage bzw. mit austrocknendem Effekt erfordern:
- Dermatitis solaris
- Arzneimittelexantheme
- akute Kontaktdermatitis

Warnhinweise und Inkompatibilitäten:
- bei länger dauernder Anwendung sind lokale Nebenwirkungen zu erwarten: Depigmentierung; Atrophie von Kutis und Subkutis, Striae distensae; Rubeosis, Teleangiektasien; steroidinduzierte rosazeaartige Dermatitis; Ekchymosen, Purpura, Hypertrichosis
- bei großflächiger Anwendung, insbesondere bei Kindern, Gefahr von *systemischen* Nebenwirkungen
- Sensibilisierungsgefahr: Betamethasonvalerat, Sorbinsäure

Anwendungshinweise:
- 1–2-mal täglich auf die erkrankten Hautstellen auftragen
- bei Bedarf im Wechsel mit der wirkstofffreien Lotiogrundlage anwenden
- Absetzen durch Ausschleichen (Verlängerung der Intervalle auf 2 und 3 Tage, Wechsel zu Hydrocortison oder Prednisolonacetat)
- Aufbrauchfrist: 6 Monate

Kosten (€) mit Verpackung und MwSt. (Stand 1/2017):

m \ c	0,025 %	0,05 %	0,1 %
20 g	18,75	19,00	19,49
50 g	20,71	21,33	22,57
100 g	23,65	24,89	27,36
200 g	29,59	32,06	37,01
500 g	54,55	60,73	73,10
1000 g	90,73	103,10	127,83

10.7.14 Betamethasonvalerat-Haftpaste 0,1 % (NRF 7.11.)

Zusammensetzung (Angaben in g für 100 g):

Substanz	Menge
Betamethasonvalerat (mikrofein)	0,1
Hypromellose 4000	40,0
Hydrophobes Basisgel DAC	59,9

Kommentar:
Betamethasonvalerat liegt fein verteilt suspendiert vor. Die Konzeption der Haftpaste ist unter Kap. 10.1.7 beschrieben. Bei Anwendung in der Mundhöhle ist zu berücksichtigen, dass – anders als bei kutaner Applikation – die gesamte Betamethasonvalerat-Dosis auch systemisch wirksam werden kann.

Indikationen:
- Haftpasten werden speziell an der Schleimhaut angewandt, insbesondere an der Mundschleimhaut und im Genitalbereich.
- Hautkrankheiten, die eine lokale Behandlung mit einem *starken* Kortikosteroid erfordern, z. B. Lichen ruber mucosae, Aphthen, Gingivitis, Balanitis, Vulvitis

Warnhinweise und Inkompatibilitäten:
- bei länger dauernder Anwendung sind lokale Nebenwirkungen zu erwarten: Atrophie der Schleimhaut, vermehrte Gefäßfragilität

Anwendungshinweise:
- 1–2-mal täglich auf die betroffenen Areale an der Schleimhaut auftragen
- Aufbrauchfrist: 3 Monate

Kosten (€) mit Verpackung und MwSt. (Stand 1/2017):

m \ Modus	rezeptiert
10 g	20,36
20 g	22,89
50 g	30,50
100 g	43,25

10.7.15 Hydrophile Mometasonfuroat-Creme 0,1 % (freie Rezepturformel)

Zusammensetzung (Angaben in g für 100 g):

Substanz	Menge
Mometasonfuroat (mikrofein)	0,1
Mittelkettige Triglyceride	1,0
Basiscreme DAC	98,9

Kommentar:
Mometasonfuroat liegt überwiegend suspendiert vor. Basiscreme DAC (siehe Kap. 10.2.5) enthält keine Konservierungsstoffe, ist aber wegen des hohen Anteils an Propylenglycol mikrobiell nicht anfällig. Anstelle der Basiscreme DAC können praktisch alle offizinellen Rezepturgrundlagen für Adhoc-Verschreibungen mit Mometasonfuroat bei 3 Monaten Haltbarkeit verwendet werden.

Indikationen:
Hautkrankheiten, die eine lokale Behandlung mit einem *starken* Kortikosteroid erfordern das ein besonders günstiges Verhältnis der erwünschten zu den unerwünschten Wirkungen hat:
- lichenifizierte Ekzeme
- Lichen ruber planus
- Psoriasis (resistente Herde)
- diskoider Lupus erythematodes

Warnhinweise und Inkompatibilitäten:
- bei länger dauernder Anwendung sind lokale Nebenwirkungen zu erwarten: Depigmentierung; Atrophie von Kutis und Subkutis, Striae distensae; Rubeosis, Teleangiektasien; steroidinduzierte rosazeaartige Dermatitis; Ekchymosen, Purpura, Hypertrichosis
- bei großflächiger Anwendung, insbesondere bei Kindern, Gefahr von *systemischen* Nebenwirkungen

Warnhinweise und Inkompatibilitäten:
- besonders bei länger dauernder und großflächiger Anwendung Nebenwirkungen beachten
- nicht als Okklusivverband verwenden
- maximal 50 g pro Woche
- Kontraindikationen: Akne, Rosazea, periorale Dermatitis, Varizellen, lokale Virusinfektionen, Hautmykosen
- keine Anwendung bei Kindern unter 12 Jahren
- Sensibilisierungsgefahr: Mometasonfuroat, Cetylalkohol, Propylenglycol

Anwendungshinweise:
- 1–2-mal täglich nach ärztlicher Anweisung auf die erkrankten Hautstellen auftragen
- im Wechsel mit wirkstofffreier Basiscreme DAC
- nur für einen kurzen Behandlungszeitraum, möglichst wenige Tage verwenden
- Aufbrauchfrist: 3 Monate

Kosten (€) mit Verpackung und MwSt. (Stand 1/2017):

m \ Modus	rezeptiert
20 g	20,92
30 g	22,51
50 g	25,56
100 g	33,37
200 g	49,67
500 g	103,62
1000 g	190,16

10.7.16 Hydrophile Mometasonfuroat-Creme 0,1 % mit Ciclopirox-Olamin 1 % (freie Rezepturformel)

Zusammensetzung (Angaben in g für 100 g):

Substanz	Menge
Mometasonfuroat (mikrofein)	0,1
Mittelkettige Triglyceride	1,0
Ciclopirox-Olamin	1,0
Wasserfreie Citronensäure	0,5
Basiscreme DAC	98,5

Kommentar:
Während der Herstellung neutralisiert die im Überschuss vorliegende Citronensäure das Aminoethanol, sodass Ciclopirox feindispers ausfällt. Der pH-Wert liegt zwischen pH 4 und 5.

Eigenschaften und Indikationen:
- bei Bedarf für ein starkes Glucocortikoid (Klasse III) in Kombination mit einem Breitbandantimykotikum

Warnhinweise und Inkompatibilitäten:
- nicht am Auge und in dessen unmittelbarer Umgebung anwenden

Anwendungshinweise:
- Aufbrauchfrist (nicht untersucht, vorläufiger plausibler Richtwert): 1 Monat

Kosten (€) mit Verpackung und MwSt. (Stand 1/2017):

m \ Modus	rezeptiert
20 g	26,98
50 g	40,73
100 g	63,70

10.7.17 Lipophile Mometasonfuroat-Creme 0,1 % mit Octenidindihydrochlorid-Creme 0,1 % (freie Rezepturformel)

Zusammensetzung (Angaben in g für 100 g):

Substanz	Menge
Mometasonfuroat (mikrofein)	0,1
Mittelkettige Triglyceride	1,0
Octenidindihydrochlorid	0,1
Glycerol 85 %	14,9
Gereinigtes Wasser	36,0
Emulgierendes hydrophobes Basisgel DAC	48,9

Kommentar:
Das Octenidindihydrochlorid liegt als Salz in der Wasserphase bzw. in der Phasengrenzfläche der Creme gelöst vor (zur Zusammensetzung der Lipidphase siehe Kap. 10.2.4). Die kombinierte Einarbeitung des suspendiert enthaltenen Kortikosteroids ist möglich.

Eigenschaften und Indikationen:
- antiseptisches Dermatikum mit starkem topischem Kortikoid (Klasse III)
- oberflächliche Pyodermien

Warnhinweise und Inkompatibilitäten:
- nicht am Auge und in dessen unmittelbarer Umgebung anwenden

Anwendungshinweise:
- bei Bedarf auf die betroffenen Hautstellen auftragen
- Aufbrauchfrist (nicht untersucht, vorläufiger plausibler Richtwert): 1 Monat

Kosten (€) mit Verpackung und MwSt. (Stand 1/2017):

m \ Modus	rezeptiert
20 g	23,32
30 g	25,25
50 g	28,97
100 g	38,44
200 g	58,06
500 g	121,98

10.7.18 Hydrophile Clobetasolpropionat-Creme 0,05 % (NRF 11.76.)

Zusammensetzung (Angaben in g für 100 g):

Substanz	Menge
Clobetasolpropionat (mikrofein)	0,05
Citratpuffer pH 4	5,0
Basiscreme DAC	84,95

Kommentar:
Clobetasolpropionat liegt überwiegend suspendiert vor. Da es hydrolysieren kann, wird Citratpuffer zur Stabilisierung zugesetzt. Bei Verwendung vorgefertigt erhältlicher Rezepturkonzentrate ist die Herstellung sicherer, aber bei größeren Mengen deutlich teurer. Basiscreme DAC (siehe Kap. 10.2.5) enthält keine Konservierungsstoffe, ist aber wegen des hohen Anteils an Propylenglycol mikrobiell nicht anfällig.

Indikationen:
Hautkrankheiten, die eine lokale Behandlung mit einem *sehr starken* Kortikosteroid erfordern und bei denen weder eine deutlich fettende noch austrocknende Eigenwirkung der Grundlage erforderlich ist:
- lichenifizierte Ekzeme
- Lichen ruber planus
- diskoider Lupus erythematodes
- Pustulosis palmoplantaris
- Mycosis fungoides (kutanes T-Zell-Lymphom)

Warnhinweise und Inkompatibilitäten:
- besonders bei länger dauernder und großflächiger Anwendung Nebenwirkungen beachten
- nicht als Okklusivverband verwenden
- maximal 50 g pro Woche
- Kontraindikationen: Akne, Rosazea, periorale Dermatitis, Varizellen, lokale Virusinfektionen, Hautmykosen
- keine Anwendung bei Kindern unter 12 Jahren
- Sensibilisierungsgefahr: Clobetasolpropionat, Cetylalkohol, Propylenglycol

Anwendungshinweise:
- 1–2-mal täglich nach ärztlicher Anweisung auf die erkrankten Hautstellen auftragen
- im Wechsel mit wirkstofffreier Basiscreme
- nur für einen kurzen Behandlungszeitraum, möglichst wenige Tage verwenden
- Aufbrauchfrist: 1 Jahr, in Spenderdose 6 Monate

Kosten (€) mit Verpackung und MwSt. (Stand 1/2017):

m \ Modus	rezeptiert
10 g	20,30
20 g	21,03
50 g	23,23
100 g	26,96

10.8 Antipruriginosa

10.8.1 Hydrophile Capsaicinoid-Creme 0,025 % / 0,05 % / 0,1 % (NRF 11.125.)

Zusammensetzung (Angaben in g für 100 g):

Substanz	0,025 - %	0,05 %	0,1 %
Capsaicinoide	0,025	0,05	0,1
Basiscreme DAC	50,0	50,0	50,0
Propylenglycol	21,975	21,95	21,9
Gereinigtes Wasser	28,0	28,0	28,0

Kommentar:
Grundlage ist eine aus Basiscreme DAC verdünnte nichtionische hydrophile Creme, die den Wirkstoff in gelöster Form enthält. Der Umgang mit den Capsaicinoiden („Capsaicin") als Rezeptursubstanz ist sehr unangenehm, da sie bereits durch den Dampfdruck spürbar wird. Das NRF schreibt deshalb die Verwendung einer propylenglycolischen Stammlösung vor. Die Rezeptur enthält keine Konservierungsstoffe, ist aber wegen des hohen Anteils an Propylenglycol mikrobiell nicht anfällig. Das zusätzlich zugefügte Propylenglycol kompensiert unter diesem Aspekt die Verdünnung der Basiscreme DAC (siehe Kap. 10.2.5) mit Wasser.

Indikationen:
- Schmerzbehandlung bei postzosterischen Schmerzen
- Behandlung juckender Dermatosen wie Lichen simplex chronicus und Prurigo simplex subacuta
- aquagener Pruritus

Warnhinweise und Inkompatibilitäten:
- Sensibilisierungsgefahr: Cetylalkohol, Capsaicin, Propylenglycol

Anwendungshinweise:

- nach Möglichkeit alle 4–6 Stunden dünn auf die betroffenen Körperstellen auftragen
- Behandlung mindestens 6 Wochen fortsetzen, da die Wirkung verzögert auftritt
- Aufbrauchfrist: 1 Jahr, in Spenderdose 6 Monate

Kosten (€) mit Verpackung und MwSt. (Stand 1/2017):

m \ c	0,025 %	0,05 %	0,1 %
10 g	22,04	24,11	28,25
20 g	24,52	28,66	36,93
50 g	31,96	42,31	62,99
100 g	44,43	65,11	106,49
200 g	70,04	111,41	194,16
500 g	151,93	255,36	462,23

10.8.2 Hydrophile Polidocanol-Creme 5 % / 10 % (NRF 11.118.)

Zusammensetzung (Angaben in g für 100 g):

Substanz	5 %	10 %
Lauromacrogol 400 (Polidocanol 600)	5,0	10,0
Basiscreme DAC	95,0	90,0

Kommentar:
Lauromacrogol 400 ist ein flüssiger bis halbfester Stoff. Er hat aufgrund seiner Tensidstruktur (Macrogol-10-laurylether) grenzflächenaktive Eigenschaften und verteilt sich gut in hydrophilen Cremes. Bei frei komponierten Individualrezepturen kommen nicht vorhersehbare Konsistenzveränderungen durch Mischmizellbildung vor. Die Rezeptur enthält keine Konservierungsstoffe, ist aber wegen des hohen Anteils der Basiscreme DAC (siehe Kap. 10.2.5) an Propylenglycol mikrobiell nicht anfällig.

Indikationen:

- Lokalanästhesie, Juckreizstillung und gleichzeitige Kühlung
- juckende Dermatitiden
- Analpruritus

Warnhinweise und Inkompatibilitäten:

- Sensibilisierungsgefahr: Lauromacrogol 400, Cetylalkohol, Propylenglycol

Anwendungshinweise:

- nach Bedarf dünn auf die betroffenen Körperstellen auftragen
- Anwendung nach Möglichkeit alle 4–6 Stunden, um einen optimalen Therapieerfolg zu erreichen
- Aufbrauchfrist: 1 Jahr, in Spenderdose 6 Monate

Kosten (€) mit Verpackung und MwSt. (Stand 1/2017):

m \ c	5 %	10 %
50 g	22,03	23,70
100 g	26,31	29,64
200 g	35,55	42,20
500 g	68,31	84,96
1000 g	119,54	152,84

10.8.3 Hydrophiles Polidocanol-Gel 5 % (NRF 11.117.)

Zusammensetzung (Angaben in g für 100 g):

Substanz	Menge
Lauromacrogol 400 (Polidocanol 600)	5,0
Propylenglycol	20,0
Carbomer 50 000	0,5
Trometamol	0,3
Gereinigtes Wasser	74,2

Kommentar:
Lauromacrogol 400 ist ein flüssiger bis halbfester Stoff. Er hat aufgrund seiner Tensidstruktur (Macrogol-10-laurylether) grenzflächenaktive Eigenschaften und ist leicht in Wasser löslich. Die Carbomergel-Rezeptur enthält keine Konservierungsstoffe, ist aber wegen des hohen Anteils an Propylenglycol mikrobiell nicht anfällig.

Indikationen:

- Lokalanästhesie, wenn eine fettende Wirkung der Grundlage nicht erwünscht ist
- Juckreizstillung und gleichzeitige Kühlung
- juckende Dermatitiden
- Analpruritus

Warnhinweise und Inkompatibilitäten:

- Sensibilisierungsgefahr: Polidocanol, Propylenglycol

Anwendungshinweise:
- nach Bedarf dünn auf die betroffenen Körperstellen auftragen
- Anwendung nach Möglichkeit alle 4–6 Stunden, um einen optimalen Therapieerfolg zu erreichen
- Aufbrauchfrist: 1 Jahr, in Spenderdose 6 Monate

Kosten (€) mit Verpackung und MwSt. (Stand 1/2017):

m \ Modus	rezeptiert
50 g	22,48
100 g	25,46
200 g	32,10
500 g	57,08

10.8.4 Lipophile Polidocanol-Creme 5 % / 10 % (NRF 11.119.)

Zusammensetzung (Angaben in g für 100 g):

Substanz	5 %	10 %
Lauromacrogol 400 (Polidocanol 600)	5,0	10,0
Triglyceroldiisostearat	7,5	7,5
Isopropylpalmitat	6,0	6,0
Hydrophobes Basisgel DAC	61,5	61,5
Propylenglycol	10,0	5,0
Magnesiumsulfat-Heptahydrat	0,1	0,1
Gereinigtes Wasser	9,9	9,9

Kommentar:
Lauromacrogol 400 ist ein flüssiger bis halbfester Stoff. Er hat aufgrund seiner Tensidstruktur (Macrogol 10 laurylether) grenzflächenaktive Eigenschaften und destabilisiert als Tensid lipophile Cremes. Deshalb darf der Wasseranteil nicht zu hoch sein. Die Rezeptur enthält keine Konservierungsstoffe, ist aber wegen des hohen Anteils an Propylenglycol mikrobiell nicht anfällig. Die Grundlage entspricht weitgehend der Hydrophoben Basiscreme DAC (siehe Kap. 10.2.4) mit stark reduziertem Wasseranteil.

Indikationen:
- Lokalanästhesie und Juckreizstillung, insbesondere bei trockener Haut
- juckende Dermatitiden
- Analpruritus

Warnhinweise und Inkompatibilitäten:
- Sensibilisierungsgefahr: Polidocanol, Propylenglycol

Anwendungshinweise:
- nach Bedarf dünn auf die betroffenen Körperstellen auftragen
- Anwendung nach Möglichkeit alle 4–6 Stunden, um einen optimalen Therapieerfolg zu erreichen
- Aufbrauchfrist: 1 Jahr, in Spenderdose 6 Monate

Kosten (€) mit Verpackung und MwSt. (Stand 1/2017):

m \ Modus	5 %	10 %
50 g	25,94	27,58
100 g	32,38	35,67
200 g	45,95	52,51
500 g	85,75	102,17

10.8.5 Lipophile Polidocanol-Creme 5 % mit Harnstoff 5 % (NRF 11.120.)

Zusammensetzung (Angaben in g für 100 g):

Substanz	Menge
Lauromacrogol 400 (Polidocanol 600)	5,0
Harnstoff	5,0
Triglyceroldiisostearat	7,5
Isopropylpalmitat	6,0
Hydrophobes Basisgel DAC	61,5
Glycerol 85 %	5,0
Magnesiumsulfat-Heptahydrat	0,1
Gereinigtes Wasser	9,9

Kommentar:
Lauromacrogol 400 ist ein flüssiger bis halbfester Stoff. Er hat aufgrund seiner Tensidstruktur (Macrogol-10-laurylether) grenzflächenaktive Eigenschaften und destabilisiert lipophile Cremes. Deshalb darf der Wasseranteil nicht zu hoch sein. Die Rezeptur enthält keine Konservierungsstoffe, ist aber wegen des hohen Anteils an Propylenglycol mikrobiell nicht anfällig. Polidocanol 600 selbst ist ein Tensid und mit hydrophoben Cremes bei zu hohem Wasseranteil unverträglich. Die Grundlage entspricht der Hydrophoben Basiscreme DAC (siehe Kap. 10.2.4) mit stark reduziertem Wasseranteil. Zusätz-

lich enthält die Creme Harnstoff und Glycerol zur Verbesserung des Wassergehaltes der Haut.

Indikationen:
- Lokalanästhesie und Juckreizstillung bei trockener Haut
- juckende Dermatitiden
- Analpruritus

Warnhinweise und Inkompatibilitäten:
- Sensibilisierungsgefahr: Polidocanol, Propylenglycol

Anwendungshinweise:
- nach Bedarf dünn auf die betroffenen Körperstellen auftragen
- Anwendung nach Möglichkeit alle 4–6 Stunden, um einen optimalen Therapieerfolg zu erreichen
- Aufbrauchfrist: 1 Jahr, in Spenderdose 6 Monate

Kosten (€) mit Verpackung und MwSt. (Stand 1/2017):

m \ Modus	rezeptiert
50 g	25,70
100 g	31,90
200 g	44,99
500 g	84,20

10.8.6 Polidocanol-Zinkoxidschüttelmixtur 3 % / 5 % / 10 % (NRF 11.66.; Thesit in Lotio alba)

Zusammensetzung (Angaben in g für 100 g):

Substanz	3 %	5 %	10 %
Lauromacrogol 400	3,0	5,0	10,0
Zinkoxid	20,0	20,0	20,0
Talkum	20,0	20,0	20,0
Glycerol 85 %	30,0	30,0	30,0
Gereinigtes Wasser	27,0	25,0	20,0

Kommentar:
Lauromacrogol 400 (Polidocanol 600) ist ein flüssiger bis halbfester Stoff und hat aufgrund seiner Tensidstruktur (Macrogol-10-laurylether) grenzflächenaktive Eigenschaften. Die Verbindung liegt in Lotio alba gelöst vor. Die Rezeptur enthält keine Konservierungsstoffe, aber Lauromacrogol 400 und Zinkoxid haben in Verbindung mit der hohen osmotischen Aktivität des Glycerols ausreichend antimikrobielle Eigenschaften. Die Lotio schäumt etwas beim Schütteln. Auf Wunsch kann sie mit Eisenoxid-Pigmenten auf die Hautfarbe des Patienten abgestimmt werden (siehe Kap. 10.4.2).

Indikationen:
- Lokalanästhesie, Juckreizstillung und gleichzeitige Kühlung
- juckende Dermatitiden
- Analpruritus

Warnhinweise und Inkompatibilitäten:
- Sensibilisierungsgefahr: Lauromacrogol 400
- im Bereich stark geschädigter Haut und in den intertriginösen Räumen nur zurückhaltend verwenden, da es zu Verkrustungen kommen kann

Anwendungshinweise:
- kann großflächig angewendet werden
- vor Gebrauch schütteln
- nach Bedarf dünn auf die betroffenen Körperstellen mit Pinsel oder Spatel auftragen
- vor erneuter Anwendung mit einem feuchten Lappen oder Tuch entfernen
- Anwendung nach Möglichkeit alle 4–6 Stunden, um einen optimalen Therapieerfolg zu erreichen
- Aufbrauchfrist: 6 Monate

Kosten (€) mit Verpackung und MwSt. (Stand 1/2017):

m \ c	3 %	5 %	10 %
50 g	20,12	20,81	22,52
100 g	22,46	23,83	27,26
200 g	27,22	29,96	36,82
500 g	48,61	55,47	72,62

10.9 Antipsoriatika

10.9.1 Dithranol-Vaselin 0,05 % / 0,1 % / 0,25 % / 0,5 %/ 1 % / 2 % mit Salicylsäure 2 % (NRF 11.51.)

Zusammensetzung (Angaben in g für 100 g):

Substanz	0,05%	0,1%	0,25%	0,5%	1%	2%
Dithranol	0,05	0,1	0,25	0,5	1,0	2,0
Salicylsäure	2,0	2,0	2,0	2,0	2,0	2,0
Dickflüssiges Paraffin	2,0	2,0	2,0	2,0	2,0	2,0
Weißes Vaselin	93,95	93,9	93,75	93,5	93,0	92,0

Kommentar:
Reine Paraffingrundlage, in der Dithranol und Salicylsäure suspendiert enthalten sind. Salicylsäure wird zur Stabilisierung des Dithranols zugesetzt. Die nichtoxidierte Substanz ist kanariengelb, eine sekundäre Verfärbung nach Orange oder Braun zeigt die oxidative Zersetzung an, jedoch kann auch farblich unauffällige Salbe bereits unzulässig zersetzt sein.

Indikationen:
- Psoriasis vulgaris
- stationäre und ambulante Therapie
- nummuläres Ekzem

Warnhinweise und Inkompatibilitäten:
- pustulöse Formen der Psoriasis
- nicht in intertriginösen Räumen, im Augenbereich und auf Schleimhäuten anwenden
- nicht auf der Brust stillender Mütter oder großflächig in der Schwangerschaft anwenden, Dithranol geht in die Muttermilch über
- Dithranol färbt Haut, helle Haare und Wäsche (kann mit Chlorbleiche aus Wäsche entfernt werden)

Anwendungshinweise:
- stationäre Therapie: in ansteigender Dithranol-Konzentration ein- bis zweimal täglich auf die betroffenen Stellen auftragen
- ambulante Therapie: Konzentrationen bis zu 0,1 % alle 1–2 Tage abends nur auf die betroffenen Stellen auftragen
- Einweghandschuhe benutzen oder Hände nach der Applikation gründlich waschen
- orange bis braun verfärbte Salbe nicht mehr anwenden
- länger als einen Monat nur unter ärztlicher Überwachung anwenden
- Aufbrauchfrist (in Tube): 6 Monate

Kosten (€) mit Verpackung und MwSt. (Stand 1/2017):

m \ c	0,05 %	0,1 %	0,25 %	0,5 %	1 %	2 %
20 g	18,36	18,42	18,60	18,91	19,52	20,73
50 g	19,16	19,32	19,77	20,53	22,06	25,10
100 g	20,57	20,88	21,79	23,31	26,36	32,44
200 g	24,12	24,73	26,56	29,60	35,69	47,86

10.9.2 Dithranol-Macrogolsalbe 0,5 % / 1 % / 2 % / 3 % (NRF 11.53.)

Zusammensetzung (Angaben in g für 100 g):

Substanz	0,5 %	1 %	2 %	3 %
Dithranol	0,5	1,0	2,0	3,0
Salicylsäure	3,0	3,0	3,0	3,0
Macrogolsalbe DAC	96,5	96,0	96,0	94,0

Kommentar:
Fettfreie, sehr gut abwaschbare, wasserlösliche Salbengrundlage, in der Dithranol suspendiert enthalten ist. Salicylsäure wird zur Stabilisierung des Dithranols zugesetzt und liegt in gelöster Form vor. Die nichtoxidierte Substanz ist kanariengelb, eine sekundäre Verfärbung nach Orange oder Braun zeigt die oxidative Zersetzung an, jedoch kann auch farblich unauffällige Salbe bereits unzulässig zersetzt sein.

Indikationen:
- Psoriasis vulgaris
- Kurzzeitbehandlung („Minutentherapie")

Warnhinweise und Inkompatibilitäten:
- pustulöse Formen der Psoriasis
- nicht in intertriginösen Räumen, im Augenbereich und auf Schleimhäuten anwenden
- nicht auf der Brust stillender Mütter oder großflächig in der Schwangerschaft anwenden, Dithranol geht in die Muttermilch über
- Dithranol färbt Haut, helle Haare und Wäsche (kann mit Chlorbleiche aus Wäsche entfernt werden)
- Sensibilisierungsgefahr: Macrogole

Anwendungshinweise:
- 1-mal täglich auf die betroffenen Hautstellen auftragen und nach 5–30 Minuten zunächst mit Lappen abwischen, dann mit lauwarmem Wasser abwaschen bzw. abduschen, um Reizungen der nichtbeteiligten Hautareale zu vermeiden
- Kontakt mit Augen und Schleimhäuten meiden
- Einweghandschuhe benutzen oder Hände nach der Applikation gründlich waschen
- orange bis braun verfärbte Salbe nicht mehr anwenden, stabilisiert mit 3 % Salicylsäure
- länger als einen Monat nur unter ärztlicher Überwachung anwenden
- Aufbrauchfrist (Tube): 4 Wochen

Kosten (€) mit Verpackung und MwSt. (Stand 1/2017):

m \ c	0,5 %	1 %	2 %	3 %
20 g	20,01	20,61	21,82	23,02
50 g	23,29	24,80	27,81	30,82
100 g	28,82	31,84	37,87	43,89
200 g	40,57	46,60	58,65	70,71

10.9.3 Methoxsalen-Badekonzentrat 5 mg/ml (NRF 11.83.)

Zusammensetzung (Angaben in g für 100 g):

Substanz	Menge
Methoxsalen	0,62
Ethanol 96 %	99,38

Kommentar:
Methoxsalen liegt in Lösung in unverdünntem Alkohol vor. Dieses Badekonzentrat dient zur Herstellung einer standardisierten Konzentration von 1 mg Methoxsalen pro Liter Badewasser.

Indikationen:
- Badezusatz zur PUVA-Badechemotherapie bei Psoriasis vulgaris, Mycosis fungoides, Vitiligo und anderen mit PUVA zu behandelnden Erkrankungen

Warnhinweise und Inkompatibilitäten:
- erhöhte UV-Licht-Empfindlichkeit nach Anwendung der Badechemotherapie beachten
- Behandlung, insbesondere Bestrahlung, streng nach ärztlicher Anweisung vornehmen

Anwendungshinweise:
- nur verdünnt anwenden, 10 ml Konzentrat mit der Messkappe auf 50 l Badewasser verdünnen
- Aufbrauchfrist: 6 Monate

Kosten (€) mit Verpackung und MwSt. (Stand 1/2017):

m \ Modus	rezeptiert
100 ml (80,6 g)	30,06
1000 ml (806 g)	147,66

10.9.4 Hydrophile Methoxsalen-Creme 0,0006 % (NRF 11.96.)

Zusammensetzung (Angaben in g für 100 g):

Substanz	Menge
Methoxsalen 0,006 % Cordes RK Konzentrat	10,0
Basiscreme DAC	40,0
Propylenglycol	10,0
Gereinigtes Wasser	40,0

Kommentar:
Die mit Wasser und Propylenglycol verdünnte Basiscreme DAC dient als Grundlage (siehe Kap. 10.2.5). Das sehr lipophile Methoxsalen liegt in der niedrigen Konzentration gelöst vor und muss als eine zehnfach höher konzentrierte Stammzubereitung eingearbeitet werden. Grundlage des Konzentrates ist eine Creme, die qualitativ der Basiscreme DAC entspricht. Hierdurch wird das Rezepturarzneimittel teurer als direkt aus dem Wirkstoff, die Zubereitung wäre aber bei kleineren Ansätzen technisch unmöglich.

Indikationen:
- lokale Anwendung für die PUVA-Therapie, besonders bei Psoriasis vulgaris und Handekzemen

Warnhinweise und Inkompatibilitäten:
- pustulöse Formen der Psoriasis
- nicht in intertriginösen Räumen, im Augenbereich und auf Schleimhäuten anwenden
- Sensibilisierungsgefahr: Cetylalkohol, Propylenglycol

Anwendungshinweise:
- 1 Stunde vor der Bestrahlung dünn auf die erkrankten Hautpartien auftragen, hierbei Fingerling oder Einweghandschuhe tragen oder sofort die Hände waschen, Kontakt mit Schleimhäuten und gesunder Haut vermeiden; behandelte Hautstelle vor und mindestens 12 Stunden nach der Bestrahlung nicht dem Licht aussetzen; Behandlung, insbesondere Bestrahlung, streng nach ärztlicher Anweisung und unter ärztlicher Aufsicht vornehmen
- Aufbrauchfrist: 1 Jahr, in Spenderdose 6 Monate

Kosten (€) mit Verpackung und MwSt. (Stand 1/2017):

m \ Modus	rezeptiert
20 g	23,91
50 g	30,43
100 g	41,36
200	63,90

10.10 Kortisonfreie Antiekzematosa

10.10.1 Ammoniumbituminosulfonat-Zinkoxidschüttelmixtur 2,5 % / 5 % / 10 % (NRF 11.2.)

Zusammensetzung (Angaben in g für 100 g):

Substanz	2,5 %	5 %	10 %
Ammoniumbituminosulfonat	2,5	5,0	10,0
Bentonit	1,0	1,5	2,0
Zinkoxid	20,0	20,0	20,0
Talkum	20,0	20,0	20,0
Glycerol 85 %	30,0	30,0	30,0
Gereinigtes Wasser	26,5	23,5	18,0

Kommentar:
Klassische Lotio alba mit einem Zusatz von Ammoniumbituminosulfonat, ein schwefelhaltiges neutralisiertes sulfoniertes Schieferöl mit charakteristischem Geruch. Ammoniumbituminosulfonat macht die Suspension dünnflüssiger, was konzentrationsabhängig durch Bentonit-Zusatz kompensiert wird. Ammoniumbituminosulfonat und Zinkoxid haben ausreichend starke antimikrobielle Eigenschaften, sodass auf Konservierungsmittel verzichtet werden kann.

Indikationen:
- subakute Dermatitiden
- Ekzeme
- weniger ausgeprägte und chronifizierte Entzündungsreaktionen (im Gegensatz zu Ichthyol)

Warnhinweise und Inkompatibilitäten:
- unerwünschte Wirkungen ähnlich wie bei Ichthyol, nur weniger ausgeprägt: Überempfindlichkeitsreaktionen auf sulfonierte Schieferöle
- Sonnenbestrahlung vermeiden (Phototoxizität)

- nicht geeignet zur Behandlung nässender Hautveränderungen (Intertrigines) oder bei stark geschädigter Haut

Anwendungshinweise:
- 2–3-mal täglich auf die betroffenen Körperstellen mit Pinsel oder Spatel auftragen
- vor Gebrauch schütteln
- Aufbrauchfrist: 6 Monate

Kosten (€) mit Verpackung und MwSt. (Stand 1/2017):

m \ c	2,5 %	5 %	10 %
20 g	20,03	20,15	20,37
50 g	20,75	21,03	21,60
100 g	21,90	22,47	23,61
200 g	24,04	25,18	27,45

10.10.2 Lipophile Ammoniumbituminosulfonat-Creme 5 % / 10 % / 20 % / 50 % (NRF 11.12.)

Zusammensetzung (Angaben in g für 100 g):

Substanz	5 %	10 %	20 %	50 %
Ammoniumbituminosulfonat (Ichthyol, Bitumol, Ichthammol)	5,0	10,0	20,0	50,0
Gereinigtes Wasser	9,5	9,0	8,0	5,0
Wollwachsalkoholsalbe DAB	85,5	81,0	82,0	45,0

Kommentar:
Ammoniumbituminosulfonat ist grenzflächenaktiv und wasserlöslich. In der zur Wollwachsalkoholcreme DAB analogen Grundlage muss deshalb aus Stabilitätsgründen der Wasseranteil stark reduziert werden (siehe Kap. 10.2.3). Der Wirkstoff hat ausreichend starke antimikrobielle Eigenschaften, sodass auf Konservierungsmittel verzichtet werden kann.

Eigenschaften und Indikationen:
- wirkt antiinflammatorisch, antiseptisch und antipruriginös
- chronisch entzündliche Hauterkrankungen
- chronisches Ekzem
- Psoriasis vulgaris
- im Anschluss an kortikosteroidhaltige Lokaltherapien
- 10 %: oberflächliche Hautveränderungen
- 20 %: tiefere Hautveränderungen
- 50 % und mehr: Abszesse („Zugsalbe“)

Warnhinweise und Inkompatibilitäten:
- Sensibilisierungsgefahr: Wollwachsalkohol, selten Cetylstearylalkohol, sulfonierte Schieferöle

Anwendungshinweise:
- als Salbenverband auftragen und Verband täglich oder alle 2 Tage wechseln
- Aufbrauchfrist: 1 Jahr, in Spenderdose 6 Monate

Kosten (€) mit Verpackung und MwSt. (Stand 1/2017) unter Verwendung von Ichthyol:

m \ c	5 %	10 %	20 %	50 %
20 g	20,65	22,28	25,07	31,32
50 g	21,07	23,33	27,17	35,53
100 g	22,33	26,49	33,49	48,15
200 g	24,44	31,75	44,01	69,20

Kosten (€) mit Verpackung und MwSt. (Stand 1/2017) unter Verwendung von Ammoniumbituminosulfonat-Rezeptursubstanz:

m \ c	5 %	10 %	20 %	50 %
20 g	20,43	20,63	21,04	22,25
50 g	21,74	22,24	23,25	26,29
100 g	23,97	24,99	27,01	33,08
200 g	29,13	31,15	35,20	47,34

10.10.3 Lipophile Steinkohlenteer-Salbe 2 % / 5 % / 10 % / 20 % (NRF 11.46.)

Zusammensetzung (Angaben in g für 100 g):

Substanz	2 %	5 %	10 %	20 %
Steinkohlenteer	2,0	5,0	10,0	20,0
Hydriertes Erdnussöl	88,0	85,0	85,0	75,0
Mittelkettige Triglyceride	5,0	5,0	-	-
Polysorbat 60	5,0	5,0	5,0	5,0

Kommentar:
Triglyceridgrundlage, d. h. „Fettsalbe" im Wortsinne. Im Gegensatz zu Paraffingrundlagen lassen sich mit Fetten und fetten Ölen gleichmäßige Zubereitungen aus Steinkohlenteer problemlos herstellen. Polysorbat 60 soll die Wiederabwaschbarkeit von der Haut verbessern.

Indikationen:
- chronische Ekzeme, Psoriasis vulgaris (sorgfältige und strenge Indikationsstellung!)

Warnhinweise und Inkompatibilitäten:
- absolute Kontraindikationen: Schwangerschaft, Stillzeit, Säuglingsalter, Xeroderma pigmentosum, Nävus-Dysplasie-Syndrom, Basalzellnävus-Syndrom
- relative Kontraindikationen: Anwendung an empfindlichen Körperstellen und im Kleinkindesalter
- Sonnenbestrahlung vermeiden (Phototoxizität)
- nicht geeignet zur Behandlung nässender Hautveränderungen (Intertrigines) oder bei stark geschädigter Haut
- in höherer Konzentration nur kleinflächig anwenden, Behandlung nur ausnahmsweise länger als 4 Wochen

Anwendungshinweise:
- 1-mal täglich etwa 0,5 bis 1 mm dick auftragen und mit einem Verband abdecken
- Aufbrauchfrist (Weithalsglas): 6 Monate

Kosten (€) mit Verpackung und MwSt. (Stand 1/2017):

m \ c	2 %	5 %	10 %	20 %
20 g	19,58	19,62	19,70	19,82
50 g	22,22	22,32	22,52	22,83
100 g	26,69	26,88	27,28	27,90
200 g	36,31	36,68	37,49	38,72

10.10.4 Hydrophile LCD-Creme 5 % / 10 % / 20 % (NRF 11.86.)

Zusammensetzung (Angaben in g für 100 g):

Substanz	5 %	10 %	20 %
Steinkohlenteerlösung	5,0	10,0	20,0
Anionische hydrophile Creme DAB	95,0	90,0	80,0

Kommentar:
Vorgefertigt erhältliche Anionische hydrophile Creme DAB ist mit Sorbinsäure vorkonserviert, was wegen der antimikrobiellen Wirkung der Steinkohlenteerlösung nicht erforderlich ist, aber auch nicht stört.

Indikationen:
- chronische Ekzeme, Psoriasis vulgaris
- im Anschluss an topische Kortikosteroidbehandlung
- weniger ausgeprägte und chronifizierte Entzündungsreaktionen (im Gegensatz zu Ichthyol)

Warnhinweise und Inkompatibilitäten:
- absolute Kontraindikationen: Schwangerschaft, Stillzeit, Säuglingsalter, Xeroderma pigmentosum, Nävus-Dysplasie-Syndrom, Basalzellnävus-Syndrom
- relative Kontraindikationen: Anwendung an empfindlichen Körperstellen und im Kleinkindesalter
- Sonnenbestrahlung vermeiden (Phototoxizität)
- nicht geeignet zur Behandlung nässender Hautveränderungen (Intertrigines) oder bei stark geschädigter Haut
- Sensibilisierungsgefahr: Cetylstearylalkohol

Anwendungshinweise:
- bis zu 3-mal täglich auf die betroffenen Stellen auftragen, maximal 4 Wochen anwenden
- Aufbrauchfrist: 1 Jahr, in Spenderdose 6 Monate

Kosten (€) mit Verpackung und MwSt. (Stand 1/2017):

m \ c	5 %	10 %	20 %
20 g	18,60	18,80	19,21
50 g	19,76	20,27	21,28
100 g	21,77	22,78	24,80
200 g	26,47	28,49	32,53

10.10.5 LCD-Vaselin 5 % / 10 % / 20 % (NRF 11.87.)

Zusammensetzung (Angaben in g für 100 g):

Substanz	5 %	10 %	20 %
Steinkohlenteerlösung	5,0	10,0	20,0
Carbomer 50 000	1,0	1,0	1,0
Weißes Vaselin	94,0	89,0	79,0

Kommentar:
Dispersion der hydrophilen Steinkohlenteerlösung in Weißem Vaselin. Die Dispersion wird durch den Quellstoff (Carbomer) physikalisch stabilisiert.

Indikationen:
- chronische Ekzeme, Psoriasis vulgaris
- im Anschluss an topische Kortikosteroidbehandlung
- weniger ausgeprägte und chronifizierte Entzündungsreaktionen (im Gegensatz zu Ichthyol)

Warnhinweise und Inkompatibilitäten:
- absolute Kontraindikationen: Schwangerschaft, Stillzeit, Säuglingsalter, Xeroderma pigmentosum, Nävus-Dysplasie-Syndrom, Basalzellnävus-Syndrom
- relative Kontraindikationen: Anwendung an empfindlichen Körperstellen und im Kleinkindesalter
- Sonnenbestrahlung vermeiden (Phototoxizität)
- nicht geeignet zur Behandlung nässender Hautveränderungen (Intertrigines) oder bei stark geschädigter Haut
- Sensibilisierungsgefahr: Cetylstearylalkohol

Anwendungshinweise:
- bis zu 3-mal täglich auf die betroffenen Stellen auftragen, maximal 4 Wochen anwenden
- Aufbrauchfrist: 1 Jahr, in Spenderdose 6 Monate

Kosten (€) mit Verpackung und MwSt. (Stand 1/2017):

m \ c	5 %	10 %	20 %
20 g	18,54	18,75	19,17
50 g	19,60	20,13	21,19
100 g	21,45	22,51	24,62
200 g	25,83	27,94	32,17

10.10.6 Hydrophile Salicylsäure-Creme 5 % mit Steinkohlenteerspiritus 10 % (NRF 11.107.)

Zusammensetzung (Angaben in g für 100 g):

Substanz	Menge
Salicylsäure	5,0
Steinkohlenteerspiritus	10,0
Nichtionische hydrophile Creme SR DAC (NRF Stammzubereitung S.26.)	85,0

Kommentar:
Salicylsäure liegt in dieser aus den Standardrezepturen der DDR übernommenen Rezeptur überwiegend suspendiert vor. Sie muss entweder mikrofein gepulvert oder als das auf Basis der Grundlage erhältlich Rezepturkonzentrat verarbeitet werden. Ein gelöster Anteil ist jedoch aufgrund des Emulgators, der Lipidkomponente der Creme und vor allem des Steinkohlenteerspiritus enthalten, sodass die Haltbarkeit wegen allmählichen Kristallwachstums auf 6 Monate begrenzt ist (Zusammensetzung der Grundlage: siehe Kap. 10.2.7).

Indikationen:
- chronische Ekzeme, Psoriasis vulgaris
- im Anschluss an topische Kortikosteroidbehandlung
- weniger ausgeprägte und chronifizierte Entzündungsreaktionen (im Gegensatz zu Ichthyol)

Warnhinweise und Inkompatibilitäten:
- absolute Kontraindikationen: Schwangerschaft, Stillzeit, Säuglingsalter, Xeroderma pigmentosum, Nävus-Dysplasie-Syndrom, Basalzellnävus-Syndrom
- relative Kontraindikationen: Anwendung an empfindlichen Körperstellen und im Kleinkindesalter
- Sonnenbestrahlung vermeiden (Phototoxizität)

- nicht geeignet zur Behandlung nässender Hautveränderungen (Intertrigines) oder bei stark geschädigter Haut
- Behandlung nur ausnahmsweise länger als 4 Wochen

Anwendungshinweise:
- 1–2-mal täglich auf die betroffene Hautstelle auftragen
- Aufbrauchfrist: 6 Monate

Kosten (€) mit Verpackung und MwSt. (Stand 1/2017):

m \ Modus	rezeptiert
20 g	19,35
50 g	21,13
100 g	23,37
200 g	29,66

10.11 Desinfizienzien

10.11.1 Chinolinolsulfat-Kaliumsulfat-Lösung 0,14 % (NRF 11.127.)

Zusammensetzung (Angaben in g für 100 g):

Substanz	Menge
Chinolinolsulfat-Kaliumsulfat	0,14
Gereinigtes Wasser	99,86

Kommentar:
Der antiseptisch wirksame Anteil ist 8-Chinolinol, das in Form unterschiedlicher Hydrate, Salze und in Mischung mit Kaliumsulfat angewendet wird. Es ist leicht wasserlöslich.
Indikationen:
- Antiseptikum
- oberflächliche Pyodermien
- Lokalbehandlung der streptogenen oder staphylogenen Impetigo contagiosa
- Impetigo contagiosa mit Übergang zu mikrobiellem Ekzem
- bakteriell infizierte Dermatosen

Warnhinweise und Inkompatibilitäten:
- als Wundantiseptikum obsolet, hemmt möglicherweise die Wundheilung
- nicht in Schwangerschaft und Stillzeit anwenden
- nicht am Auge und in dessen unmittelbarer Umgebung anwenden
- gelborange Verfärbung von Haut, Wäsche und Gegenständen
- nicht allergische Irritationen häufig, Kontaktallergie möglich

Anwendungshinweise:
- 1–3-mal täglich auf die erkrankten Hautstellen auftragen
- nicht in Kontakt mit Augen bringen
- Aufbrauchfrist: 6 Monate

Kosten (€) mit Verpackung und MwSt. (Stand 1/2017):

m \ Modus	rezeptiert
20 g	16,75
50 g	16,89
100 g	17,23

10.11.2 Hydrophile Chlorhexidindigluconat-Creme 0,5 % / 1 % (NRF 11.116.)

Zusammensetzung (Angaben in g für 100 g):

Substanz	0,5 %	1 %
Chlorhexidindigluconat-Lösung 200 g/l	2,66	5,33
Basiscreme DAC	97,34	94,67

Kommentar:
Chlorhexidindigluconat ist als Lösung der Konzentration 200 g/l (5 ml bzw. 5,3 g enthalten 1 g Chlorhexidindigluconat) im Handel und liegt in wasserhaltigen Zubereitungen gelöst vor. Der Vorteil gegenüber vielen anderen Antiseptika ist, dass diese Zubereitung farblos und geruchlos ist. Dies gilt allerdings auch für Polihexanid und Octenidindihydrochlorid. Chlorhexidindigluconat könnte auch eingearbeitet werden in Wollwachsalkoholcreme DAB mit einem reduzierten Wasseranteil (Wollwachsalkoholsalbe DAB und etwa 25–30 % Wasser) und Macrogolsalbe DAC, dagegen nicht in die Anionischen hydrophilen Cremes nach DAB oder DAC und auch nicht in die Nichtionischen hydrophilen Cremes DAB oder DAC mit der üblichen Sorbinsäure-Konservierung. Die kombinierte Einarbeitung von Kortikosteroiden ist möglich.

10

Indikationen:
- oberflächliche Pyodermien
- Lokalbehandlung der streptogenen oder staphylogenen Impetigo contagiosa
- auch antimykotisch wirksam

Warnhinweise und Inkompatibilitäten:
- hemmt die Wundheilung
- nicht am Auge und in dessen unmittelbarer Umgebung anwenden
- nicht wirksam bei säurefesten Bakterien, Bakteriensporen und Viren
- Sensibilisierungsgefahr: Cetylalkohol, Propylenglycol, Chlorhexidindigluconat
- Graufärbung bei Kombination mit Sorbinsäure oder Kaliumsorbat
- Haltbarkeitsbegrenzung bei starker Abweichung vom pH-Bereich 5–6 (Hydrolyse zu 4-Chloranilin)

Anwendungshinweise:
- 1–3-mal täglich auf die erkrankten Hautstellen
- nicht in Kontakt mit Augen bringen
- Aufbrauchfrist: 1 Jahr, in Spenderdose 6 Monate

Kosten (€) mit Verpackung und MwSt. (Stand 1/2017):

m \ c	0,5 %	0,1 %
20 g	19,02	19,19
50 g	20,81	21,24
100 g	23,86	24,73
200 g	30,64	32,38

10.11.3 Ethanolhaltige Chlorhexidindigluconat-Lösung 0,5 % / 1 % (NRF 11.126.)

Zusammensetzung (Angaben in g für 100 g):

Substanz	0,5 %	1 %
Chlorhexidindigluconat-Lösung 200 g/l	2,66	5,33
Ethanol 70 % (V/V)	97,34	94,67

Kommentar:
Chlorhexidindigluconat ist als Lösung der Konzentration 200 g/l im Handel (5 ml bzw. 5,3 g enthalten 1 g Chlorhexidindigluconat) und liegt in der Spiritusgrundlage gelöst vor. Der Vorteil gegenüber vielen anderen Antiseptika ist, dass diese Zubereitung farblos und geruchlos ist. Dies gilt allerdings auch für Polihexanid und Octenidindihydrochlorid. Die kombinierte Einarbeitung von Kortikosteroiden ist möglich.

Indikationen:
- oberflächliche Pyodermien
- Lokalbehandlung der streptogenen oder staphylogenen Impetigo contagiosa
- auch antimykotisch wirksam

Warnhinweise und Inkompatibilitäten:
- hemmt die Wundheilung
- nicht am Auge und in dessen unmittelbarer Umgebung anwenden
- nicht wirksam bei säurefesten Bakterien, Bakteriensporen und Viren
- Sensibilisierungsgefahr: Cetylstearylalkohol, Propylenglycol, Chlorhexidindigluconat
- Haltbarkeitsbegrenzung bei starker Abweichung vom pH-Bereich 5–6 (Hydrolyse zu 4-Chloranilin)

Anwendungshinweise:
- 1–3-mal täglich auf die erkrankten Hautstellen
- nicht in Kontakt mit Augen bringen
- Aufbrauchfrist: 6 Monate

Kosten (€) mit Verpackung und MwSt. (Stand 1/2017):

m \ c	0,5 %	1 %
20 g	16,94	17,14
50 g	17,37	17,86
100 g	18,20	19,18
200 g	19,92	21,87

10.11.4 Ethanolhaltige Eosin-Dinatrium-Lösung 0,5 % / 1 % / 2 % (NRF 11.94.)

Zusammensetzung (Angaben in g für 100 g):

Substanz	0,5 %	1 %	2 %
Eosin-Dinatrium	0,50	1,00	2,00
Ethanol 96 %	20,00	20,00	20,00
Wasserfreie Citronensäure	0,02	0,04	0,08
Gereinigtes Wasser	79,48	78,96	77,92

Kommentar:
Da die Säureform des Eosins praktisch nichtwasserlöslich ist, wird das Dinatriumsalz verwendet. Die ionische Form ist jedoch nicht antimikrobiell wirksam, sodass durch pH-Regulation ein Gleichgewicht zur wirksamen Säure eingestellt wird.

Indikationen:
- Austrocknung der Haut, mildes Antiseptikum

Warnhinweise und Inkompatibilitäten:
- Phototoxizität

Anwendungshinweise:
- bei Bedarf auf die betroffenen Hautstellen auftragen
- Aufbrauchfrist: 6 Monate

Kosten (€) mit Verpackung und MwSt. (Stand 1/2017):

m \ c	0,5 %	1 %	2 %
20 g	17,26	17,82	18,93
50 g	18,18	19,57	22,35
100 g	19,81	22,59	28,15

10.11.5 Wässrige Eosin-Dinatrium-Lösung 0,5 % / 1 % / 2 % (NRF 11.95.)

Zusammensetzung (Angaben in g für 100 g):

Substanz	0,5 %	1 %	2 %
Eosin-Dinatrium	0,50	1,000	2,000
Wasserfreie Citronensäure	0,01	0,0175	0,025
Gereinigtes Wasser	99,49	98,9825	97,925

Kommentar:
Da die Säureform des Eosins praktisch nichtwasserlöslich ist, wird das Dinatriumsalz verwendet. Die ionische Form ist allerdings nicht antimikrobiell wirksam, sodass durch vorsichtige pH-Regulation mit Citronensäure ein Gleichgewicht zur wirksamen Säure eingestellt wird.

Indikationen:
- Austrocknung der Haut, als mildes Antiseptikum

Warnhinweise und Inkompatibilitäten:
- Phototoxizität

Anwendungshinweise:
- bei Bedarf auf die betroffenen Hautstellen auftragen
- Aufbrauchfrist: 1 Woche (2 Wochen im Kühlschrank)

Kosten (€) mit Verpackung und MwSt. (Stand 1/2017):

m \ c	0,5 %	1 %	2 %
20 g	17,25	17,80	18,92
50 g	18,14	19,53	22,31
100 g	19,73	22,51	28,07
200 g	22,99	28,55	39,67

10.11.6 Ethacridinlactat-Monohydrat-Lösung 0,05 % / 0,1 % / 0,5 % / 1 % (NRF 11.61.; Rivanolhaltige Lösung)

Zusammensetzung (Angaben in g für 100 g):

Substanz	0,05 %	0,1 %	0,5 %	1 %
Ethacridinlactat-Monohydrat	0,05	0,1	0,5	1,0
Wasser für Injektionszwecke	99,95	99,9	99,5	99,0

Kommentar:
Ethacridinlactat liegt in gelöster Form vor. Zur Herstellung sterilisiertes Wasser verwenden oder die ganze Zubereitung sterilfiltrieren bzw. autoklavieren. Sterile Lösung in der öffentlichen Apotheke nur mit großem Aufwand herstellbar.

Indikationen:
- *Lösungen von 0,05–0,1 %:* Wundinfektionen für Teilbäder und Umschläge, Antiseptikum für Haut und Schleimhaut
- *Lösungen von 0,5–1 %:* Touchieren nur durch den Arzt oder Anwendung nach Verdünnung

Warnhinweise und Inkompatibilitäten:
- verfärbt Wäsche und Verbände
- durch Verdunsten des Lösungsmittels und Konzentrierung des Ethacridinlactats können lokale Reizungen auftreten
- selten: Sensibilisierung oder Photosensibilisierung
- Unverträglich mit Chlorid-Ionen, Wirkungsbeeinträchtigung bei pH-Erniedrigung
- antimikrobielle Wirkung ist pH-abhängig, insbesondere gegen Staphylokokken, Streptokokken und Kolibakterien, ebenso gegen Pilze und Protozoen wie Amöben, Kokzidien und Trichomonaden
- Ethacridinlactat zersetzt sich unter Lichteinwirkung

Anwendungshinweise:
- 2-mal täglich auf betroffene Haut- oder Schleimhautstellen auftragen
- bei Umschlägen für ständige Durchfeuchtung sorgen
- Verdünnungen nur mit Wasser für Injektionszwecke herstellen (sonst Ausfällungen, insbesondere mit Chlorid-Ionen)
- nicht verbrauchte Restmenge 7 Tage nach Anbruch verwerfen
- Aufbrauchfrist: 1 Woche; Haltbarkeit vor Anbruch jedoch 2 Jahre

Kosten (€) mit Verpackung und MwSt. (Stand 1/2017):

m \ c	0,05 %	0,1 %	0,5 %	1 %
20 g	-	-	21,91	22,23
50 g	22,08	22,16	22,79	23,59
100 g	22,82	22,98	24,25	25,85
200 g	24,23	24,55	27,10	30,29

10.11.7 Ethanolhaltige Ethacridinlactat-Monohydrat-Lösung 0,05 % / 0,1 % (NRF 11.8.; alkoholische Rivanol-Lösung)

Zusammensetzung (Angaben in g für 100 g):

Substanz	0,05 %	0,1 %
Ethacridinlactat-Monohydrat	0,55	0,1
Ethanol 90 % (V/V)	20,0	20,0
Gereinigtes Wasser	79,95	79,9

Kommentar:
Ethacridinlactat liegt in gelöster Form vor.

Indikationen:
- lokal als Antiseptikum

Warnhinweise und Inkompatibilitäten:
- wegen des Alkoholgehaltes nicht für die Wundbehandlung geeignet
- verfärbt Wäsche und Verbände
- durch Verdunsten des Lösungsmittels und Konzentrierung des Ethacridinlactats können lokale Reizungen auftreten
- selten: Sensibilisierung oder Photosensibilisierung

- unverträglich mit Chlorid-Ionen, Wirkungsbeeinträchtigung bei pH-Erniedrigung
- antimikrobielle Wirkung ist pH-abhängig, insbesondere gegen Staphylokokken, Streptokokken und Kolibakterien, ebenso gegen Pilze und Protozoen wie Amöben, Kokzidien, Trichomonaden und Anaplasmen
- Ethacridinlactat zersetzt sich unter Lichteinwirkung

Anwendungshinweise:
- 2-mal täglich auf die betroffenen Hautstellen auftragen
- Aufbrauchfrist: 6 Monate

Kosten (€) mit Verpackung und MwSt. (Stand 1/2017):

m \ c	0,05 %	0,1 %
20 g	16,74	16,77
50 g	16,86	16,94
100 g	17,18	17,34

10.11.8 Kaliumpermanganat-Lösungskonzentrat 1 % (NRF 11.82.)

Zusammensetzung (Angaben in g für 100 g):

Substanz	Menge
Kaliumpermanganat	1,0
Gereinigtes Wasser	99,0

Kommentar:
Das mit 0,05–0,1 mg pro Liter Wasser niedrig konzentriert angewendete Kaliumpermanganat liegt im wässrigen Konzentrat gelöst vor. Hierdurch wird die Dosierung erleichtert und der Hautreizung durch nichtaufgelöste Kaliumpermanganat-Kristalle vorgebeugt.

Indikationen:
- Antiseptikum zur äußerlichen Anwendung

Warnhinweise und Inkompatibilitäten:
- hemmt die Wundheilung

Anwendungshinweise:
- für Bäder und Umschläge: 1:1 000 nach Volumen oder tropfenweise (16 Tropfen = 1 g auf 11 Leitungswasser) verdünnen
- ein- bis dreimal täglich auf die erkrankten Hautstellen auftragen
- Aufbrauchfrist: 6 Monate

Kosten (€) mit Verpackung und MwSt. (Stand 1/2017):

m \ Modus	rezeptiert
20 g	19,76
50 g	19,88
100 g	20,21
200 g	20,93

10.11.9 Methylrosanilinium-chlorid-Lösung 0,1 % / 0,5 % (NRF 11.69.; Gentianaviolett-Lösung)

Zusammensetzung (Angaben in g für 100 g):

Substanz	0,1 %	0,5 %
Methylrosaniliniumchlorid-Stammlösung 0,5 % (wässrig)	20,0	100,0
Gereinigtes Wasser	80,0	-

Kommentar:
Violette Farbstofflösung mit einem vernachlässigbaren Alkoholanteil aus der vorgefertigt erhältlichen 0,1-%igen Stammlösung. Da der pH-Wert im sauren Bereich liegt, kann die Lösung zu Hautreizungen führen.

Indikationen:
- Antiseptikum
- Dermatomykosen
- grampositive bakterielle Infektionen
- kleinflächige Anwendung durch den Arzt auch in der Mundhöhle

Warnhinweise und Inkompatibilitäten:
- Hemmung der Wundheilung
- dauerhafte Verfärbungen bei Auftragen auf Granulationsgewebe
- Lösung bei Anwendung im Mund nicht schlucken, Kleinkinder nur mit nach unten gewandtem Gesicht in der Mundhöhle behandeln
- selten: Sensibilisierung
- keine Anwendung in Schwangerschaft, während der Stillzeit oder ohne ärztliche Anweisung

- unzureichende Wirkung gegen gramnegative und säurefeste Bakterien oder Bakteriensporen
- verfärbt Haut und Gegenstände (Kleidung) bei Kontakt violett

Anwendungshinweise:
- 1–3-mal täglich auf die betroffene Körperstelle auftragen
- Aufbrauchfrist: 6 Monate

Kosten (€) mit Verpackung und MwSt. (Stand 1/2017):

m \ c	0,1 % (rezeptiert)	0,5 % (aus Bulk)
20 g	17,58	5,56
50 g	18,96	12,61
100 g	21,38	24,49
200 g	26,29	48,31

10.11.10 Lipophile Octenidindihydrochlorid-Creme 0,1 % (freie Rezepturformel)

Zusammensetzung (Angaben in g für 100 g):

Substanz	Menge
Octenidindihydrochlorid	0,1
Glycerol 85 %	14,9
Gereinigtes Wasser	35,0
Emulgierendes hydrophobes Basisgel DAC	50,0

Kommentar:
Das Octenidindihydrochlorid liegt als Salz in der Wasserphase bzw. in der Phasengrenzfläche der Creme gelöst vor (zur Zusammensetzung der Lipidphase siehe Kap. 10.2.4). Die kombinierte Einarbeitung von Kortikosteroiden ist möglich.

Eigenschaften und Indikationen:
- antiseptisches Dermatikum
- oberflächliche Pyodermien
- Lokalbehandlung der streptogenen oder staphylogenen Impetigo contagiosa
- keine Beeinträchtigung der Wundheilung

Warnhinweise und Inkompatibilitäten:
- nicht am Auge und in dessen unmittelbarer Umgebung anwenden

Anwendungshinweise:
- bei Bedarf auf die betroffenen Hautstellen auftragen
- nicht in Kontakt mit Augen bringen
- Aufbrauchfrist (nicht untersucht, vorläufiger plausibler Richtwert): 4 Wochen

Kosten (€) mit Verpackung und MwSt. (Stand 1/2017):

m \ Modus	rezeptiert
20 g	21,38
50 g	24,09
100 g	28,69
200 g	38,57
500 g	67,30
1000 g	115,79

10.11.11 Silbernitrat-Lösung 0,5 % / 1 % (NRF 11.98.)

Zusammensetzung (Angaben in g für 100 g):

Substanz	0,5 %	1 %
Silbernitrat	0,5	1,0
Kaliumnitrat	1,3	1,0
Wasser für Injektionszwecke	98,2	98,0

Kommentar:
Silbernitrat gehört zu den ältesten antiseptisch angewandten Substanzen. Es ist leicht wasserlöslich, bildet aber mit Chloridionen Niederschläge; deshalb wird Kaliumnitrat zur Isotonisierung verwendet.

Indikationen:
- Dermatikum, Antiseptikum, Adstringens
- Keimminderung und Touchieren von Wunden sowie Schleimhautläsionen durch den Arzt
- oberflächliche Pyodermien
- Lokalbehandlung der streptogenen oder staphylogenen Impetigo contagiosa
- auch antimykotisch wirksam

Warnhinweise und Inkompatibilitäten:
- hemmt die Wundheilung
- nicht am Auge und in dessen unmittelbarer Umgebung anwenden

Anwendungshinweise:
- bei Bedarf 2-mal täglich mit Wattetupfer auf betroffene Stellen auftragen
- nicht in Kontakt mit Augen bringen
- Aufbrauchfrist: 6 Monate

Kosten (€) mit Verpackung und MwSt. (Stand 1/2017):

m \ c	0,5 %	1 %
20 g	20,65	20,81
50 g	21,22	21,63
100 g	22,28	23,10
200 g	24,48	26,11

10.11.12 Silbernitrat-Lösung 10 % (NRF 11.99.)

Zusammensetzung (Angaben in g für 100 g):

Substanz	Menge
Silbernitrat	10,0
Wasser für Injektionszwecke	90,0

Kommentar:
Hochprozentige, hypertonische Lösung, z. B. zum Touchieren von Rhagaden. Rezeptursubstanz ist um ein Mehrfaches teurer als gemäß Hilfstaxe für Apotheken vereinbart.

Indikationen:
- Dermatikum, Antiseptikum, Adstringens, Ätzmittel
- Keimminderung und Touchieren von Wunden und Schleimhautläsionen durch den Arzt

Warnhinweise und Inkompatibilitäten:
- hemmt die Wundheilung
- nicht am Auge und in dessen unmittelbarer Umgebung anwenden

Anwendungshinweise:
- 1-mal täglich zum Touchieren von Rhagaden verwenden
- nicht in Kontakt mit Augen bringen
- Aufbrauchfrist: 6 Monate

Kosten (€) mit Verpackung und MwSt. (Stand 1/2017):

m \ Modus	rezeptiert
20 g	23,73
50 g	28,91
100 g	37,67
200 g	55,24

10.11.13 Hydrophile Triclosan-Creme 1 % / 2 % (NRF 11.135.)

Zusammensetzung (Angaben in g für 100 g):

Substanz	1 %	2 %
Triclosan	1,0	2,0
2-Ethylhexyllaurat	2,0	4,0
Anionische hydrophile Creme SR DAC	97,0	94,0

Kommentar:
Das im Wasser praktisch unlösliche Triclosan liegt in der Lipidphase der Creme gelöst vor (Zusammensetzung siehe Kap. 10.2.8). In der Praxis werden wegen der hohen kutanen Resorption bei Kindern eher 1-%ige Rezepturen verordnet. Wegen möglicher hormonartiger Wirkungen des Triclosan werden bei Kleinkindern zunehmend Polihexanid und Octenidindihydrochlorid vorgezogen. Die kombinierte Einarbeitung von Kortikosteroiden ist möglich.

Eigenschaften und Indikationen:
- antiseptisches Dermatikum
- oberflächliche Pyodermien
- Lokalbehandlung der streptogenen oder staphylogenen Impetigo contagiosa
- auch antimykotisch wirksam

Warnhinweise und Inkompatibilitäten:
- nicht am Auge und in dessen unmittelbarer Umgebung anwenden
- nicht wirksam bei säurefesten Bakterien, Bakteriensporen und Viren
- Sensibilisierungsgefahr: Triclosan, unter Umständen Sorbinsäure

Anwendungshinweise:
- bei Bedarf auf die betroffenen Hautstellen auftragen
- nicht in Kontakt mit Augen bringen
- Aufbrauchfrist: 1 Jahr, in Spenderdose 6 Monate

Kosten (€) mit Verpackung und MwSt. (Stand 1/2017):

m \ c	1 %	2 %
20 g	18,84	19,33
50 g	20,38	21,59
100 g	23,00	25,42
200 g	28,93	33,77
500 g	51,76	63,86
1000 g	86,45	110,64

10.11.14 Lipophile Triclosan-Creme 1 % / 2 % (NRF 11.122.)

Zusammensetzung (Angaben in g für 100 g):

Substanz	1 %	2 %
Triclosan	1,0	2,0
Hydrophobe Basiscreme DAC	99,0	98,0

Kommentar:
Das im Wasser praktisch unlösliche Triclosan liegt in der Lipidphase der Creme gelöst vor (Zusammensetzung siehe Kap. 10.2.4). In der Praxis werden wegen der hohen kutanen Resorption bei Kindern eher 1-%ige Rezepturen verordnet. Wegen möglicher hormonartiger Wirkungen des Triclosan werden bei Kleinkindern zunehmend Polihexanid und Octenidindihydrochlorid vorgezogen. Die kombinierte Einarbeitung von Kortikosteroiden ist möglich.

Eigenschaften und Indikationen:
- antiseptisches Dermatikum
- oberflächliche Pyodermien
- Lokalbehandlung der streptogenen oder staphylogenen Impetigo contagiosa
- auch antimykotisch wirksam

Warnhinweise und Inkompatibilitäten:
- hemmt die Wundheilung
- nicht am Auge und in dessen unmittelbarer Umgebung anwenden
- nicht wirksam bei säurefesten Bakterien, Bakteriensporen und Viren
- Sensibilisierungsgefahr: Triclosan, unter Umständen Sorbinsäure

Anwendungshinweise:
- bei Bedarf auf die betroffenen Hautstellen auftragen
- nicht in Kontakt mit Augen bringen
- Aufbrauchfrist: 1 Jahr, in Spenderdose 6 Monate

Kosten (€) mit Verpackung und MwSt. (Stand 1/2017):

m \ c	1 %	2 %
20 g	19,56	20,00
50 g	22,17	23,26
100 g	26,59	28,77
200 g	36,11	40,47
500 g	69,72	80,62
1000 g	122,37	144,16

10.12 Antiinfektiosa

10.12.1 Hydrophile Albendazol-Creme 10 % (freie Rezepturformel)

Zusammensetzung (Angaben in g für 100 g):

Substanz	Menge
Albendazol	10,0
Basiscreme DAC	90,0

Kommentar:
Suspension von Albendazol in Basisgel DAC. Nachdem das in analoger Lokalanwendung bewährte Tiabendazol nicht mehr als Rezeptursubstanz zur Verfügung steht, wird Albendazol gemäß Therapieleitlinien verwendet, wobei erst wenige Behandlungen in der Literatur dokumentiert sind. Die Rezepturformel ist plausibel und zur Standardisierung vorgesehen.

Indikationen:
- topische Behandlung der Larva migrans cutanea

Warnhinweise und Inkompatibilitäten:
- mögliche Sensibilisierung auf Cetylalkohol

Anwendungshinweise:
- 2–4-mal täglich einen etwa 5–7 cm langen Cremestrang auftragen
- Aufbrauchfrist: 4 Wochen

Kosten (€) mit Verpackung und MwSt. (Stand 1/2017):

m \ Modus	rezeptiert
10 g	30,14
20 g	42,45
50 g	79,39
100 g	141,02

10.12.2 Hydrophile Ciclopirox-Olamin-Creme 1 % mit Salicylsäure 5 % (freie Rezepturformel)

Zusammensetzung (Angaben in g für 100 g):

Substanz	Menge
Ciclopirox-Olamin	1,0
Salicylsäure (mikrofein)	5,0
Nichtionische hydrophile Creme SR DAC	94,0

Kommentar:
Während der Herstellung neutralisiert die im Überschuss vorliegende Salicylsäure das Aminoethanol, sodass Ciclopirox feindispers ausfällt. Die Zubereitung entspricht der Hydrophilen Salicylsäure-Creme 5 % (NRF 11.106.) unter Zusatz von Ciclopirox-Olamin. Der pH-Wert ist mit etwa pH 4 höher als in der Salicylsäure-Creme. Da aber ein großer Teil der Salicylsäure suspendiert vorliegt, ist mit einer Kombination der keratolytischen und antimykotischen Wirkung zu rechnen.

Indikationen:
- Lokalbehandlung schuppender Hautmykosen

Warnhinweise und Inkompatibilitäten:
- Sensibilisierungsgefahr: Ciclopirox-Olamin, Cetylstearylalkohol

Anwendungshinweise:
- 2-mal täglich auf die erkrankten Hautstellen auftragen
- Aufbrauchfrist (nicht untersucht, vorläufiger plausibler Richtwert): 4 Wochen

Kosten (€) mit Verpackung und MwSt. (Stand 1/2017):

m \ Modus	rezeptiert
20 g	24,70
50 g	35,01
100 g	52,27

10.12.3 Hydrophile Clotrimazol-Lösung 1 % (NRF 11.40.)

Zusammensetzung (Angaben in g für 100 g):

Substanz	Menge
Clotrimazol	1,0
Macrogol 400	99,0

Kommentar:
Fett- und alkoholfreie, dickflüssige Lösung auf Macrogolbasis. Clotrimazol liegt in Lösung vor.

Indikationen:
- Lokalbehandlung von Haut- und Genitalmykosen
- Candidainfektionen
- Trichophytoninfektionen
- als alkoholfreie Lösung auch an geschädigten Hautpartien anwendbar

Warnhinweise und Inkompatibilitäten:
- Sensibilisierungsgefahr: Clotrimazol und Polyethylenglycole (Macrogole)

Anwendungshinweise:
- 2–3-mal täglich dünn auf die erkrankten Hautstellen auftragen
- Aufbrauchfrist: 6 Monate

Kosten (€) mit Verpackung und MwSt. (Stand 1/2017):

m \ Modus	rezeptiert
20 g	19,35
50 g	21,53
100 g	25,28
200 g	32,86

10.12.4 Harnstoff-Paste 40 % mit Clotrimazol 1 % (NRF 11.57.)

Zusammensetzung (Angaben in g für 100 g):

Substanz	Menge
Harnstoff	40,0
Clotrimazol	1,0
Dickflüssiges Paraffin	14,0
Weißes Vaselin	20,0
Gebleichtes Wachs	5,0
Wollwachs	20,0

Kommentar:
Wasserfreie Zubereitung, in der Harnstoff und Clotrimazol in suspendierter Form enthalten sind. Die Herstellung einer völlig gleichmäßigen Paste ist verhältnismäßig aufwendig, da sich Harnstoff schlecht pulverisieren lässt.

Indikationen:
- ambulante Nagelentfernung bei Onychomykosen an Händen und Füßen

Warnhinweise und Inkompatibilitäten:
- Reizungen des Nagelwalles wegen der hohen Harnstoff-Konzentration und ihrer keratolytischen Wirkung
- Sensibilisierungsgefahr: Wollwachs, Clotrimazol

Anwendungshinweise:
- Vorgehen: Therapieeinleitung durch Fachpersonal
- Nagelwall und Umgebung des Nagels mit Zink-Paste abdecken
- täglich oder alle 2 Tage Salbe dick auf erkrankten Nagel auftragen, Okklusivverband anlegen
- Salbenreste abbaden und erweichte Nagelsubstanz abschaben
- Therapiedauer: 4–6 Wochen
- Aufbrauchfrist: 1 Jahr

Kosten (€) mit Verpackung und MwSt. (Stand 1/2017):

m \ Modus	rezeptiert
20 g	18,88
50 g	20,46
100 g	23,17
200 g	29,26

10.12.5 Hydrophile Miconazolnitrat-Creme 2 % (NRF 11.79.)

Zusammensetzung (Angaben in g für 100 g):

Substanz	Menge
Miconazolnitrat	2,0
Mittelkettige Triglyceride	2,0
Basiscreme DAC	96,0

Kommentar:
Miconazolnitrat ist in Wasser und in anderen häufig verwandten Dermatikagrundlagen kaum löslich. In Basiscreme DAC (siehe Kap. 10.2.5) liegt es suspendiert vor. Die Rezeptur enthält keine Konservierungsstoffe, ist aber wegen des hohen Anteils an Propylenglycol mikrobiell nicht anfällig.

Indikationen:
- Tinea pedis
- Tinea corporis
- Candidainfektionen
- Genitalmykosen

Warnhinweise und Inkompatibilitäten:
- Sensibilisierungsgefahr: Cetylalkohol, Propylenglycol, Miconazolnitrat (sehr selten)
- keine vaginale Anwendung im 1.Trimenon der Schwangerschaft
- nicht an der laktierenden Mamma anwenden

Anwendungshinweise:
- 2–3-mal dünn auf die erkrankten Hautstellen auftragen
- Aufbrauchfrist: 1 Jahr, in Spenderdose 6 Monate

Kosten (€) mit Verpackung und MwSt. (Stand 1/2017):

m \ Modus	rezeptiert
20 g	22,95
25 g	24,33
50 g	30,63
100 g	43,50
200 g	69,93

10.12.6 Hydrophiles Metronidazol-Gel 0,75 % (NRF 11.65.)

Zusammensetzung (Angaben in g für 100 g):

Substanz	Menge
Metronidazol	0,75
Propylenglycol	5,0
Natriumedetat (Dinatriumsalz, Dihydrat)	0,1
Trometamol	0,25
Carbomer 50.000	0,5
Kaliumsorbat	0,1
Gereinigtes Wasser	93,3

Kommentar:
Fett- und alkoholfreies Hydrogel, in dem Metronidazol mit einer Konzentration von 0,75 % in gelöster Form vorliegt. Alternativ könnte bei Bedarf mit PHB-Estern (Parabene) anstelle mit Kaliumsorbat konserviert werden, z. B. durch Verwendung von Konserviertem Wasser DAC.

Indikationen:
- Rosazea
- periorale Dermatitis
- seborrhoisches Ekzem
- eosinophile Dermatitis bei HIV-Infektion

Warnhinweise und Inkompatibilitäten:
- Sensibilisierungsgefahr: Propylenglycol, Sorbinsäure

Anwendungshinweise:
- 2–3-mal dünn auf die erkrankten Hautstellen auftragen
- Aufbrauchfrist: 1 Jahr, in Spenderdose 6 Monate

Kosten (€) mit Verpackung und MwSt. (Stand 1/2017):

m \ Modus	rezeptiert
20 g	20,08
50 g	20,85
100 g	21,15
200 g	25,51
500 g	40,61

10.12.7 Hydrophile Metronidazol-Creme 1 % / 2 % (NRF 11.91.)

Zusammensetzung (Angaben in g für 100 g):

Substanz	1 %	2 %
Metronidazol (mikrofein)	1,0	2,0
Nichtionisches wasserhaltiges Liniment DAC (NRF Stammzubereitung S.39.)	99,0	98,0

Kommentar:
Metronidazol liegt in suspendierter Form in dieser mit Sorbinsäure konservierten weichen Creme vor (Zusammensetzung: siehe Kap. 10.2.10). Stabilitätsproblem ist nicht die chemische Zersetzung, sondern das Kristallwachstum aufgrund des hohen gelösten Anteils. Dieser beträgt bei der 1-%igen Creme etwa 80 %, bei der 2-%igen nur etwa 40 % relativ. Insbesondere bei hydrophiler Metronidazol-Creme 1 % müssen deshalb bei Herstellung und Aufbewahrung Übersättigung und rasche Umkristallisation durch Temperaturkontrolle vermieden werden; andernfalls können sehr große, störende Kristalle auftreten.

Indikationen:
- Rosazea
- periorale Dermatitis
- seborrhoisches Ekzem
- eosinophile Dermatitis bei HIV-Infektion

Warnhinweise und Inkompatibilitäten:
- Sensibilisierungsgefahr: Cetylstearylalkohol, Metronidazol, Sorbinsäure

Anwendungshinweise:
- 2–3-mal täglich dünn auf die erkrankten Hautstellen auftragen
- Aufbrauchfrist: 6 Monate

Kosten (€) mit Verpackung und MwSt. (Stand 1/2017):

m \ c	1 %	2 %
20 g	18,66	18,93
50 g	19,91	20,59
100 g	22,06	23,42
200 g	27,04	29,77
500 g	41,66	53,87

10.12.8 Hydrophile Permethrin-Creme 2,5 % / 5 % (freie Rezepturformel)

Zusammensetzung (Angaben in g für 100 g):

Substanz	2,5 %	5 %
Permethrin-Rezepturkonzentrat 25 % (Grundlage: Hydrophile Salbe DAB)	10,0	20,0
Anionische hydrophile Creme DAB, konserviert mit 0,1 % Sorbinsäure	90,0	80,0

Kommentar:
Permethrin liegt in dieser mit Sorbinsäure konservierten anionischen Creme in suspendierter Form vor (Zusammensetzung: siehe Kap. 10.2.9). Die Substanz schmilzt bei leicht erhöhter Temperatur und lässt sich dann als Emulsion fein dispergieren. Von der Darreichungsform her ist die Zubereitung nicht geeignet zur Anwendung bei der Pediculosis.

Indikationen:
- Skabies
- übermäßiges Vorkommen der Haarbalgmilbe Demodex folliculorum bei der Rosazea

Warnhinweise und Inkompatibilitäten:
- Sensibilisierungsgefahr: Permethrin, Cetylstearylalkohol, Sorbinsäure

Anwendungshinweise:
- 3 Tage lang 2-mal täglich dünn auf die erkrankten Hautstellen auftragen, Behandlung nach einer Woche wiederholen
- Aufbrauchfrist: 3 Monate

Kosten (€) mit Verpackung und MwSt. (Stand 1/2017):

m \ c	2,5 %	5 %
20 g	25,57	32,73
50 g	37,18	55,10
100 g	56,61	92,45
200 g	96,13	167,82

10.13 Wundbehandlungsmittel

10.13.1 Hydrophile Dexpanthenol-Creme 5 % (NRF 11.28.)

Zusammensetzung (Angaben in g für 100 g):

Substanz	Menge	aus NRF Stammlösung S.36.
Dexpanthenol	5,0	5,0
Wasserfreie Citronensäure	0,03	0,01
Gereinigtes Wasser	5,0	2,99
Propylenglycol	-	2,0
Basiscreme DAC	89,97	90,0

Kommentar:
Dexpanthenol ist eine zähflüssige Substanz, die leicht in Wasser löslich ist und in hydrophilen Cremes gelöst vorliegt. Die vorliegende Rezeptur enthält keine Konservierungsstoffe, ist aber wegen des hohen Anteils an Propylenglycol mikrobiell nicht anfällig (Zusammensetzung der Basiscreme DAC: siehe Kap. 10.2.5). Unter geringfügiger Verschiebung der Mengenverhältnisse kann die Dexpanthenol-Stammlösung 50 % (NRF-Stammzubereitung S.36.) zur Herstellung verwendet werden.

Indikationen:
- Förderung der Granulation, Epithelialisierung und Infektabwehr der Haut bei oberflächlichen, nässenden Hautdefekten
- Schürf- und Brandwunden
- strahlenbedingte Hautschäden
- Windeldermatitis
- sekundär heilende Wunden

Warnhinweise und Inkompatibilitäten:
- selten: Brennen nach Auftragen auf stark entzündliche Hautpartien
- Sensibilisierungsgefahr: Dexpanthenol, Cetylalkohol, Propylenglycol

Anwendungshinweise:
- 1–3-mal täglich auf die erkrankten Hautstellen auftragen
- Aufbrauchfrist: 1 Jahr, in Spenderdose 6 Monate

Kosten (€) mit Verpackung und MwSt. (Stand 1/2017):

m \ Modus	rezeptiert
20 g	21,00
50 g	23,16
100 g	26,82
200 g	34,83
500 g	63,91
1000 g	109,00

10.13.2 Lipophile Dexpanthenol-Creme 5 % (NRF 11.29.)

Zusammensetzung (Angaben in g für 100 g):

Substanz	Menge	aus NRF Stammlösung S.36.
Dexpanthenol	5,0	5,0
Mittelkettige Triglyceride	7,0	7,0
Gereinigtes Wasser	30,0	27,99
Wasserfreie Citronensäure	0,03	0,01
Propylenglycol	-	2,0
Wollwachsalkoholsalbe DAB	57,97	58,0

Kommentar:
Dexpanthenol ist eine zähflüssige Substanz, die leicht in Wasser löslich ist und in der Creme gelöst vorliegt. Die Mittelkettigen Triglyceride bewirken eine weichere Konsistenz der Grundlage. Enthält keine Konservierungsstoffe. Unter geringfügiger Verschiebung der Mengenverhältnisse kann die Dexpanthenol-Stammlösung 50 % (NRF-Stammzubereitung S.36.) zur Herstellung verwendet werden.

Indikationen:
- Förderung der Granulation, Epithelialisierung und Infektabwehr der Haut bei oberflächlichen, nässenden Hautdefekten
- Schürf- und Brandwunden
- strahlenbedingte Hautschäden
- Windeldermatitis
- Sekundär heilende Wunden

Warnhinweise und Inkompatibilitäten:
- selten: Brennen nach Auftragen auf stark entzündliche Hautpartien
- Sensibilisierungsgefahr: Dexpanthenol, Wollwachsalkohole, selten Cetylstearylalkohol

- Vorsicht bei Ulcus cruris: gehäuft Sensibilisierungen gegen Wollwachsalkohole, vorherige Testung empfohlen

Anwendungshinweise:
- 1–3-mal täglich auf die erkrankten Hautstellen auftragen
- Haltbarkeit der unkonservierten Zubereitung: 4 Wochen nach Herstellung
- Aufbrauchfrist (Richtwert für unkonservierte Rezeptur): 4 Wochen

Kosten (€) mit Verpackung und MwSt. (Stand 1/2017):

m \ Modus	rezeptiert
20 g	20,64
50 g	22,26
100 g	25,02
200 g	31,23
500 g	54,91
1000 g	91,00

10.13.3 Povidon-Iod-Zuckersalbe 2,5 % (NRF 11.42.)

Zusammensetzung (Angaben in g für 100 g):

Substanz	Menge
Povidon-Iod	2,5
Glycerol 85 %	10,0
Macrogol 4 000	4,0
Glucosesirup	83,5

Kommentar:
Durch Glycerin, Macrogol und Glucosesirup stark osmotisch wirksame, bräunlich-rote, zähe Grundlage, die sich auf nässenden Wunden verflüssigt. Povidon ist ein Polymer, das Iod bindet und mikrobiell aktives Iod in geringen Konzentrationen freisetzt. Gemeinsam mit der bräunlich-roten Farbe geht auch die Wirksamkeit verloren. Nicht in Kunststoffgefäßen aufbewahren.

Indikationen:
- Desinfektion und Granulationsförderung bei Ulzera sowie schlecht heilenden Wunden

Warnhinweise und Inkompatibilitäten:
- cave: hyperthyreote Stoffwechsellage, Iodallergie
- Zurückhaltung in der Schwangerschaft
- verfärbt Kleidung und Verbandstoffe
- Iodflecken können durch Behandlung mit 10-%iger Natriumthiosulfat-Lösung und anschließendes Spülen mit Wasser beseitigt werden
- Sensibilisierungsgefahr: Iod, Polyethylenglycol (Macrogole)

Anwendungshinweise:
- Applikationshilfen (Holzspatel) und Verbandmaterial sollten zur Verfügung stehen
- 1–4-mal täglich dick auf die Wunde bzw. das Verbandmaterial auftragen und mit einem Verband abdecken
- Aufbrauchfrist: in Weithalsglas oder Spenderdose 6 Monate

Kosten (€) mit Verpackung und MwSt. (Stand 1/2017):

m \ Modus	rezeptiert
20 g	20,97
50 g	23,08
100 g	26,66
200 g	34,50

10.13.4 Polihexanid-Lösung 0,02 % / 0,04 % (NRF 11.128.)

Zusammensetzung (Angaben in g für 100 g):

Substanz	0,02 %	0,04 %
Polihexanid-Lösung 20 %	0,1	0,2
Natriumchlorid	0,86	0,86
Kaliumchlorid	0,03	0,03
Calciumchlorid-Dihydrat	0,033	0,033
Wasser für Injektionszwecke	98,977	98,877

Kommentar:
Durch Autoklavieren oder chemothermische Behandlung im Endbehältnis sterilisierte Polihexanid-Lösung in Ringer-Lösung. Der kationische Wirkstoff ist mit anionischen Bestandteilen unverträglich. Wenn Sterilität gefordert ist, keine größeren Mehrdosenbehältnisse, sondern Abpackung zu Einzeldosen bzw. Einheiten für den Tagesbedarf, da gegen bestimmte Keime, insbesondere Schimmelpilze, nur geringe Wirksamkeit besteht. Die Menge Sterillösung pro Behältnis soll dann dem Tagesbedarf angemessen sein.

Indikationen:
- desinfizierende Wundbehandlung
- MRSA-Dekontamination

Warnhinweise und Inkompatibilitäten:
- nicht an Knorpelgewebe anwenden
- nicht bei Säuglingen und nur bei strenger Indikation in der Schwangerschaft
- nicht zusammen mit anderen Lokaltherapeutika auf die Wunde aufbringen, da sonst die Wirksamkeit beeinträchtigt werden kann

Anwendungshinweise:
- 2-mal täglich eine mit etwa 5–10 ml getränkte Kompresse auf die Wunde auftragen, bei großen Wunden entsprechend mehr
- Einzeldosisanwendung, nach Anbruch keine Reste aufbewahren
- Aufbrauchfrist: entfällt bei Sterilprodukt in Einzeldosen, 4 Wochen im Mehrdosenbehältnis, wenn keine Sterilität gefordert; Laufzeit: 1 Jahr

Kosten (€) mit Verpackung und MwSt. (Stand 1/2017).
Die Angaben für 1 Behältnis beziehen sich auf Mehrdosenzubereitungen. Die Angaben für 2 Sterilpackungen veranschaulichen den Mehrpreis für eine weitere Einzeldosis. Die Angaben für 30 Packungen beziehen sich auf Einzeldosen oder Tagesabpackungen:

m \ c	0,02 %	0,04 %
20 g	21,69	21,77
2 × 20 g	29,86	30,04
30 × 20 g (600 g)	91,07	93,75
50 g	22,11	22,33
2 × 50 g	24,77	25,21
30 × 50 g (1500 g)	118,14	124,82
100 g	23,12	23,56
2 × 100 g	26,77	27,67
30 × 100 g (3 000 g)	172,06	185,43
200 g	24,83	25,72
500 g	34,55	36,78
1000 g	51,67	56,13

10.13.5 Hydrophiles Polihexanid-Gel 0,04 % / 0,1 % (NRF 11.131.)

Zusammensetzung (Angaben in g für 100 g):

Substanz	0,04 %	0,1 %
Polihexanid Lösung 20 %	0,2	0,5
Hydroxyethylcellulose 10 000	2,0	2,0
Wasser für Injektionszwecke	97,8	97,5

Kommentar:
Die „Gele" sind eigentlich hochviskose Polihexanid-Lösungen und keine halbfesten Zubereitungen, sie lassen sich aber ähnlich wie Gele anwenden. Die Gelierung durch ein Verdickungsmittel vom Celluloseether-Typ soll die Anwendbarkeit in der Wundversorgung verbessern. Auf die Wasserdampfsterilisation im Endbehältnis oder andere geeignete Keimzahl vermindernde Maßnahmen kann bei wässrigem Polihexanid-Gel für die Wundbehandlung nicht verzichtet werden. Wenn Sterilität gefordert ist, keine größeren Mehrdosenbehältnisse, sondern Abpackung zu Einzeldosen bzw. Einheiten für den Tagesbedarf, da gegen bestimmte Keime, insbesondere Schimmelpilze, nur geringe Wirksamkeit besteht. Die Menge pro Behältnis soll dann dem Tagesbedarf angemessen sein.

Ob ein in anderen Vorschriften enthaltener Glycerol-Zusatz zu weniger Verklebung der Wunde mit dem Verband führt und den Verbandswechsel erleichtert, ist unklar. Wegen vieler Unverträglichkeiten mit anionischen Bestandteilen sollen möglichst nur standardisierte Polihexanid-Zubereitungen rezeptiert werden. Gegenüber Hydroxyethylcellulose hätte die sonst häufig als Gelbildner verwendete Hypromellose (Methocel E4M) den Nachteil, dass sie in wässriger Lösung reversible Hitzekoagulation zeigt und beim Autoklavieren verklumpt. Die Wiederauflösung wäre langwierig, sodass die Herstellung zum Gebrauch am selben Tag kaum möglich wäre. Wegen schlechter Wärmeübertragung im Gel sollen unter Standardbedingungen nur kleinvolumige Behältnisse autoklaviert werden.

Indikationen:
- desinfizierende Wundbehandlung
- MRSA-Dekontamination

Warnhinweise und Inkompatibilitäten:
- nicht an Knorpelgewebe anwenden
- nicht bei Säuglingen und nur bei strenger Indikationsstellung in der Schwangerschaft
- nicht zusammen mit anderen Lokaltherapeutika auf die Wunde aufbringen, da sonst die Wirksamkeit beeinträchtigt werden kann

Anwendungshinweise:
- 2-mal täglich eine mit etwa 5–10 ml getränkte Kompresse auf die Wunde auftragen, bei großen Wunden entsprechend mehr
- Einzeldosisanwendung, nach Anbruch keine Reste aufbewahren
- Aufbrauchfrist (Sterilprodukt): entfällt; Laufzeit: 6 Monate

Kosten (€) mit Verpackung und MwSt. (Stand 1/2017). Die Angaben für 1 Behältnis beziehen sich auf Mehrdosenzubereitungen. Die Angaben für 30 Packungen beziehen sich auf Einzeldosen oder Tagesabpackungen:

m \ c	0,04 %	0,1 %
20 g	21,68	21,77
30 × 20 g (600 g)	91,02	93,70
50 g	22,11	22,33
30 × 50 g (1500 g)	118,01	124,70
100 g	23,11	23,55

10.13.6 Polihexanid-Macrogolsalbe 0,04 % / 0,1 % (NRF 11.137.)

Zusammensetzung (Angaben in g für 100 g):

Substanz	0,04 %	0,1 %
Polihexanid-Lösung 20 %	0,2	0,5
Macrogol 400	65,0	65,0
Macrogol 4 000	25,0	25,0
Gereinigtes Wasser	9,8	9,5

Kommentar:
Die Grundlage dieser wasserlöslichen hydrophilen Salbe ist eine Macrogolsalbe mit 10-%igem Wasseranteil. Wie Macrogolsalbe DAC enthält sie ein flüssiges und ein festes Macrogol. Die Zubereitung als Wundsalbe soll möglichst unter aseptischen Bedingungen erfolgen. Macrogolsalben sind jedoch stark osmotisch aktiv und zu einem gewissen Grade selbst antimikrobiell wirksam. Polihexanid-Macrogolsalbe 0,04 % / 0,1 % ist nicht mikrobiell anfällig.

Indikationen:
- desinfizierende Wundbehandlung
- MRSA-Dekontamination

Warnhinweise und Inkompatibilitäten:
- Behandlungsdauer sollte 6 Wochen nur in Ausnahmefällen überschreiten
- nicht bei Säuglingen und nur bei strenger Indikationsstellung in der Schwangerschaft
- nicht zusammen mit anderen Lokaltherapeutika auf die Wunde aufbringen, da sonst die Wirksamkeit beeinträchtigt werden kann

Anwendungshinweise:
- 1- bis mehrmals täglich auftragen
- Sensibilisierungsgefahr durch Macrogole
- Aufbrauchfrist: 1 Jahr, in Spenderdose 6 Monate

Kosten (€) mit Verpackung und MwSt. (Stand 1/2017):

m \ c	0,04 %	0,1 %
20 g	20,90	21,17
50 g	22,90	23,57
100 g	26,31	27,64
200 g	33,79	36,47
500 g	61,32	68,01

10.14 Antihidrotika

10.14.1 Hydrophiles Aluminiumchlorid-Hexahydrat-Gel 15 % / 20 % (NRF 11.24.)

Zusammensetzung (Angaben in g für 100 g):

Substanz	15 %	20 %
Aluminiumchlorid-Hexahydrat	15,0	20,0
Hydroxyethylcellulose 250	5,0	5,0
Gereinigtes Wasser	80,0	75,0

Kommentar:
Diese fett- und alkoholfreien Hydrogele sind eigentlich hochviskose Aluminiumchlorid-Hexahydrat-Lösungen und keine halbfesten Zubereitungen, sie lassen sich aber wie Gele anwenden. Sie reagieren stark sauer mit einem pH-Wert von etwa 2, eine Konservierung ist nicht erforderlich.

Indikationen:
- Hyperhidrosis axillaris sowie pedum et manuum

Warnhinweise und Inkompatibilitäten:
- nicht in Kontakt mit den Augen bringen
- Textilien können geschädigt werden (korrosive Wirkung)

Anwendungshinweise:
- täglich zur Nacht auf die betroffene Körperstelle dünn auftragen, im Bereich der Achselhöhlen nur jeden 2.Tag, später nach Bedarf anwenden
- nicht auf schwitzende Haut auftragen, auch Schwitzen nach der Anwendung beeinträchtigt die Wirksamkeit, daher Anwendung über Nacht
- an Händen und Füßen bessere Wirkung unter Okklusivbedingungen
- Aufbrauchfrist: 1 Jahr in Glasflasche, 6 Monate in Spenderdose

Kosten (€) mit Verpackung und MwSt. (Stand 1/2017):

m \ c	15 %	20 %
20 g	20,54	20,64
50 g	21,69	21,95
100 g	23,31	23,82

10.14.2 2-Propanolhaltige Aluminiumchlorid-Hexahydrat-Lösung 15 % / 20 % (NRF 11.1.)

Zusammensetzung (Angaben in g für 100 g):

Substanz	15 %	20 %
Aluminiumchlorid-Hexahydrat	15,0	20,0
Gereinigtes Wasser	15,0	20,0
2-Propanol	70,0	60,0

Kommentar:
Aluminiumchlorid-Hexahydrat 20 % liegt in dieser Rezeptur in alkoholisch-wässriger Lösung vor.

Indikationen:
- Hyperhidrosis axillaris sowie pedum et manuum

Warnhinweise und Inkompatibilitäten:
- nicht in Kontakt mit den Augen bringen
- Textilien können geschädigt werden (korrosive Wirkung)

Anwendungshinweise:
- täglich zur Nacht auf die betroffene Körperstelle dünn auftragen, im Bereich der Achselhöhlen nur jeden 2.Tag, später nach Bedarf anwenden
- nicht auf schwitzende Haut auftragen, auch Schwitzen nach der Anwendung beeinträchtigt die Wirksamkeit, daher Anwendung über Nacht
- an Händen und Füßen bessere Wirkung unter Okklusivbedingungen
- Aufbrauchfrist: 6 Monate

Kosten (€) mit Verpackung und MwSt. (Stand 1/2017):

m \ c	15 %	20 %
20 g	17,02	17,13
50 g	17,57	17,85
100 g	18,60	19,15

10.14.3 Viskose Aluminiumchlorid-Hexahydrat-Lösung 15 % / 20 % (NRF 11.132.)

Zusammensetzung (Angaben in g für 100 g):

Substanz	15 %	20 %
Aluminiumchlorid-Hexahydrat	15,0	20,0
Hydroxyethylcellulose 250	2,0	2,0
Gereinigtes Wasser	83,0	88,0

Kommentar:
Aluminiumchlorid-Hexahydrat 20 % liegt in dieser Rezeptur in alkoholisch-wässriger Lösung vor.

Indikationen:
- Hyperhidrosis axillaris sowie pedum et manuum

Warnhinweise und Inkompatibilitäten:
- nicht in Kontakt mit den Augen bringen
- Textilien können geschädigt werden (korrosive Wirkung)

Anwendungshinweise:
- täglich zur Nacht auf die betroffene Körperstelle dünn auftragen, im Bereich der Achselhöhlen nur jeden 2.Tag, später nach Bedarf anwenden
- nicht auf schwitzende Haut auftragen, auch Schwitzen nach der Anwendung beeinträchtigt die Wirksamkeit, daher Anwendung über Nacht
- an Händen und Füßen bessere Wirkung unter Okklusivbedingungen
- Aufbrauchfrist: 6 Monate

Kosten (€) mit Verpackung und MwSt. (Stand 1/2017):

m \ c	15 %	20 %
20 g	18,51	18,61
50 g	19,12	19,38
100 g	20,14	20,65

10.15 Akne-Therapeutika

10.15.1 Salicylsäure-Aknespiritus 5 % / 10 % (NRF 11.23.)

Zusammensetzung (Angaben in g für 100 g):

Substanz	5 %	10 %
Salicylsäure	5,0	10,0
Propylenglycol	10,0	10,0
2-Propanol	40,0	40,0
Gereinigtes Wasser	45,0	40,0

Kommentar:
Diese Rezeptur ist vergleichbar dem 2-Propanol-haltigen Salicylsäure-Hautspiritus 1 % / 2 % / 3 % / 5 % / 10 % (NRF 11.55.). Zusätzlich wird hier Propylenglycol hinzugefügt, das auf der Haut verbleibt und nicht verdunstet.

Indikationen:
- Acne papulopustulosa
- akneiforme Dermatitis, Rosazea
- Seborrhö

Warnhinweise und Inkompatibilitäten:
- Vorsicht bei großflächiger Anwendung
- nicht bei Kleinkindern, in der Schwangerschaft sowie bei Patienten mit Niereninsuffizienz oder nach Nierentransplantation anzuwenden

Anwendungshinweise:
- in der Regel auch 3 % sinnvoll
- nach der Wäsche Einzeleffloreszenzen bzw. befallene Areale im Gesicht oder am Oberkörper kurz mit getränktem Wattebausch betupfen, kann bei Patienten mit Sebostase oder atopischer Dermatitis irritativ sein, eventuell dann nur 3 %
- Aufbrauchfrist: 6 Monate

Kosten (€) mit Verpackung und MwSt. (Stand 1/2017):

m \ c	5 %	10 %
50 g	17,93	18,49
100 g	18,87	19,98
200 g	21,26	23,49

10.15.2 Ethanolhaltige Erythromycin-Lösung 0,5 % / 1 % / 2 % / 4 % (NRF 11.78.)

Zusammensetzung (Angaben in g für 100 g):

Substanz	0,5 %	1 %	2 %	4 %
Erythromycin	0,5	1,0	2,0	4,0
Wasserfreie Citronensäure	0,038	0,075	0,15	0,3
Ethanol 96 %	45,0	45,0	45,0	45,0
Gereinigtes Wasser	54,462	53,925	52,85	50,7

Kommentar:
Da Erythromycin in Wasser schwer löslich ist, wird ein Ethanol-Wasser-Gemisch verwendet. Das Stabilitätsoptimum von Erythromycin liegt bei pH 8,5, ethanolhaltige Erythromycin-Lösungen sind deutlich basisch mit einem pH von 9,5–10,5. Die pH-Korrektur erfolgt in der vorliegenden Rezeptur mit Citronensäure. Eine ausreichende Wirkung kann mit einer 2-%igen Lösung erwartet werden. Eine alkoholfreie Creme-Rezeptur ist NRF 11.77.

Indikationen:
- Acne papulopustulosa

Warnhinweise und Inkompatibilitäten:
- aufgrund der alkoholischen Lösung kann es zu Austrocknung, Rötung, Brennen und Juckreiz kommen, Besserung durch gleichzeitige Anwendung einer Pflegecreme
- Überempfindlichkeit auf Erythromycin

Anwendungshinweise:
- 1–2-mal täglich mit einem Wattebausch auf die erkrankten Hautstellen auftragen
- Behandlungsdauer: 4–6 Wochen
- nach 4- bis 6-wöchiger Pause kann ein neuer Behandlungszyklus beginnen
- Aufbrauchfrist: 3 Monate

Kosten (€) mit Verpackung und MwSt. (Stand 1/2017):

m \ c	0,5 %	1 %	2 %	4 %
20 g	16,85	16,97	17,22	17,71
50 g	17,14	17,45	18,06	19,28
100 g	17,74	18,35	19,58	22,02
200 g	19,01	20,23	22,68	27,57

10.15.3 Hydrophile Erythromycin-Creme 1 % / 2 % / 4 % (NRF 11.77.)

Zusammensetzung (Angaben in g für 100 g):

Substanz	1 %	2 %	4 %
Erythromycin	1,0	2,0	4,0
Mittelkettige Triglyceride	1,0	2,0	4,0
Wasserfreie Citronensäure	0,04	0,06	0,07
Propylenglycol	10,0	10,0	10,0
Basiscreme DAC	49,0	48,0	46,0
Gereinigtes Wasser	38,96	37,94	35,93

Kommentar:
Grundlage ist die mit Wasser und Propylenglycol etwa im Verhältnis 1:1 verdünnte Basiscreme DAC. Um das Erythromycin gleichmäßig einzuarbeiten, wird es mit Mittelkettigen Triglyceriden angerieben. Der pH Wert wird auf das Stabilitäts- und Wirkungsoptimum von Erythromycin bei etwa pH 8,5 eingestellt.

Indikationen:
- Acne papulopustulosa

Warnhinweise und Inkompatibilitäten:
- aufgrund der hydrophilen Creme kann es zu Austrocknung kommen
- Sensibilisierungsgefahr: Cetylalkohol, Propylenglycol, Erythromycin

Anwendungshinweise:
- 1–2-mal täglich mit einem Wattebausch auf die erkrankten Hautstellen auftragen
- Behandlungsdauer: 4–6 Wochen
- nach 4- bis 6-wöchiger Pause kann ein neuer Behandlungszyklus beginnen
- Aufbrauchfrist: 2 Monate im Kühlschrank

Kosten (€) mit Verpackung und MwSt. (Stand 1/2017):

m \ c	1 %	2 %	4 %
20 g	20,51	20,76	21,25
50 g	21,93	22,55	23,78
100 g	24,36	25,60	28,07
200 g	29,90	32,38	37,32

10.15.4 Ethanolhaltiges Erythromycin-Gel 0,5 % / 1 % / 2 % / 4 % (NRF 11.84.)

Zusammensetzung (Angaben in g für 100 g):

Substanz	0,5 %	1 %	2 %	4 %
Erythromycin	0,5	1,0	2,0	4,0
Wasserfreie Citronensäure	0,038	0,075	0,15	0,3
Ethanol 96 %	45,0	45,0	45,0	45,0
Glycerol 85 %	2,0	2,0	2,0	2,0
Hypromellose 4 000	3,0	3,0	3,0	3,0
Gereinigtes Wasser	49,462	48,925	47,85	45,7

Kommentar:
Mit einem Verdickungsmittel gelierte alkoholisch-wässrige Erythromycinlösung (siehe Kap. 10.15.2). Der Glycerolzusatz verhindert, dass der Gelbildner auf der Haut zu einem spröden Film austrocknet.

Indikationen:
- Acne papulopustulosa

Warnhinweise und Inkompatibilitäten:
- aufgrund der alkoholischen Lösung kann es zu Austrocknung, Rötung, Brennen und Juckreiz kommen, Besserung durch die gleichzeitige Anwendung einer Pflegecreme
- Sensibilisierungsgefahr: Erythromycin

Anwendungshinweise:
- 1–2-mal täglich mit einem Wattebausch auf die erkrankten Hautstellen auftragen
- Behandlungsdauer: 4–6 Wochen
- Nach 4- bis 6-wöchiger Pause kann ein neuer Behandlungszyklus beginnen
- Aufbrauchfrist: 3 Monate

Kosten (€) mit Verpackung und MwSt. (Stand 1/2017):

m \ c	0,5 %	1 %	2 %	4 %
20 g	20,15	20,27	20,51	21,00
50 g	21,02	21,32	21,94	23,16
100 g	22,54	23,15	24,38	26,82
200 g	26,27	27,49	29,94	34,83

10.15.5 Lipophile Tretinoin-Creme 0,025 % / 0,05 % / 0,1 % (NRF 11.123.)

Zusammensetzung (Angaben in g für 100 g):

Substanz	0,025 %	0,05 %	0,1 %
Tretinoin (mikrofein)	0,025	0,05	0,1
Butylhydroxytoluol	0,04	0,04	0,04
Dickflüssiges Paraffin	1,96	1,96	1,96
Hydrophobe Basiscreme DAC	97,975	97,95	97,9

Kommentar:
Tretinoin ist in Wasser und lipophilen Dermatikabestandteilen schlecht löslich, auch in der als Grundlage verwendeten, wasserreichen Hydrophoben Basiscreme DAC (siehe Kap. 10.2.4) liegt Tretinoin suspendiert vor. Soweit mikrofein gepulverte Grundsubstanz nicht erhältlich ist, stellt der Apotheker die Creme nach Anfertigung einer Tretinoin-Vaselin-Verreibung her. Wegen der Oxidationsanfälligkeit von Tretinoin muss dem Rezepturarzneimittel und ggf. dieser Verreibung Butylhydroxytoluol zugesetzt werden (als 2-%ige paraffinische Stammlösung).

Indikationen:
- Acne papulopustulosa und insbesondere Acne comedonica

Warnhinweise und Inkompatibilitäten:
- Tretinoin (Vitamin-A-Säure) besitzt Schälwirkung, es kann daher zu Rötung und leichten entzündlichen Veränderungen kommen
- Sensibilisierungsgefahr: Sorbinsäure, Tretinoin

Anwendungshinweise:
- 1–2-mal täglich mit einem Wattebausch auf die erkrankten Hautstellen auftragen
- Behandlungsdauer: unbegrenzt
- Aufbrauchfrist (Tube): 1 Jahr im Kühlschrank

Kosten (€) mit Verpackung und MwSt. (Stand 1/2017):

m \ c	0,025 %	0,05 %	0,1 %
20 g	19,53	19,93	20,75
50 g	22,08	23,10	25,14
100 g	26,41	28,45	32,53
200 g	35,74	39,82	47,98

10.15.6 Hydrophile Tretinoin-Creme 0,025 % / 0,05 % / 0,1 % (NRF 11.100.)

Zusammensetzung (Angaben in g für 100 g):

Substanz	0,025 %	0,05 %	0,1 %
Tretinoin (mikrofein)	0,025	0,05	0,1
Butylhydroxytoluol	0,04	0,04	0,04
Dickflüssiges Paraffin	1,96	1,96	1,96
Basiscreme DAC	97,975	97,95	97,9

Kommentar:
Tretinoin ist in Wasser und lipophilen Dermatikabestandteilen schlecht löslich, auch in der als Grundlage verwendeten Basiscreme DAC (siehe Kap. 10.2.5) liegt Tretinoin suspendiert vor. Soweit mikrofein gepulverte Grundsubstanz nicht erhältlich ist, stellt der Apotheker die Creme nach Anfertigung einer Stammverreibung her. Aufgrund der Oxidationsanfälligkeit von Tretinoin muss dem Rezepturarzneimittel und ggf. dieser Verreibung Butylhydroxytoluol zugesetzt werden.

Indikationen:
- Acne papulopustulosa und insbesondere Acne comedonica

Warnhinweise und Inkompatibilitäten:
- Tretinoin (Vitamin-A-Säure) besitzt Schälwirkung, es kann daher zu Rötung und leichten entzündlichen Veränderungen kommen
- Sensibilisierungsgefahr: Cetylalkohol, Propylenglycol, Tretinoin

Anwendungshinweise:
- 1–2-mal täglich mit einem Wattebausch auf die erkrankten Hautstellen auftragen
- Behandlungsdauer: unbegrenzt
- Aufbrauchfrist: 1 Jahr im Kühlschrank

Kosten (€) mit Verpackung und MwSt. (Stand 1/2017):

m \ c	0,025 %	0,05 %	0,1 %
20 g	19,25	19,65	20,47
50 g	21,38	22,40	24,44
100 g	25,01	27,05	31,13
200 g	32,94	37,02	45,17

10.15.7 Hydrophiles Tretinoin-Gel 0,025 % / 0,05 % / 0,1 % (NRF 11.124.)

Zusammensetzung (Angaben in g für 100 g):

Substanz	0,025 %	0,05 %	0,1 %
Tretinoin (mikrofein)	0,025	0,05	0,1
Butylhydroxytoluol	0,01	0,01	0,01
Ethanol 70 % (V/V)	19,99	19,99	19,99
Carbomergel pH 6,5 (NRF-Stammzubereitung S.43.)	79,975	79,95	79,9

Kommentar:
Tretinoin ist in Wasser schlecht löslich. In dem als Grundlage verwendeten alkoholfreien Carbomer-Gel liegt Tretinoin suspendiert vor. Deshalb ist mikrofein gepulverte Grundsubstanz zu verwenden oder eine Stammlösung, aus der das Tretinoin sehr fein wieder ausfällt. Aufgrund der Oxidationsanfälligkeit von Tretinoin muss Butylhydroxytoluol zugesetzt werden. Aus der ethanolischen Lösung fällt es bei Verarbeitung mit der Hydrogelgrundlage teilweise sehr feindispers aus.

Indikationen:
- Acne papulopustulosa und insbesondere Acne comedonica

Warnhinweise und Inkompatibilitäten:
- Tretinoin (Vitamin-A-Säure) besitzt Schälwirkung, es kann daher zu Rötung und leichten entzündlichen Veränderungen kommen
- Sensibilisierungsgefahr: Propylenglycol, Tretinoin

Anwendungshinweise:
- 1–2-mal täglich mit einem Wattebausch auf die erkrankten Hautstellen auftragen
- Behandlungsdauer: unbegrenzt
- Aufbrauchfrist: 3 Monate im Kühlschrank

Kosten (€) mit Verpackung und MwSt. (Stand 1/2017):

m \ c	0,025 %	0,05 %	0,1 %
20 g	21,88	22,29	23,10
50 g	25,35	26,37	28,41
100 g	31,20	33,24	37,32
200 g	43,59	47,67	55,82

10.15.8 Ethanolhaltige Tretinoin-Lösung 0,025 % / 0,05 % / 0,1 % (NRF 11.102.)

Zusammensetzung (Angaben in g für 100 g):

Substanz	0,025 %	0,05 %	0,1 %
Tretinoin	0,025	0,05	0,1
Butylhydroxytoluol	0,055	0,055	0,055
Propylenglycol	50,0	50,0	50,0
Ethanol 96 %	49,92	49,895	49,845

Kommentar:
Zur Herstellung von Tretinoin-Lösungen muss konzentrierter Alkohol verwendet werden. Da Tretinoin-Lösung besonders licht- und zersetzungsempfindlich ist, ist der Zusatz eines Antioxidans unverzichtbar.

Indikationen:
- Acne papulopustulosa und insbesondere Acne comedonica

Warnhinweise und Inkompatibilitäten:
- Tretinoin (Vitamin-A-Säure) besitzt Schälwirkung, es kann daher zu Rötung und leichten entzündlichen Veränderungen kommen
- Sensibilisierungsgefahr: Propylenglycol, Tretinoin

Anwendungshinweise:
- 1–2-mal täglich mit einem Wattebausch auf die erkrankten Hautstellen auftragen
- Behandlungsdauer: unbegrenzt
- Aufbrauchfrist: 6 Monate

Kosten (€) mit Verpackung und MwSt. (Stand 1/2017):

m \ c	0,025 %	0,05 %	0,1 %
20 g	18,63	18,77	19,05
50 g	19,75	20,09	20,78
100 g	21,72	22,41	23,78
200 g	25,73	27,11	29,86

10.16 Warzentherapeutika und Schälmittel (Peeling)

10.16.1 Harnstoff-Paste 40 % (NRF 11.30.)

Zusammensetzung (Angaben in g für 100 g):

Substanz	Menge
Harnstoff	40,0
Weißes Vaselin	40,0
Wollwachs	20,0

Kommentar:
Wasserfreie Salbe, in der Harnstoff in Suspension vorliegt. In dieser Rezeptur ist kein Antimykotikum enthalten. Die Herstellung ist verhältnismäßig aufwendig, weil sich Harnstoff schlecht pulverisieren lässt.

Indikationen:
- ambulante Nagelentfernung bei Onychomykosen und dystrophischen Nägeln anderer Ätiologie an Händen und Füßen

Warnhinweise und Inkompatibilitäten:
- Nagelumgebung vollständig abdecken (z. B. mit Zink-Paste) bzw. mit Schutzverband versehen, da sonst starke Mazeration der umgebenden Haut mit Entzündungsreaktion auftreten kann

Anwendungshinweise:
- Vorgehen: Therapieeinleitung durch Fachpersonal
- Nagelwall und Umgebung des Nagels mit Zink-Paste abdecken
- täglich oder alle 2 Tage Salbe dick auf den erkrankten Nagel auftragen, Okklusivverband anlegen
- Salbenreste abbaden und erweichte Nagelsubstanz abschaben
- Therapiedauer: 4–6 Wochen
- Aufbrauchfrist: 1 Jahr

Kosten (€) mit Verpackung und MwSt. (Stand 1/2017):

m \ Modus	rezeptiert
20 g	18,46
50 g	19,42
100 g	21,08
200 g	23,59

10.16.2 Warzensalbe (NRF 11.31.)

Zusammensetzung (Angaben in g für 100 g):

Substanz	Menge
Dithranol	1,0
Salicylsäure-Verreibung 50 % mit Weißem Vaselin	50,0
Dickflüssiges Paraffin	5,0
Weißes Vaselin	44,0

Kommentar:
Reine Paraffingrundlage, in der Dithranol und Salicylsäure suspendiert vorliegen.

Indikationen:
- Behandlung von Verrucae vulgares in Kombination mit konzentrierten Salicylsäure-Zubereitungen (Salicyl-Pflaster)

Warnhinweise und Inkompatibilitäten:
- außer Reichweite von Kindern lagern
- nicht in Kontakt mit Haut oder Schleimhaut bringen
- Haut und Schleimhaut reizend
- führt zu Verfärbung von Haut und Wäschestücken

Anwendungshinweise:
- Warze 2–4 Tage mit konzentriertem Salicyl-Pflaster vorbehandeln und die erweichte Hornschicht mechanisch entfernen
- einmal täglich Warzenumgebung mit Pasta zinci schützen, Warzensalbe auftragen und mit elastischem Heftpflaster abdecken
- Aufbrauchfrist (Tube): 1 Jahr

Kosten (€) mit Verpackung und MwSt. (Stand 1/2017):

m \ Modus	rezeptiert
20 g	19,84
50 g	22,87
100 g	27,99

10.16.3 Milchsäurehaltiges Salicylsäure-Collodium 10 % (NRF 11.18.)

Zusammensetzung (Angaben in g für 100 g):

Substanz	Menge
Salicylsäure	10,0
Milchsäure	11,1
Raffiniertes Rizinusöl	2,4
Collodium DAC	76,5

Kommentar:
Visköse Lösung, die bei Verdunsten der Alkohol- und Etherbestandteile eine Art Lack auf der Haut hinterlässt. Vergleichbare Fertigpräparate sind im Handel.

Indikationen:
- Schälmittel bei Hyperkeratosen
- Hühneraugen
- Warzen

Warnhinweise und Inkompatibilitäten:
- außer Reichweite von Kindern lagern
- nicht im Gesicht oder Genitalbereich anwenden

Anwendungshinweise:
- 2-mal täglich 12 Tropfen auf die verhornten Stellen auftragen, nach einigen Tagen gelockerte Haut vorsichtig abtragen
- Aufbrauchfrist: 6 Monate

Kosten (€) mit Verpackung und MwSt. (Stand 1/2017):

m \ Modus	rezeptiert
20 g	19,09
50 g	25,35
100 g	35,90

10.16.4 Trichloressigsäure-Lösung 10 % / 20 % / 35 % / 50 % / 65 % (NRF 11.133.)

Zusammensetzung (Angaben in g für 100 g):

Substanz	10 %	20 %	35 %	50 %	65 %
Trichloressigsäure	10,0	20,0	35,0	50,0	65,0
Gereinigtes Wasser	90,0	80,0	65,0	50,0	35,0

Kommentar:
Neben noch höheren Konzentrationen bei wässriger Trichloressigsäure können auch ethanolische Lösungen hergestellt werden, z. B. auf der Grundlage von Ethanol 90 % (V/V). Ggf. kommt Ethanol 96 % als Träger infrage, das Trichloressigsäure zu etwa 76,7 % löst (entsprechend etwa 1014 mg/ml).

Indikationen:
- Trichloressigsäure-Lösung 10 % für ein oberflächliches Peeling
- 65-%ige Lösungen typisch für das mitteltiefe Peeling bei Aktinischen Keratosen
- etwa 50-%ige Lösungen zur Behandlung bei Verrucae vulgaris
- höhere Konzentrationen um 65 % zur Behandlung externer Genitalwarzen, Vaginalwarzen und Analwarzen (Condylomata acuminata)
- hoch konzentrierte Trichloressigsäure-Lösung um 1000 mg/ml nur sehr kleinflächig als Kaustikum (chemokaustische Matrixektomie)

Warnhinweise und Inkompatibilitäten:
- Cave unsichere Prozentangaben: Wegen der hohen Dichte unterscheiden sich Konzentrationsangaben in „g/100 ml" und „g/100 g" gefährlich stark.
- für Trichloressigsäure-Lösung 50 % bereits erhöhtes Risikos der Narbenbildung beim Peeling
- Anwendung nur durch den Arzt

Anwendungshinweise:
- nicht zu behandelnde umgebende Haut mit Zinkpaste oder Vaselin schützen
- aufgestreutes Natriumhydrogencarbonat-Pulver oder eine konzentrierte Natriumhydrogencarbonat-Lösung können die keratolytische Wirkung schlagartig stoppen, falls beim Chemopeeling oder der Feigwarzenbehandlung Schmerzen auftreten
- Aufbrauchfrist: 6 Monate

Kosten (€) mit Verpackung und MwSt. (Stand 1/2017):

m \ c	10 %	20 %	35 %	50 %	65 %
20 g	18,62	20,56	23,45	26,35	29,25
50 g	21,58	26,41	33,65	40,89	48,14
100 g	26,61	36,27	50,76	65,25	79,73

10.17 Proktologika

10.17.1 Hydrophile Diltiazemhydrochlorid-Rektalcreme 2 % (NRF 5.7.)

Zusammensetzung (Angaben in g für 100 g):

Substanz	Menge
Diltiazemhydrochlorid	2,0
Basiscreme DAC	98,0

Kommentar:
Der wasserlösliche Wirkstoff ist in Basiscreme DAC gelöst enthalten. Diltiazemhydrochlorid wirkt erschlaffend auf die glatte Muskulatur der Gefäße und Sphinkteren. Normalisierung des Sphinktertonus und bessere lokale Durchblutung dürften Ursachen schnellerer Abheilung von Analfissuren sein. In ähnlicher Weise werden auch organische Nitrate und Nifedipin lokal angewendet.

Indikationen:
- versuchsweise zur rektalen Lokalbehandlung bei chronischen und akuten Analfissuren

Warnhinweise und Inkompatibilitäten:
- Sensibilisierungsgefahr: Cetylalkohol, Propylenglycol

Anwendungshinweise:
- 1–3-mal täglich dünn auftragen
- Aufbrauchfrist: 3 Monate

Kosten (€) mit Verpackung und MwSt. (Stand 1/2017):

m \ Modus	rezeptiert
20 g	21,79
50 g	27,74
100 g	37,73

10.17.2 Hydrophiles Diltiazemhydrochlorid-Rektalgel 2 % (NRF 5.6.)

Zusammensetzung (Angaben in g für 100 g):

Substanz	Menge
Diltiazemhydrochlorid	2,0
Hydroxyethylcellulosegel DAB, konserviert mit Sorbinsäure/Kaliumsorbat	98,0

Kommentar:
Der wasserlösliche Wirkstoff ist in dem offizinellen hydrophilen Hydroxyethylcellulosegel DAB gelöst enthalten. Diltiazemhydrochlorid wirkt erschlaffend auf die glatte Muskulatur der Gefäße und Sphinkteren. Normalisierung des Sphinktertonus und bessere lokale Durchblutung dürften Ursachen schnellerer Abheilung von Analfissuren sein. In ähnlicher Weise werden auch organische Nitrate und Nifedipin lokal angewendet.

Indikationen:
- versuchsweise zur rektalen Lokalbehandlung bei chronischen und akuten Analfissuren
- in der Perianalregion sollten andere Grundlagen gewählt werden, die einem Feuchtigkeitsstau vorbeugen; bessere Alternativen: Pasten, Cremes

Warnhinweise und Inkompatibilitäten:
- Sensibilisierungsgefahr: Sorbinsäure

Anwendungshinweise:
- 1–3-mal täglich dünn auftragen
- Aufbrauchfrist: 6 Monate im Kühlschrank

Kosten (€) mit Verpackung und MwSt. (Stand 1/2017):

m \ Modus	rezeptiert
20 g	21,88
50 g	27,97
100 g	38,19

10.17.3 Hydrophile Glyceroltrinitrat-Rektalcreme 0,2 % (NRF 5.10.)

Zusammensetzung (Angaben in g für 100 g):

Substanz	Menge
Ölige Glyceroltrinitrat-Lösung 5 %	4,0
Basiscreme DAC	96,0

Kommentar:
Das wasserlösliche Diltiazemhydrochlorid ist in dem offizinellen hydrophilen Hydroxyethylcellulose-Gel DAB gelöst enthalten. Der Wirkstoff wirkt erschlaffend auf die glatte Muskulatur der Gefäße und Sphinkteren. Normalisierung des Sphinktertonus und bessere lokale Durchblutung dürften Ursachen schnellerer Abheilung von Analfissuren sein. In ähnlicher Weise werden auch organische Nitrate und Nifedipin lokal angewendet.

Indikationen:
- versuchsweise zur rektalen Lokalbehandlung bei chronischen und akuten Analfissuren
- in der Perianalregion sollten andere Grundlagen gewählt werden, die einem Feuchtigkeitsstau vorbeugen; bessere Alternativen: Pasten, Cremes

Warnhinweise und Inkompatibilitäten:
- Sensibilisierungsgefahr: Cetylalkohol, Propylenglycol

Anwendungshinweise:
- 1–3-mal täglich dünn auftragen
- Aufbrauchfrist: 3 Monate

Kosten (€) mit Verpackung und MwSt. (Stand 1/2017):

m \ Modus	rezeptiert
20 g	20,06
50 g	23,41
100 g	29,06

10.17.4 Phenol-Erdnussöl-Injektionslösung 5 % (NRF 5.3.)

Standardabgabemenge: 10 ml
Zusammensetzung (Angaben in g für 100 g):

Substanz	Menge
Phenol	5,0
Raffiniertes Erdnussöl	95,0

Kommentar:
Sterile, wasserfreie, ölige Phenol-Lösung in 10-ml-Vorratsspritze mit Konnektor zur Entnahme in 1-ml-Einmalspritzen. Rezepturmäßig sehr aufwendige Zubereitung für die öffentliche Apotheke. Die Rezeptur wurde wegen der grundsätzlichen Negativbewertung des Phenols durch das BfArM (bedenklich auf Haut und Schleimhaut; siehe Kap. 9) sowie therapeutischer Alternativen vorübergehend aus dem NRF gestrichen. In dieser speziellen Anwendung gilt die Phenol-Lösung jedoch ausnahmsweise als vertretbar. Immer gegen die Sklerotherapie nach Blond unter Verwendung eines Lauromacrogol-haltigen Fertigarzneimittels abwägen.

Indikationen:
- Sklerotherapie nach Blanchard bei Hämorrhoidalleiden

Warnhinweise und Inkompatibilitäten:
- relativ hohes toxisches Potenzial (lokal sowie bei Resorption: Leber- und Nierenschäden)
- Sensibilisierungsgefahr: Phenol
- Injektion oberhalb der Hämorrhoiden, nicht direkt in die Hämorrhoidalkissen
- siehe Negativ-Monographie der Aufbereitungskommission B7 beim BGA/BfArM

Anwendungshinweise:
- zu Händen des Arztes
- Aufbrauchfrist: 3 Tage, vor Anbruch 4 Wochen

Kosten (€) mit Verpackung und MwSt. (Stand 1/2017):

m \ Modus	rezeptiert
1 × 10 g	23,20
6 × 10 g	41,90

10.17.5 Ethanolhaltige Zinkchlorid-Sklerosierungslösung (NRF 5.5.)

Standardabgabemenge: 10 ml
Zusammensetzung (Angaben in g für 100 g):

Substanz	Menge
Calciumchlorid (Dihydrat)	13,3
Zinkchlorid (kristallwasserfrei)	0,7
Wasserfreies Glycerol	10,0
Ethanol 96 %	50,0
Wasser für Injektionszwecke	25,0

Kommentar:
Rezeptur, die ursprünglich als Alternative zu den früheren, stark allergen wirkenden Chinin-Lösungen angewendet wurde, wegen gelegentlich schmerzhafter Injektion 3 % Mepivacainhydrochlorid enthielt und sich durch jahrzehntelange Erfahrung in der Praxis bewährt hat. Eine Zuordnung der Wirkung zu den einzelnen Bestandteilen ist schwierig, jedoch ist anzunehmen, dass Mepivacain nicht zum Sklerosierungseffekt beigetragen hat. Da die Substanz für Apotheken nicht mehr zu beziehen ist, kann die Lösung nur ohne Mepivacainhydrochlorid hergestellt werden. Als Sterilprodukt sehr aufwendige Zubereitung für die öffentliche Apotheke. Immer gegen die Verwendung eines Lauromacrogol-haltigen Fertigarzneimittels abwägen.

Indikationen:
- Sklerotherapie nach Blond bei Hämorrhoidalleiden
- Alternative zu Lauromacrogol-Lösungen, wie Ethanolhaltige Polidocanol-Sklerosierungslösung 100 mg/ml nach Vorschrift NRF 5.8.

Warnhinweise und Inkompatibilitäten:
- Sensibilisierungsgefahr: Mepivacain
- Notfallbereitschaft muss gegeben sein
- submuköse Injektion in die Hämorrhoidalpolster, keinesfalls intraarteriell

Anwendungshinweise:
- zu Händen des Arztes
- Aufbrauchfrist: 3 Tage, vor Anbruch 1 Jahr

Kosten (€) mit Verpackung und MwSt. (Stand 1/2017):

m \ Modus	rezeptiert
1 × 10 g	23,07
6 × 10 g	41,16

10.18 Stomatologika

10.18.1 Viskose Benzydaminhydrochlorid 1,5 mg/ml mit Lidocainhydrochlorid und Dexpanthenol (NRF 7.15.)

Zusammensetzung (Angaben in g für 100 g):

Substanz	Menge
Benzydaminhydrochlorid	0,15
Lidocainhydrochlorid (Monohydrat)	0,02
Dexpanthenol	0,2
Natriumcyclamat	0,2
Hydroxyethylcellulose 250	2,0
Orangenflüssigaroma	0,1
Methyl-4-hydroxybenzoat	0,15
Propylenglycol	0,91
Gereinigtes Wasser	96,27

Kommentar:
Viskose anwendungsfertige Benzydaminhydrochlorid-Mundspüllösung mit Lidocainhydrochlorid als weiteres Lokalanästhetikum und Dexpanthenol zur Heilungsförderung.

Indikationen:
- Prävention und Therapie der chemo- oder radiotherapieinduzierten Mukositis
- symptomatischen Behandlung von Schmerzen und Reizungen im Mund-Rachenraum

Warnhinweise und Inkompatibilitäten:
- keine Spülung bei Kindern, wenn sie die Anwendung nicht verstehen und die Mundspülung verschlucken könnten
- Benzydaminhydrochlorid kann zu Taubheitsgefühl und Brennen Mundschleimhaut führen
- Änderung oder Verlust des Geschmacksempfindens

Anwendungshinweise:
- die Mundhöhle 3–5-mal täglich, in schweren Fällen bis zu 8-mal täglich mit 15 ml unverdünnter Lösung etwa 30 Sekunden spülen, die Lösung danach ausspucken
- nach Applikation möglichst 1 Stunde lang nichts essen oder trinken
- Kinder von 3–6 Jahren mit bis zu 10 ml Lösung 2-mal täglich den Mund- und Rachenraum etwa 30 Sekunden spülen und die Lösung wieder ausspucken
- bei Kindern unter 3 Jahren Applikation mit einem Wattestäbchen
- Aufbrauchfrist: 6 Monate

Kosten (€) mit Verpackung und MwSt. (Stand 1/2017):

m \ Modus	rezeptiert
100 g	18,42
200 g	20,36
500 g	27,67
1000 g	39,70

10.18.2 Chlorhexidindigluconat-Mundspüllösung 0,1 % / 0,2 % (NRF 7.2.)

Zusammensetzung (Angaben in g für 100 g):

Substanz	0,1 %	0,2 %
Chlorhexidindigluconat-Lösung (200 g/l)	0,532	1,064
Sorbitol-Lösung 70 %	36,0	36,0
Patentblau V	0,0005	0,0005
Propylenglycol	0,01	0,01
Macrogol-40-glycerolhydroxystearat	0,06	0,06
Pfefferminzöl	0,01	0,01
Gereinigtes Wasser	63,3875	62,8555

Kommentar:
Anwendungsfertige Lösung, kein Konzentrat wie bei bestimmten Handelspräparaten. Chlorhexidin ist ein synthetisches kationisches Antiseptikum, das bakteriostatisch gegenüber grampositiven sowie gramnegativen Bakterien wirkt und auch Wirksamkeit gegen Candida albicans zeigt. Da Chlorhexidin sehr bitter ist, werden zur Geschmacks- und Geruchskorrektur Süßstoff und

Pfefferminzöl zugesetzt, außerdem ist ein blauer Farbstoff enthalten (Patentblau V).

Indikationen:
- Entzündungen im Mund- und Rachenraum
- vor und nach operativen Eingriffen im Mund- und Rachenraum
- zur Mundhygiene bei Patienten, bei denen keine übliche Mundpflege möglich ist

Warnhinweise und Inkompatibilitäten:
- bräunliche Verfärbung von Zähnen und Kunststofffüllungen bei längerer Anwendung, die durch professionelle Zahnreinigung entfernbar ist
- Verfärbung feiner Hornfortsätze auf der Zungenoberfläche, sodass die Zunge behaart erscheint („Haarzunge"); kann durch Reinigen der Zungenoberfläche mit einer Zahnbürste entfernt werden
- Geschmacksstörungen

Anwendungshinweise:
- 1–2-mal täglich nach dem Essen mit 15 ml unverdünnter Zubereitung im Mund spülen oder im Rachen gurgeln
- Verschlucken der Lösung und Nachspülen mit Wasser vermeiden
- Aufbrauchfrist: 6 Monate

Kosten (€) mit Verpackung und MwSt. (Stand 1/2017):

m \ c	0,1 %	0,2 %
50 g	17,44	17,54
100 g	18,33	18,53
200 g	20,19	20,59
500 g	27,25	28,24

10.18.3 Citronensäure-Glycerol 0,5 % / 1 % / 2 % (NRF 7.4.)

Zusammensetzung (Angaben in g für 100 g):

Substanz	0,5 %	1 %	2 %
Wasserfreie Citronensäure	0,50	1,0	2,0
Glycerol 85 %	84,0	84,0	84,0
Orangenflüssigaroma	0,01	0,01	0,01
Gereinigtes Wasser	15,49	14,99	13,99

Kommentar:
Glycerin-haltige wässrige Lösung, in der sich 0,5–2 % Citronensäure befinden. Citronensäure gilt als potenter Stimulator der Salviation, vorausgesetzt die Patienten sind ausreichend hydratisiert. Citronensäure-Glycerol macht die Schleimhaut geschmeidig, hat aber selbst keine reinigenden Eigenschaften.

Indikationen:
- Mundpflege, besonders bei bewusstlosen Patienten

Warnhinweise und Inkompatibilitäten:
- Citronensäure erniedrigt den pH des normalerweise leicht alkalischen Speichels, was auf vorgeschädigter Schleimhaut Schmerzen verursachen kann
- Glycerol hat langfristig eher austrocknende Eigenschaften

Anwendungshinweise:
- Aufbrauchfrist: 6 Monate

Kosten (€) mit Verpackung und MwSt. (Stand 1/2017)

m \ c	0,5 %	1 %	2 %
50 g	17,14	17,15	17,18
100 g	17,73	17,76	17,81
200 g	18,98	19,04	19,15

10.18.4 Dexpanthenol-Lösung 5 % (NRF 7.3.)

Zusammensetzung (Angaben in g für 100 g):

Substanz	Menge
Dexpanthenol	5,0
Natriumbenzoat	0,15
Wasserfreie Citronensäure	0,10
Gereinigtes Wasser	94,75

Kommentar:
Wässrige Dexpanthenol-Lösung, die durch Benzoesäure konserviert wird. Die pH-Einstellung im schwach sauren Bereich ohne Pufferung stellt einen Kompromiss dar zwischen physiologischem pH-neutralem Milieu und ausreichender Azidität. Nur im Sauren liegt die Benzoesäure als Wirkform des Konservierungsmittels vor.

Indikationen:
- Heilungsförderung bei Haut- und Schleimhautdefekten
- Mundpflege

Warnhinweise und Inkompatibilitäten:
- Sensibilisierungsgefahr: Dexpanthenol, Benzoesäure; bei langer Applikationsdauer häufig

Anwendungshinweise:
- 1–3-mal täglich auf die erkrankte Körperstelle auftragen
- Mundspülungen und feuchte Verbände: Lösung vor Gebrauch zu gleichen Teilen mit frisch abgekochtem und wieder erkaltetem Wasser mischen
- Mundspülungen: 3- bis 4-mal täglich etwa 5–10 ml dieser Mischung 3 Minuten im Mund belassen
- Aufbrauchfrist: 6 Monate

Kosten (€) mit Verpackung und MwSt. (Stand 1/2017):

m \ Modus	rezeptiert
50 g	18,02
100 g	19,49
200 g	22,51

10.18.5 Hydrocortisonacetat-Suspension 0,5 % mit Lidocainhydrochlorid und Dexpanthenol (NRF 7.14.)

Zusammensetzung (Angaben in g für 100 g):

Substanz	Menge
Hydrocortisonacetat	0,5
Lidocainhydrochlorid (Monohydrat)	1,0
Dexpanthenol	5,0
Natriummonohydrogenphosphat-Dodecahydrat	0,05
Macrogol-40-glycerolhydroxystearat	0,2
Propylenglycol	40,0
Pfefferminzöl	0,15
Gereinigtes Wasser	53,1

Kommentar:
Antientzündliche und lokalanästhetische Zubereitung mit gelöstem Lidocainhydrochlorid und Dexpanthenol. Hydrocortisonacetat wird im Zuge der Herstellung aus der Lösung in Propylenglycol ausgefällt und liegt feindispers in der Suspension vor. Das zähflüssige Dexpanthenol kann in Form einer im NRF standardisierten Stammlösung eingearbeitet werden.

Indikationen:
- schmerzhafte Entzündungen des Mund-Rachen-Raums durch Bestrahlung und/oder Chemotherapie können

Warnhinweise und Inkompatibilitäten:
- Sensibilisierungsgefahr: Lokalanästhetika vom Säureamidtyp und Dexpanthenol

Anwendungshinweise:
- Zur Linderung der Symptome bei Mukositis und schmerzhaften Mundschleimhautläsionen 2–3-mal täglich 15 ml Suspension in ein Glas Wasser (200 ml) gegeben und die Mundhöhle mit der verdünnten Suspension spülen
- Nach der Spülung auszuspucken. Nachspülen mit Wasser bzw. Nachtrinken vermeiden, da das suspendierte Hydrocortisonacetat in den Zahnzwischenräumen und Hauttaschen eine Art Depot bildet
- Aufbrauchfrist: 6 Monate

Kosten (€) mit Verpackung und MwSt. (Stand 1/2017):

m \ Modus	rezeptiert
50 g	24,70
100 g	29,89
200 g	40,32

10.18.6 Lidocainhydrochlorid-Lösung 1 % mit Dexpanthenol (NRF 7.13.)

Zusammensetzung (Angaben in g für 100 g):

Substanz	Menge
Lidocainhydrochlorid (Monohydrat)	1,0
Dexpanthenol	5,0
Glycerol 85 %	3,0
Konserviertes Wasser DAC (NRF-Stammzubereitung S.6.)	91,0

Kommentar:
Anästhesierende Lösung mit etwa pH 6,5 zur Anwendung in Mundhöhle und Rachen mit Konservierung durch PHB-Ester als Bestandteile des Konserviertes Wassers DAC. Lidocain ist ein Lokalanästhetikum vom Säureamid-Typ mittlerer Wirkstärke und -dauer und schnellem Wirkungseintritt. Es bindet mit hoher Affinität an geöffnete und inaktivierte Natriumkanäle und verlängert die Refraktärzeit, sodass die Frequenz der Aktionspotentiale herabgesetzt wird. Die pH-Verhältnisse beeinflussen Penetration und lokale Wirksamkeit des Lidocain als schwache Base. Lidocainhydrochlorid kann in der Salzform intakte Haut nicht durchdringen, auf Schleimhäuten ist aufgrund der fehlenden Hornhautbarriere die lokalanästhetische Wirkung vorhanden.

Indikationen:
- Zur Linderung der Symptome bei Mukositis und schmerzhaften Mundschleimhautläsionen

Warnhinweise und Inkompatibilitäten:
- Sensibilisierungsgefahr: Lokalanästhetika vom Säureamidtyp, Dexpanthenol, 4-Hydroxybenzoesäureester (Methylparaben und Propylparaben)

Anwendungshinweise:
- Zur Schmerzbehandlung der Mund- und Rachenschleimhaut in 1- bis mehrmals täglich 5–30 ml unverdünnt gut im Mund verteilen und bewegen, danach auszuspucken oder langsam schlucken
- Aufbrauchfrist: 6 Monate

Kosten (€) mit Verpackung und MwSt. (Stand 1/2017):

m \ Modus	rezeptiert
50 g	18,21
100 g	19,85
200 g	23,22

10.18.7 Tretinoin-Haftpaste 0,05 % / 0,1 % (NRF 7.9.)

Zusammensetzung (Angaben in g für 100 g):

Substanz	0,05 %	0,1 %
Tretinoin (mikrofein)	0,05	0,1
Butylhydroxytoluol	0,04	0,04
Dickflüssiges Paraffin	1,96	1,96
Hypromellose 4 000	39,18	38,8
Hydrophobes Basisgel DAC	58,77	58,2

Kommentar:
Tretinoin liegt fein verteilt suspendiert vor. Die Konzeption der Haftpaste ist unter Hypromellose-Haftpaste 40 % bei den Grundlagen beschrieben. Wasserfreie hydrophobe Zubereitung mit einem hohen Anteil an suspendiertem Quellstoff (Hypromellose), kein Hydrogel; hydrophile Gele werden häufig ebenfalls in der Mundhöhle angewendet.

Indikationen:
- Lokalbehandlung bei Lichen ruber mucosae

Warnhinweise und Inkompatibilitäten:
- bei Anwendung durch den Patienten erklärungsbedürftige Darreichungsform

Anwendungshinweise:
- 1–2-mal täglich auf die betroffenen Schleimhautstellen auftragen
- Aufbrauchfrist: 3 Monate

Kosten (€) mit Verpackung und MwSt. (Stand 1/2017)

m \ c	0,05 %	0,1 %
20 g	21,88	29,91
50 g	23,47	31,95

10.19 Sonstiges

10.19.1 Aminolevulinsäure-hydrochlorid-Thermogel 10 % (freie Rezepturformel)

Zusammensetzung (Angaben in g für 100 g):

Substanz	Menge
Aminolevulinsäurehydrochlorid	10,0
Poloxamer 407	18,0
2-Propanol	11,25
Propylenglycol	11,25
Mittelkettige Triglyceride	4,5
Gereinigtes Wasser	45,0

Kommentar:
Aminolevulinsäurehydrochlorid-Zubereitungen werden zur Induktion endogener Porphyrine mit nachfolgender therapeutischer Ausnutzung ähnlich dem Methyl(5-Amino-4-oxopentanoat)-hydrochlorid („MAOP") als Photosensibilisatoren kutan angewendet (kutane „ALA-PDT"). Das stark sauer reagierende Aminolevulinsäurehydrochlorid liegt in hydrophilen Gelen und Cremes als Salz gelöst vor. In dieser Zubereitung reicht die 10-%ige Aminolevulinsäurehydrochlorid-Konzentration (entspricht etwa 7,8 % Aminolevulinsäure) aus. Die Herstellung ist praktikabel, und die Stabilität der Zubereitung ist plausibel, aber noch nicht belegt.

Eigenschaften und Indikationen:
- Tensidgel (Poloxamergel) mit der typischen temperaturabhängigen Gel-Sol-Umwandlung, im Kühlschrank verflüssigen sich diese Zubereitungen („Thermogel").
- nichtmelanozytäre Hauttumore (NMSC), vor allem bei kutanen Neoplasien und aktinischen Keratosen

Warnhinweise und Inkompatibilitäten:
- nicht am Auge und in dessen unmittelbarer Umgebung anwenden

Anwendungshinweise:
- auf die betroffenen Hautstellen auftragen und unter Okklusionsverband 2 Stunden einwirken lassen, dann Behandlung mit Rotlicht oder Tageslichtexposition im Freien für mehrere Stunden (Tageslicht-PTD)
- Aufbrauchfrist (nicht untersucht, vorläufiger plausibler Richtwert): 4 Wochen

Kosten (€) mit Verpackung und MwSt. (Stand 1/2017):

m \ Modus	rezeptiert
10 g	163,49
20 g	309,16
50 g	746,16
100 g	1474,56

10.19.2 Depigmentierende Kligman-Creme 2 % / 3 % Hydrochinon (freie Rezepturformel)

Zusammensetzung (Angaben in g für 100 g):

Substanz	2 %	3 %
Hydrochinon	2,0	3,0
Dexamethason	0,1	0,1
Tretinoin (mikrofein)	0,1	0,1
Butylhydroxytoluol	0,04	0,04
Dickflüssiges Paraffin	1,96	1,96
Anionische hydrophile Creme DAB, konserviert mit Sorbinsäure	95,8	94,8

Kommentar:
Die Rezeptur vereinigt 3 Wirksubstanzen mit depigmentierenden Eigenschaften in einer Grundlage. Dexamethason und Tretinoin liegen suspendiert vor, Hydrochinon löst sich im Wasseranteil der anionischen Creme. Die stärkste Wirkung geht offenbar von Hydrochinon aus, das in bis zu 3-%iger Konzentrationen rezeptiert werden kann. Hydrochinon ist oxidationsempfindlich und führt sekundär zu stark gefärbten Zersetzungsprodukten. Dies kann durch niedrigen pH-Wert und Antioxidantien (zur Stabilisierung wird häufig Ascorbinsäure verwendet) verzögert werden. Auch Dexamethason

und Tretinoin zeigen Oxidationsreaktionen. Sie werden mikrofein gepulvert rezeptiert und mit der 2-%igen paraffinischen Butylhydroxytoluol-Stammlösung angerieben. Das so eingebrachte Butylhydroxytoluol (BHT) ist in der Creme 0,04-%ig enthalten. Inwieweit es die oxidativen Veränderungen verzögert, ist nicht untersucht. Verpackung in Aluminiumtuben und Aufbewahrung im Kühlschrank werden empfohlen. Hydrochinon ist ausreichend antimikrobiell wirksam, Konservierungsmittel sind deshalb eigentlich nicht erforderlich.

Indikationen:
- Hyperpigmentierungen
- Chloasma
- Melanodermitis toxica

Warnhinweise und Inkompatibilitäten:
- bei Reizungen und leichten Entzündungen der Haut durch Tretinoin und Hydrochinon Applikationsfrequenz reduzieren
- nicht in der Schwangerschaft anwenden
- Sensibilisierungsgefahr: Cetylstearylalkohol, Propylenglycol, Hydrochinon

Anwendungshinweise:
- 1-mal täglich dünn auf die befallenen Partien auftragen
- nur auf die hyperpigmentierte Haut auftragen
- Behandlungsdauer: etwa 8–12 Wochen
- Aufbrauchfrist: 4 Wochen (Richtwert für nichtstandardisierte, bei Plausibilitätsprüfung stabil erscheinende Rezepturen)

Kosten (€) mit Verpackung und MwSt. (Stand 1/2017):

m \ c	2 %	3 %
20 g	20,26	20,55
50 g	23,91	24,64
100 g	30,07	31,52

10.19.3 Minoxidil-Haarspiritus 2 % / 5 % (NRF 11.121.)

Zusammensetzung (Angaben in g für 100 g):

Substanz	2 %	5 %
Minoxidil	2,0	5,0
Isopropylpalmitat	1,0	1,0
Macrogol-40-glycerolhydroxystearat	2,5	2,5
Propylenglycol	7,5	15,0
Ethanol 70 % (V/V)	87,0	76,5

Kommentar:
Minoxidil ist in Wasser schlecht löslich, besser in Propylenglycol und vor allem in Alkohol. Die Löslichkeit ist jedoch bei einem geringen Wasseranteil im Mehrkomponentengemisch maximal. Da Propylenglycol und Ethanol bei längerfristiger Anwendung die Kopfhaut austrocknen, ist ihr Anteil in der Rezeptur reduziert. Die Löslichkeit von Minoxidil wird durch das hautverträgliche Isopropylpalmitat und einen Lösungsvermittler sichergestellt.

Indikationen:
- Anwendung auf der Kopfhaut bei androgenetischer Alopezie

Warnhinweise und Inkompatibilitäten:
- alkoholbedingte Austrocknung, Rötung und Juckreiz
- Sensibilisierungsgefahr: Minoxidil (Kontaktallergien wurden beschrieben)
- nach längerer Zeit gelbe oder rötliche Verfärbung der Lösung möglich, Ursache hierfür ist unklar
- Inhomogenitäten durch Solubilisator und Isopropylpalmitat sind harmlos und lassen sich durch Umschütteln beseitigen, bei zu kalter Aufbewahrung kann Minoxidil in großen Kristallen ausfallen

Anwendungshinweise:
- 2-mal täglich etwa 1 ml Lösung auf die Kopfhaut auftragen
- Aufbrauchfrist: 6 Monate
- nicht unter 20 °C aufbewahren, da Minoxidil bei Übersättigung auskristallisiert

Kosten (€) mit Verpackung und MwSt. (Stand 1/2017):

m \ c	2 %	5 %
20 g	22,50	26,91
50 g	27,49	38,52
100 g	35,45	57,51
200 g	51,46	95,58

10.19.4 Propranololhydrochlorid-Lösung 5 mg/ml (NRF 11.142.)

Zusammensetzung (Angaben in g für 100 ml entsprechend 109,7 g):

Substanz	Menge
Propranololhydrochlorid	0,5
Saccharose	25,0
Kaliumsorbat	0,15,
Wasserfreie Citronensäure	0,07
Orangenflüssigaroma	0,1
Gereinigtes Wasser	83,88

Kommentar:
Bei der Dosisberechnung sind der Bezug auf Propranolol oder Propranololhydrochlorid zu beachten und die volumenbezogene Konzentration der Propranololhydrochlorid-Lösung 5 mg/ml. Die Gabe per os wird volumetrisch unter Verwendung dosiergenauer Kolbenpipetten („Oraldispenser") vorgenommen.

Eigenschaften und Indikationen:
- Tropfen zum Einnehmen bzw. Lösung zum Einnehmen mit entsprechender Konfektionierung und dosiergenauen Applikatoren
- Saccharose und Orangenflüssigaroma kaschieren den bitteren Geschmack
- Dichte etwa 1,097 g/ ml, konserviert mit 0,14 % Kaliumsorbat
- Indikation streng begrenzt auf Formen infantiler Hämangiome, die Komplikationen wie Obstruktion an Augen, Nase und Lippen, dem Anogenitalbereich oder dem Mund-Rachen-Raum erwarten lassen, oder die mit Ulzeration einhergehen

Warnhinweise und Inkompatibilitäten:
- Nebenwirkungen der Beta-Rezeptorantagonisten wie Hypoglykämie, Bradykardie und Hypotension möglich
- Kontraindikationen bei Vorerkrankungen: Bradyarrhythmien; Herzfehler, bei denen Beta-Rezeptorantagonisten nicht angezeigt sind; Hypoglykämien (vor allem in den ersten Lebenswochen); obstruktive Bronchitis
- kontraindiziert bei oberflächlichen Hämangiomen, die mit einer Kryotherapie behandelt werden können

Anwendungshinweise:
- Therapieeinleitung mit 0,5–1 mg/kgKG Propranololhydrochlorid pro Tag, Dosiserhöhung schrittweise im Wochenabstand auf 2–3 mg/ kgKG pro Tag
- Dosis verteilt auf 2 oder 3 Einzelgaben pro Tag strikt postprandial
- Behandlung entweder in den ersten Tagen stationär (rasche Aufdosierung bei bedrohlichen Hämangiomen) oder ambulant unter kinderärztlicher Überwachung.
- Kontrolle der Herzfrequenz, bei vorangehender Hypotensionsneigung auch der Blutdruck; weitere Kontrolluntersuchungen in monatlichen Abständen nach der Entlassung
- Dosisanpassung an das Gewicht alle 4 Wochen. Therapiepause bei Nahrungsverweigerung oder obstruktiver Bronchitis.
- Aufbrauchfrist: 6 Monate

Kosten (€) mit Verpackung und MwSt. (Stand 1/2017):

V \ Modus	rezeptiert
50 ml	17,99
100 ml	19,44
200 ml	22,40

11 Weiterführende Literatur

11.1 Stellungnahmen und Leitlinien

[1] Arzneimittelkommission der Deutschen Apotheker (AMK). Bedenkliche Rezepturarzneimittel (Stand Mai 2015). Pharm Ztg 2015; 160(20): 115–119 www.pharmazeutische-zeitung.de Stand 19.05.2016

[2] Leitlinie der Bundesapothekerkammer zur Qualitätssicherung. Herstellung und Prüfung der nicht zur parenteralen Anwendung bestimmten Rezeptur- und Defekturarzneimittel. Bundesapothekerkammer 25.11.2015 www.abda.de Stand 19.05.2016

[3] Staubach-Renz P, Reimann H, Gehring W et al. Leitlinie der GD Gesellschaft für Dermopharmazie e.V. Dermatologische Rezepturen. Köln 2013 www.gd-online.de Stand 19.05.2016

[4] AWMF (Arbeitsgemeinschaft der Wissenschaftlichen Medizinischen Fachgesellschaften). Therapieleitlinien. www.awmf.org Stand 19.05.2016

[5] Entschließung CM/ResAP(2011)1 des Ministerkomitees beim Europarat vom 19.1.2011 zu Qualität und Risikomanagement bei der Arzneimittelherstellung in Apotheken für den spezifischen Patientenbedarf. Council of Europe 2011 Council of Europe Stand 19.05.2016

11.2 Historische und aktuelle Formularien

[1] ABDA – Bundesvereinigung Deutscher Apothekerverbände e.V. (Hrsg.). Deutscher Arzneimittel-Codex/Neues Rezeptur-Formularium – Das Standardwerk der Pharmazie. Eschborn: Avoxa-Mediengruppe: Stand 19.05.2016

[2] Braun H, Koch K. Pharmazeutische und pharmakologische Erläuterungen zu den Reichsformeln (RF). Stuttgart: Süddeutsche Apotheker-Zeitung; 1946

[3] Braun H, Krause H. Pharmazeutische und pharmakologische Erläuterungen zu den Deutschen Rezeptformeln (DRF). Berlin: Duncker & Humblot; 1950

[4] Institut für Arzneimittelwesen der DDR, Hrsg. Standardrezepturen 1990 (SR 90). Für das Apothekenwesen bestimmte Ausgabe. 15. Aufl. Berlin: VEB Verlag Volk und Gesundheit; 1990

[5] Deplazes C, Panizzon R, Gloor S, Möll F. Grundlagen mit Wirkstoffen. Dermatologische Magistralrezepturen der Schweiz; 2010 www.magistralrezepturen.ch

11.3 Rezepturbücher

[1] Gloor M, Thoma K, Fluhr J. Dermatologische Externatherapie. Unter besonderer Berücksichtigung der Magistralrezeptur. Berlin Heidelberg: Springer; 2000

[2] Niedner R, Ziegenmeyer J. Dermatika. Stuttgart: Wissenschaftliche Verlagsgesellschaft; 1992

[3] Pharmazeutisches Laboratorium des DAC/NRF (Hrsg.) Standardisierte Rezepturen. 9. Aufl. Eschborn: Govi (Imprint) in der Avoxa-Mediengruppe; 2017

Sachverzeichnis

G

H

I

K

L

M

N

O

P

Q

R

S

T

U

V

W

Z